Lehrbuch Qualitative Methoden in der Versorgungsforschung

Lehrbuch Qualitative Methoden in der Versorgungsforschung

Thorsten Meyer-Feil, Christine Holmberg, Ute Karbach, Christiane Patzelt, Maren Stamer, Corina Güthlin (Hrsg.)

Thorsten Meyer-Feil
Christine Holmberg
Ute Karbach
Christiane Patzelt
Maren Stamer
Corina Güthlin
(Hrsg.)

Lehrbuch Qualitative Methoden in der Versorgungsforschung

Forschungsdesigns und Anwendung in der Forschungspraxis

unter Mitarbeit von

Peter Alheit
Claudia Dinand
Marion Grafe
Corina Güthlin
Heidrun Herzberg
Christine Holmberg
Ute Karbach
Christoph Karlheim
Thorsten Meyer-Feil
Christiane Patzelt
Marie-Luise Posselt
Maren Stamer (†)

hogrefe

Prof. Dr. Thorsten Meyer-Feil
thorsten.meyer-feil@uk-halle.de

Prof. Dr. Christine Holmberg
christine.holmberg@mhb-fontane.de

PD Dr.rer.pol. Ute Karbach
ute.karbach@uk-koeln.de

Dr. Christiane Patzelt
patzelt.christiane@mh-hannover.de

Dr. Corina Güthlin
guethlin@allgemeinmedizin.uni-frankfurt.de

Bibliografische Information der Deutschen Nationalbibliothek
Die Deutsche Nationalbibliothek verzeichnet diese Publikation in der Deutschen Nationalbibliografie; detaillierte bibliografische Daten sind im Internet über http://www.dnb.de abrufbar.

Verantwortliche Person in der EU: Hogrefe Verlag GmbH & Co. KG, Merkelstraße 3,
37085 Göttingen, info@hogrefe.de

Anregungen und Zuschriften bitte an:
Hogrefe AG
Lektorat Gesundheit
Länggass-Strasse 76
3012 Bern
Schweiz
Tel. +41 31 300 45 00
info@hogrefe.ch
www.hogrefe.ch

Lektorat: Susanne Ristea
Bearbeitung: Thomas Koch-Albrecht, Münchwald/Hunsrück
Herstellung: Daniel Berger
Umschlag: Verlag intern
Satz: punktgenau GmbH, Bühl
Druck und buchbinderische Verarbeitung: Multiprint Ltd., Kostinbrod
Printed in Bulgaria
Auf säurefreiem Papier gedruckt

1. Auflage 2025

(E-Book-ISBN_PDF 978-3-456-96389-1)
(E-Book-ISBN_EPUB 978-3-456-76389-7)
ISBN 978-3-456-86389-4
https://doi.org/10.1024/86389-000

Inhaltsverzeichnis

Prolog

Mit diesem Prolog möchten wir uns bei unserer Mitherausgeberin Maren Stamer bedanken, die maßgeblich als Initiatorin zu diesem Buch beigetragen hat. Ihr viel zu früher Tod stellte neben einem schmerzlichen Abschied auch einen inhaltlichen Einschnitt in die Ausarbeitung dieses Buches dar. So sollte das Thema der Diversität, das ihr zuletzt am Herzen lag, auch einen besonderen Stellenwert in diesem Buch bekommen; angedacht waren Beispiele, die das Thema der Diversität auf einer inhaltlichen Ebene in den methodischen Kapiteln ergänzend aufgreifen sollten. Nach diesem für uns alle sehr schmerzlichen Verlust mussten wir anderen Herausgeber*innen feststellen, dass wir diese Idee in ihrer ursprünglichen Form ohne Maren nicht in angemessener inhaltlicher Tiefe weiterverfolgen konnten. Ihre Ideen zum Thema der Diversität finden sich in Ansätzen in Kap. 4 „Auf dem Weg zur biografischen Narrationsanalyse in der Versorgungsforschung" von Maren Stamer, Heidrun Herzberg und Peter Alheit. Die Mitautor*innen Heidrun Herzberg und Peter Alheit haben dankenswerterweise das Kapitel in Dialogform abgerundet. Die Einführung (Kap. 1) konnte noch von Maren komplett fertiggestellt werden und wurde von uns Mitherausgeber*innen kaum verändert; sie stellt auch für uns das Geleitwort einer geschätzten Kollegin zum Buch dar.

Mit den von ihr so genannten „Denk-Freiräumen" hat Maren wunderbar in die qualitative Versorgungsforschung eingeleitet und zugleich unsere Arbeit maßgeblich geprägt. Vielen Dank dafür, liebe Maren!

Corina Güthlin, Christine Holmberg, Ute Karbach, Thorsten Meyer-Feil, Christiane Patzelt

I.
Einführung

1 Warum braucht es dieses Buch und welche Idee liegt ihm zugrunde?

Maren Stamer, Corina Güthlin, Christine Holmberg, Ute Karbach, Thorsten Meyer-Feil und Christiane Patzelt

„Bunt ist meine Lieblingsfarbe“
(Walter Gropius)

Kennzeichnend für qualitative Forschung sind unter anderem eine große Methodenvielfalt, kleine Stichproben und mikrosoziologische Analysen, anhand derer im Detail liegende, gesellschaftsbezogene Unterschiede rekonstruierbar werden (Meyer et al., 2012; Przyborski & Wohlrab-Sahr, 2021).

1.1 Warum wir *zusammen* schreiben

Die Herausgeber*innen des Lehrbuchs – also wir – sind zugleich die Gründungsmitglieder der Arbeitsgruppe Qualitative Methoden, die sich im Oktober 2008 im Rahmen des 7. Deutschen Kongresses für Versorgungsforschung konstituiert hat. Inzwischen ist die Arbeitsgruppe Qualitative Methoden deutlich gewachsen, es sind verschiedene Untergruppen – zum Beispiel zu Themen wie Forschungsethik in der Qualitativen Versorgungsforschung und Neue Medien in der Qualitativen Versorgungsforschung – entstanden (Deutsches Netzwerk Versorgungsforschung, 2023). Wir, die Gründungsmitglieder, arbeiten nach wie vor – inzwischen als Untergruppe – zusammen, und haben in den vergangenen Jahren drei Diskussionspapiere zu qualitativer Versorgungsforschung veröffentlicht (Karbach et al., 2012; Meyer et al., 2012; Stamer et al., 2015). Im Rahmen dieser Publikationsarbeit haben wir die Denk-Freiräume während unserer Arbeitsgruppentreffen umso mehr schätzen gelernt, als uns allen eine zunehmende Arbeitsverdichtung und ein damit u.a. einhergehender Publikationsdruck im wissenschaftlichen Alltag vertraut war und gegenwärtig ist. Denk-Freiräume im Arbeitsgruppenkontext eröffnen die Möglichkeit zum gemeinsamen, (selbst-)kritischen Denken, letztlich zum dialogischen Denken im Sinne einer reflexiven Weiterentwicklung von Gedanken in der Begegnung mit Anderen (Bloch, 1985, 1963; Dausien, 2019; Gadamer, 1990/1960; Thomssen, 1992) und darüber hinaus auch im gemeinsamen Schreiben. Gemeinsam nach Formulierungen für den zu gestaltenden Text zu suchen, mag sehr zeitaufwendig klingen, der Prozess ermöglicht aber zugleich ein intensives Voneinander- und Miteinander-Lernen in einem kooperativ entwickelten akademischen Kontext. Zugleich stellt dieser Prozess auch eine Würdigung von Detailorientierung im qualitativen Denken dar. Während wir die drei oben genannten Artikel (Karbach et al., 2012; Meyer et al., 2012; Stamer et al., 2015) durchgehend gemeinsam geschrieben haben, ist dieses Vorgehen bei einem Lehrbuch – aufgrund des Umfangs – nicht gänzlich praktikabel. Wohl aber ist jedes Kapitel im Verlauf seines Entstehungsprozesses mehrfach im Rahmen der Herausgeber*innen- und Autor*innenrunde diskutiert und entsprechend weiterentwickelt worden.

1.2 Warum wir zusammen *dieses Buch* schreiben

Mit diesem Lehrbuch knüpfen wir an die in der Versorgungsforschung seit Längerem bekannte Schwierigkeit an, dass aus dem vorhandenen qualitativen Methodenspektrum – das es gegenstandsangemessen immer weiter zu entwickeln gilt – schwerpunktmäßig nur wenige Methoden, wie zum Beispiel teilstrukturierte Interviews und qualitative Inhaltsanalysen, in Forschungsprojekten zum Einsatz kommen, während von anderen Methoden, wie zum Beispiel Narrationsanalysen oder auch Analysen gemäß der Dokumentarischen Methoden, deutlich seltener auf Kongressen zu hören und in Fachartikeln zur Versorgungsforschung zu lesen ist (Karbach et al., 2012; Ullrich et al., 2022).

Damit einher geht die Problematik, dass Erkenntnisse, die anhand eines diverseren Methodeneinsatzes – und damit verbundener vielfältigerer Forschungs- und Untersuchungsfragen – generiert werden könnten, nicht gewonnen werden und somit zukünftiger Versorgungsforschung und vor allem auch zukünftiger Versorgungsgestaltung nicht zur Verfügung stehen. Wie könnte Versorgung anders gestaltet werden, wenn entsprechende Erkenntnisse bereits vorliegen würden? Und was würde das für die Weiterentwicklung von Methoden im Gebiet der Versorgungswissenschaften bedeuten? Dabei verstehen wir das Lehrbuch zu qualitativer Versorgungsforschung als einen Baustein zur Weiterentwicklung qualitativer Methodenkompetenz, die wiederum eine wesentliche Voraussetzung für die Umsetzung qualitativer Versorgungsforschungsprojekte darstellt.

1.3 Warum wir zusammen dieses Buch *auf diese Art und Weise* schreiben

Im Kontext qualitativer Forschung gilt, dass Methoden gegenstandsangemessen ausgewählt, ggf. auch gegenstandsangemessen weiterentwickelt werden (Przyborski & Wohlrab-Sahr, 2021). Dieses schlicht erscheinende Vorgehen setzt jedoch fundierte Einblicke in das vielfältige qualitative Methodenspektrum voraus, um überdacht abwägen zu können, welche Methoden und vor allem auch welche *Kombinationen qualitativer Methoden* am geeignetsten sind, um die entsprechende Forschungsfrage bzw. Untersuchungsfragestellung beantworten zu können. Vor diesem Hintergrund haben wir uns gegen eine Auflistung einzelner Methoden (z. B. aller denkbaren qualitativen Erhebungsmethoden, Auswertungsmethoden, Stichprobenbildungsmethoden usw.) und für eine exemplarisch ausgewählte Darstellung unterschiedlicher qualitativer Forschungsdesigns mit entsprechender Bezugnahme auf ebenfalls exemplarisch ausgewählte Themen der Versorgung bzw. Versorgungsforschung entschieden. Ergänzt werden die Forschungsdesigns um Kapitel, die Einblicke geben in das praktische Vorgehen im Rahmen von Auswertungsprozessen. Forschungsdesigns implizieren in diesem Sinne eine zum jeweiligen Gegenstand passende Kombination aus Erhebungs- und Auswertungsmethode(n) sowie deren methodologische Grundlagen, verbunden mit einem Vorgehen der Stichprobenbildung und daran gekoppelter Wege der Suche nach potenziellen Forschungsbeteiligten und einer passgenauen Berücksichtigung von Ethik und Datenschutz.

Nicht alle theoretisch denkbaren und aus der Forschung verwandter Gebiete, wie z. B. der Soziologie und der Sozialarbeitswissenschaften, bekannten qualitativen Forschungsdesigns können im Rahmen des Lehrbuchs vorgestellt werden. Das liegt zum einen an den methodischen Kompetenzen und damit auch Grenzen der beteiligten Herausgeber*innen und Autor*innen, zum anderen aber auch an der Entscheidung „weniger ist mehr", verbunden mit dem Anspruch einer intensiven gemeinsamen Auseinandersetzung mit jedem einzelnen Kapitel im Lehrbuch. Ein Anspruch, der unserer Erfahrung nach nur in einer Runde mit einer begrenzten Anzahl an Autor*innen umsetzbar ist. Bei der Entstehung der Texte orientieren sich die Autor*innen einerseits an gemeinsam verabredeten Eckpunkten, zum Beispiel an einer jeweils ähnlichen Struktur der Darstellung der verschiedenen Forschungsdesigns, anderseits bleibt aber auch der Freiraum für jede*n Autor*in, auf ihre*seine Art und Weise zu schreiben. Das bringt mit sich, dass nicht alles vereinheitlicht ist, zeigt aber zugleich auch die Unterschiedlichkeit der Autor*innen und Herausgeber*innen. Ziel ist, eine Parallelität von Struktur und Vielfalt zum Ausdruck zu bringen.

1.4 Warum wir dieses Buch auf diese Art und Weise *aufgebaut haben*

Nach der Einführung in das Lehrbuch Qualitative Versorgungsforschung, das sich schwerpunktmäßig (aber nicht nur) an Nachwuchswissenschaftler*innen, an Studierende, Dozent*innen und Forscher*innen im Kontext von Versorgungsforschung, Gesundheitswissenschaften und Public Health richtet, folgt eine Einleitung, in der einerseits zentrale Aspekte von Versorgungsforschung und andererseits von qualitativer Forschung entfaltet werden. Dem schließt sich eine Auseinandersetzung mit Schnittmengen von Versorgungsforschung und qualitativer Forschung an. Im Anschluss an die Einleitung werden verschiedene Forschungsdesigns vorgestellt: Gruppendiskussionen und Dokumentarische Methode (Ute Karbach), Narrative Interviews, Narrationsanalyse-Methodologie (Maren Stamer, Heidrun Herzberg und Peter Alheit), Leitfadengestützte Interviews und qualitative Inhaltsanalyse (Corina Güthlin), Social Media Content und qualitative Inhaltsanalyse mit Netzwerkanalyse (Christiane Patzelt, Claudia Dinand und Christoph Karlheim), Ethnografisches Arbeiten (Christine Holmberg) sowie Qualitative Evaluation (Thorsten Meyer-Feil). Abgerundet wird der Hauptteil des Buches mit drei Kapiteln aus der Forschungspraxis. Dem Artikel zum Forschungsvorgehen bei der qualitativen Inhaltsanalyse (Marie-Luise Posselt) und dem Artikel zum Forschungsvorgehen bei der Grounded-Theory-Methodologie (Marion Grafe) liegt jeweils ein bereits durchgeführtes Forschungsprojekt zugrunde. Im dritten Artikel befassen sich die Autor*innen mit unterschiedlichen Vorgehensweisen und Praktiken im Rahmen qualitativer Forschungswerkstätten (Corina Güthlin und Thorsten Meyer-Feil). Im letzten Abschnitt des Buches – dem Resümee und Ausblick – wenden wir uns der zentralen Frage zu, welche Erkenntnisse anhand eines diverseren qualitativen Methodeneinsatzes generiert werden könnten und welchen Einfluss diese zu gewinnenden Erkenntnisse auf die zukünftige Gestaltung von Versorgungsforschung und vor allem Versorgung haben könnten. Wir wünschen den Leser*innen viel Spaß beim Lesen des Buches und hoffen auf einen sich anschließenden kreativen fachlichen Dialog.

Bremen, Frankfurt, Berlin, Köln, Halle und Hannover, im November 2023

Literatur

Bloch, E. (1985/1963). *Tübinger Einleitung in die Philosophie*. Suhrkamp.

Dausien, B. (2019). „Doing reflexivity": Interpretations- und Forschungswerkstätten. Überlegungen und Fragen (nicht nur) aus der Perspektive von „Anfänger*innen" in der Biographieforschung. In G. Jost & M. Haas (Hrsg.), *Handbuch zur soziologischen Biographieforschung* (S. 257–276). Barbara Budrich.

Deutsches Netzwerk Versorgungsforschung (DNVF). (2023). *AG Qualitative Methoden*. Zugriff am 23. November 2023 unter https://www.dnvf.de/gruppen/ag-qualitative-methoden.html

Gadamer, H.-G. (1990/1960). *Wahrheit und Methode. Grundzüge einer philosophischen Hermeneutik* (6. Aufl.). J. C. B. Mohr.

Karbach, U., Stamer, M., Holmberg, C., Güthlin, C., Patzelt, C. & Meyer, T. (2012). Qualitative Studien in der Versorgungsforschung. Diskussionspapier, Teil 2: Stand qualitativer Versorgungsforschung in Deutschland – ein exemplarischer Überblick. *Gesundheitswesen, 74*, 516–525.

Meyer, T., Karbach, U., Holmberg, C., Güthlin, C., Patzelt, C. & Stamer, M. (2012). Qualitative Studien in der Versorgungsforschung. Diskussionspapier, Teil 1: Gegenstandsbestimmung. *Gesundheitswesen, 74*, 510–515. https://doi.org/10.1055/s-0032-1323693

Przyborski, A. & Wohlrab-Sahr, M. (2021). *Qualitative Sozialforschung. Ein Arbeitsbuch* (5. Aufl.). Oldenbourg. https://doi.org/10.1515/9783110710663

Stamer, M., Güthlin, C., Holmberg, C., Karbach, U., Patzelt, C. & Meyer, T. (2015). Qualitative Studien in der Versorgungsforschung. Diskussionspapier, Teil 3: Qualität qualitativer Studien. *Gesundheitswesen, 77*, 966–975. https://doi.org/10.1055/s-0035-1565235

Thomssen, W. (1992). Das Eigene und das Fremde oder das hermeneutische Verstehen des Anderen. *Hessische Blätter für Volksbildung, 4*, 300–305.

Ullrich, C., Queder, A., Anders, C., Poß-Doering, R. & Nöst, S. (2022). Anwendung und Darstellung qualitativer Methoden in der Versorgungsforschung in Deutschland: ein Scoping Review zu Primärstudien (2010–2019). *Zeitschrift für Evidenz, Fortbildung und Qualität im Gesundheitswesen, 173*, 75–84. https://doi.org/10.1016/j.zefq.2022.03.002

2
Qualitative Methoden in der Versorgungsforschung – eine Einführung

Thorsten Meyer-Feil, Christine Holmberg, Ute Karbach, Christiane Patzelt und Corina Güthlin[1]

Gegenstandsangemessenheit ist eine zentrale Forderung an die Anwendung qualitativer Methoden. Damit ist nicht einfach nur die passende Auswahl einer Methode zu einer Forschungsfragestellung gemeint. Es geht vielmehr um multiple Passungsverhältnisse, die im Forschungsprozess immer wieder überdacht werden müssen. So sollten u. a. Theorie, Fragestellung, Sampling, empirischer Fall, Erhebungsmethode, Datentypen, Auswertungsmethode aufeinander abgestimmt und zugleich diese Abstimmung prozesshaft im Forschungsverlauf weitergeführt werden. In der Auswahl, Anwendung und Anpassung von Methoden bzw. in den methodischen Entscheidungen wird der interessierende Gegenstand sichtbar. So formt der Gegenstand gleichsam die Methoden aus. Zugleich lässt sich auch formulieren, dass der Gegenstand erst durch den methodischen Zugang konstituiert wird (Strübing et al., 2018).

Was kann über den Gegenstand der Versorgungsforschung, die Versorgung, ausgesagt werden, wenn qualitative Methoden in der Versorgungsforschung eingesetzt werden? Und wenn methodische Entscheidungen immer auch den Gegenstand selbst mit konstituieren – was können qualitative Methoden über gesundheitliche Versorgung aussagen?

1 Dieser Beitrag basiert auf Überlegungen, die in abgewandelter Form in folgenden Beiträgen dargelegt wurden: Meyer & Flick, 2011; Meyer et al., 2012; Meyer & Flick, 2017; Meyer & Xyländer, 2020.

Dieses Kapitel setzt sich damit auseinander, warum, in welcher Form bzw. inwieweit qualitative Methoden besonders geeignet sind, Fragen der Versorgungsforschung zu beantworten und grundsätzliche Aussagen über Gegenstände der Versorgungsforschung zu treffen. Im ersten Abschnitt dieses Kapitels erfolgt daher eine Reflexion über die Merkmale, die Versorgung bzw. Versorgungsforschung auszeichnen. Dabei wird deutlich, dass bestimmte theoretische Perspektiven die Blicke auf die Gegenstände der Versorgungsforschung maßgeblich prägen. Daran schließt ein Abschnitt über die besonderen Merkmale qualitativer Forschungsmethoden an. Im dritten Abschnitt zeigen wir daran anknüpfend die besondere Passung von qualitativen Methoden und Versorgung auf. Im Anschluss daran reflektieren wir darüber, welche Funktionen qualitative Versorgungsforschungsstudien übernehmen können, und stellen beispielhafte Fragestellungen vor. Das Kapitel schließt mit einer Reflexion darüber, was qualitative Versorgungsforscher*innen auszeichnet. Wir beginnen mit dem Gegenstand der Versorgungsforschung.

2.1 Was zeichnet Versorgungsforschung aus?

Versorgungsforschung als eigenständigen Forschungsbereich gibt es in Deutschland erst seit Ende der 1990er-Jahre (Raspe et al., 2010), sie ist damit noch vergleichsweise jung. Dabei hat es schon vorher international und auch in Deutschland wissenschaftliche Auseinandersetzungen mit Aspekten der Gesundheitsversorgung gegeben, z. B. im Rahmen medizinsoziologischer, pflegewissenschaftlicher, sozialmedizinischer oder Public-Health-Forschung (vgl. Ohlbrecht & Meyer, 2020). Beispielhaft sei auf die wegweisende Studie „Asyle" des Soziologen Erving Goffman zur psychiatrischen Versorgung verwiesen, die das Konzept der totalen Institution entwickelt und geprägt hat (Goffman, 1973), oder auf die Studie „Awareness of Dying" von Glaser und Strauss (1965), die als Feldstudie in Krankenhäusern unser Wissen und Verständnis von Sterbeprozessen in Krankenhäusern maßgeblich geprägt hat; Glaser und Strauss begründeten mit dieser Arbeit die Grounded Theory als Methodologie.

Ende der 1990er-Jahre begann die Bundesärztekammer als eine der ersten Institutionen in Deutschland damit, explizit Projekte der Versorgungsforschung zu fördern. Dass der Begriff von einer zentralen ärztlichen Institution aufgegriffen wurde, dürfte ausschlaggebend für die Akzeptanz von Versorgungsforschung gewesen sein. Damit einher ging auch die Notwendigkeit, Versorgungsforschung gegenüber anderen, bis dato schon etablierten Formen der gesundheitsbezogenen Forschung abzugrenzen. Entsprechend hat sich eine Kommission Versorgungsforschung der Bundesärztekammer damit beschäftigt, den Gegenstand der Versorgungsforschung begrifflich zu fassen:

> „Versorgungsforschung ist die wissenschaftliche Untersuchung der Versorgung von Einzelnen und der Bevölkerung mit gesundheitlichen Produkten und Dienstleistungen unter Alltagsbedingungen."
> (Arbeitskreis Versorgungsforschung, Bundesärztekammer, 2004, S. 2)

In dieser Definition finden sich schon maßgebliche Perspektiven auf die Versorgungsforschung wieder, die in ihrer weiteren Entwicklung in Deutschland prägend waren. Versorgungsforschung soll dabei sowohl die Versorgung Einzelner als auch die der Bevölkerung in den Blick nehmen. Damit knüpft dieses Verständnis an einer verbreiteten medizinischen Situation an: eine am Einzelfall orientierte Versorgung und eine an der klinischen Studie orientierte Forschung. Zugleich weist die Definition über diese klinische Versorgung hinaus und integriert mit der Bevölkerung auch eine (Gesundheits-)Systemperspektive. Eine explizite Bevölkerungsperspektive kannte die Ärzteschaft bis dato primär aus den Bereichen der Sozialmedizin bzw. der Epidemiologie. Im Bereich der Gesundheitsforschung war die Bevölkerungsperspektive der zentrale Ansatzpunkt der Public-Health-Forschung. Die Gegenüberstellung der klinischen Versorgung Einzelner und der Bevölkerung stellt eine explizite Analogie zur (Muster-)Berufsordnung für die deutschen Ärzt*innen dar, nach der der*die Arzt*in sowohl der Gesundheit des einzelnen Menschen *als auch* der Bevölkerung zu dienen habe (§ 1 Satz 1 der (Muster-)Berufsordnung für die deutschen Ärztinnen und Ärzte). Damit wird deutlich, dass sich die Versorgungsforschung in Deutschland auf einem erweiterten ärztlichen Selbstverständnis konstituiert. Dies ging einher mit einer im Vergleich zu den o.g. früheren, medizinsoziologischen Ansätzen weniger grundsätzlich kritischen Auseinandersetzung mit dem Thema Versorgung.

Ein zweites wesentliches Bestimmungsstück stellen die „gesundheitlichen Produkte und Dienstleistungen" (s. o.) dar. Sie verweisen indirekt darauf, dass es um die *professionelle* gesundheitsbezogene Versorgung geht und dabei sowohl um deren Gegenstände, z. B. Medikamente, Hilfsmittel, Gesundheitstechnologien im weiteren Sinne, als auch um die eigentlichen Dienstleistungen („services" im angelsächsischen Raum, dort wird Versorgungsforschung auch „health services research" genannt), auch als intangible Produkte bezeichnet (vgl. Meyer et al., 2014). Auch wenn der Begriff „Medizin" bei Verwendung des Begriffs Versorgung in Deutschland nicht explizit benannt wird, soll das Feld der Gesundheitsversorgung gleichsam selbstverständlich mitgedacht werden. Diese Spezifizierung ist insofern wichtig, als wir im Deutschen den Begriff der Versorgung auch noch in einem anderen Kontext verwenden, der sich in Begriffen wie „Versorgungsamt" erhalten hat (und deswegen auch zu Irritationen bei Befragten führen kann!). Hier steht Versorgung für die Unterstützung von notleidenden Menschen durch den Wohlfahrtsstaat. Dieser Versorgungsbegriff ist allerdings in der Versorgungsforschung nicht gemeint. Bei dem Begriff Versorgung der Versorgungsforschung handelt es sich vielmehr um den Rückgriff auf den englischen „care"-Begriff („health care"), die Sorge bzw. Sorgearbeit im Bereich Gesundheit. Innerhalb der Versorgungsforschung wird automatisch davon ausgegangen, dass er sich auf den Gesundheitsbereich bezieht, die Kenntnis dieses Sachverhalts kann aber in der Kommunikation mit externen Partnern nicht automatisch vorausgesetzt werden.

Das dritte relevante Konzept der o. g. Definition bezieht sich auf die „Alltagsbedingungen". Hier findet sich eine Abgrenzung zu artifiziellen bzw. experimentellen Settings, in denen z. B. Medikamente auf ihre Wirksamkeit unter idealen Bedingungen überprüft werden. Entsprechend beziehe sich Versorgungsforschung auf die als „letzte Meile" bezeichneten Aspekte der Gesundheitsforschung (vgl. Pfaff et al., 2008)[2]. Durch die Einführung des Konzeptes der „letzten Meile" wird Versorgungsforschung indirekt in eine stark medizinisch, im engeren Sinne auch von der pharmakologischen Forschung bzw. Zulassungsstudien für Medikamente geprägte Forschung verankert, deren Erweiterung die Versorgungsforschung darstelle. Es gehe um die „konkrete Kranken- und Gesundheitsversorgung in den Krankenhäusern, Arztpraxen und sonstigen Gesundheitseinrichtungen" (Pfaff et al., 2008, S. 30) unter Routinebedingungen. Diese Spezifizierung verdeutlicht noch einmal, dass Versorgungsforschung in Deutschland in ihren Anfängen in ärztlichem Denken verhaftet war. Alternative Ausgangspunkte wären durchaus denkbar gewesen, z. B. der von Menschen mit gesundheitlichen Problemen in ihrem Spannungsfeld von Selbstbestimmung und Abhängigkeit von Professionellen und Institutionen oder der von Gesundheitsberufen und ihrem Zusammenwirken in der Sorge um Patient*innen. In ihren weiteren Ausführungen verweisen die Autor*innen der Kommission darauf, dass zur Versorgungsforschung auf jeden Fall die Untersuchung der Arzt-Patient-Beziehung und ihrer Bedeutung für das Versorgungsgeschehen gehöre – auch dies ein deutlicher Verweis auf das stark medizinisch geprägte Denken der Versorgungsforschung.

Eine in Deutschland breit rezipierte Definition von Versorgungsforschung, die weniger explizit und implizit auf die Medizin Bezug nimmt, vielmehr eine stärkere Systemperspektive einnimmt, stammt aus den USA von Lohr und Steinwachs (2002):

> „Health Services Research is the multidisciplinary field of scientific investigation that studies how social factors, financing systems, organizational structures and processes, health technologies, and personal behaviors affect access to health care, the quality and cost of health care, and ultimately our health and well-being. Its research domains are individuals, families, organizations, institutions, communities, and populations."
> (Lohr & Steinwachs, 2002, S. 16).

Explizit wird hier Versorgungsforschung als ein notwendigerweise multidisziplinäres Forschungsfeld ausgewiesen. Das bedeutet, dass es aus Sicht der Autor*innen zur Erforschung von Versorgung sehr unterschiedlicher Expertise bedarf. Es werden relevante Bedingungsfaktoren von Versorgung aufgeführt, die auf sehr unterschiedlichen Ebenen (Person/Verhalten, Organisation, Gesellschaft, vorhandene Technologien, Finanzierungsmechanismen) verortet werden.

2 Inwieweit schon „effectiveness"-Studien, also Wirksamkeitsstudien unter realen Versorgungsbedingungen, zur Versorgungsforschung gehören, stellt weiterhin einen Streitpunkt in der Gesundheitsforschung dar.

Die eigentlichen versorgungsbezogenen Untersuchungsgegenstände werden ebenfalls benannt: der Zugang, die Qualität und die Kosten sowie gesundheitsbezogene Outcomes. Während die Definition der Bundesärztekammer zwischen Individuen und der Bevölkerung unterscheidet, differenzieren Lohr und Steinwachs weitere Ebenen: den Einzelnen, (ihre) Familien (als Mikro-Ebene der Versorgung), Organisationen und Institutionen (Meso-Ebene) und Gemeinschaften bzw. Bevölkerungsgruppen (Makro-Ebene).

In dieser Definition ist eine Idee vorgedacht, die später von Pfaff et al. (2011) im ersten *Lehrbuch Versorgungsforschung* als Throughput-Modell der Versorgung ausgeführt wurde, das auf einem linearen Modell von Input, über Throughput (d.h. dem Versorgungprozess) und Output (der eigentlichen Versorgungsleistung) zum Outcome (dem eigentlichen Behandlungsergebnis) basiert. Es handelt sich um ein aus dem Bereich des Managements stammendes Modell. Die in diesem Prozessmodell angenommene Linearität wurde an späterer Stelle von den Autoren um Rückkopplungsschleifen ergänzt (Schrappe & Pfaff, 2017). Bei Lohr und Steinwachs finden sich zudem normative Setzungen, über die die Versorgungsforschung reflektieren sollte: so die Ausführungen zu den *letztendlichen* Zielen von Versorgung (Gesundheit und Wohlergehen)[3] oder auch die Einführung des inhaltlich unbestimmten *Qualitäts*begriff in der Leistungsgestaltung.

Ein wesentlicher Meilenstein in der Spezifizierung dessen, was bis heute prägend für unser Verständnis von Versorgungsforschung ist, wurde von einer Gruppe von Wissenschaftlern [sic!] im Rahmen einer Stellungnahme der Deutschen Forschungsgemeinschaft vorgenommen (Raspe et al., 2010). Sie verweisen darauf, dass der Begriff Versorgungsforschung keine umgrenzte bzw. spezifische Sammlung von wissenschaftlichen Methoden, Techniken und Instrumenten kennzeichnet, sondern sich vielmehr beziehe auf

- „ein besonderes Problemfeld als Gegenstand: die gesundheitliche oder enger noch: medizinische Versorgung unserer Bevölkerung,
- eine bestimmte Frageperspektive, die auf die Organisation, Regulierung und Verbesserung dieser Versorgung zielt, und
- ein multi- und transprofessionelles Praxisfeld: die wissenschaftlich fundierte Informierung und Beratung von Personen und Einrichtungen mit Steuerungsfunktionen im Gesundheitswesen." (Raspe et al., 2010, S. 11; Hervorhebungen im Original)

Es wird deutlich, dass die Autoren weniger die Mikro-Ebene der Versorgung als vielmehr die Meso- und Makro-Ebene im Blick hatten. Im ersten der o.g. Punkte erfolgt ein expliziter Bezug zur Bevölkerungsebene. Im zweiten Punkt wird auf die Meso-Ebene (Organisation) und auch die Makro-Ebene (Regulierung) verwiesen. Und im dritten Punkt verweisen die Autoren auf die Zielgruppe der Erkenntnisse der Versorgungsforschung: Personen und Einrichtungen mit Steuerungsfunktionen im Gesundheitswesen, d.h. diejenigen, die gesundheitspolitische und Management-Entscheidungen zu

---

3 Über entsprechende „*letztendliche* Zielen von Versorgung" näher zu reflektieren, wäre durchaus angebracht. Allein schon die Frage, ob eher Gesundheit gefördert oder Krankheit verhindert und beseitigt werden sollte, dürfte zu unterschiedlichen Versorgungsaktivitäten (und entsprechenden Bewertungen durch die Versorgungsforschung) führen. Allein der Begriff der Gesundheit hat schon sehr unterschiedliche Definitionen hervorgebracht (vgl. Ohlbrecht, 2022). Ein Referenzpunkt für entsprechende Ziele der Versorgung könnte für Deutschland das Sozialrecht sein, das für den großen Bereich der gesetzlichen Versicherung Gesundheitsleistungen maßgeblich (mit)prägt. So kennt das SGB V z.B. das sogenannte Wirtschaftlichkeitsgebot (§ 20), was die gesundheitsökonomische Bewertung von Versorgungsleistungen nahelegt. Oder: Das übergeordnete Recht zur rehabilitativen Versorgung im SGB IX nennt gleich im zentralen § 1 Selbstbestimmung und umfassende Teilhabe am gesellschaftlichen Leben als übergeordnete, *letztendliche* Zwecke der Versorgung. An ihnen müsse sich die Evaluation von rehabilitativen Versorgungsangeboten messen lassen (vgl. Meyer & Menzel-Begemann, 2020).

treffen haben. Dieser Punkt fasst die Bedeutung der Versorgungsforschung sicherlich zu eng, da insbesondere auch Patient*innen als relevante Stakeholder der Versorgung Adressaten der Ergebnisse von Versorgungsforschung sind, ebenso wie die in der Praxis der Versorgung Tätigen (z. B. Therapeut*innen).

Mit den Verweisen auf ein Problemfeld als Gegenstand und auf das Praxisfeld wird die Versorgungsforschung als angewandte Wissenschaft eingeordnet. Das ist insofern von Bedeutung, als Ergebnisse versorgungswissenschaftlicher Studien eine „nur kurze Halbwertszeit" (Raspe et al., 2010, S. 19) aufweisen. Dadurch seien aufwendige, langjährig angelegte qualitative Studien in der Regel weniger zielführend. Zugleich verweisen die Autoren auf grundlagenwissenschaftliche Klärungsbedarfe zu den Theorien und Konzepten, die grundlegend für die Versorgungsforschung sind. Hier sehen sie auch die besondere Förderrolle der Deutschen Forschungsgemeinschaft (DFG) adressiert.

Ein besonderer Blick sollte auch auf den ersten Punkt geworfen werden, der die Versorgungsforschung bis heute beschäftigt: Wie weit ist der Gegenstand der Versorgungsforschung zu denken? Gehören zum Beispiel Maßnahmen der Primärprävention zum Gegenstand der Versorgungsforschung? Im engeren Sinne eher nicht, da es sich nicht um eine medizinische[4] Versorgung handelt. Diese bis heute virulenten Fragen verweisen darauf, dass es Themen gibt, die eher im Zentrum stehen, und Themen, die eher in der Peripherie der Versorgungsforschung stehen. Letztlich handelt es sich um Aushandlungsprozesse darüber, welche Zuständigkeiten eine Versorgungsforschung als angewandte Wissenschaft aufweisen sollte. Diese Aushandlungsprozesse sind auch geprägt von dem Kampf um Ressourcen bzw. die jeweilige Existenzberechtigung.

Die Autoren stellen ebenfalls dar, dass das o. g. multi- bzw. transprofessionelle Praxisfeld einer Versorgungsforschung bedarf, die nur „multidisziplinär denkbar" (Raspe et al., 2010, S. 27) sei. Zu den explizit genannten Wissenschaftsbereichen gehören Normwissenschaften (Ethik, Jura), klinische (im Sinne einer praktischen) Medizin, Soziologie, Psychologie, Ökonomie, Politik, Verwaltungswissenschaften, Demografie, Epidemiologie und Statistik. Aufgrund ihrer Verortung in einem medizinisch geprägten Versorgungsbegriff überrascht es nicht, dass zwar mit der Epidemiologie und Statistik zwei Bereiche der standardisierten Forschung explizit benannt werden, zugleich aber die qualitative Forschung nicht explizit adressiert ist.

Versorgungsforschung in Deutschland ist ein sich dynamisch entwickelndes Forschungsfeld, entsprechend finden sich deutliche Überarbeitungen von Definitionen im zeitlichen Verlauf. Aus der 2. Auflage des Lehrbuchs Versorgungsforschung stammt folgende Definition:

> „Versorgungsforschung ist ein fachübergreifendes Forschungsgebiet, das ausgehend von der Patienten- sowie Populationsperspektive und vor dem Hintergrund komplexer Kontextbedingungen die Versorgungsstrukturen und -prozesse der Gesundheitsversorgung untersucht, den Outcome auf Ebene der Alltagsversorgung beschreibt und komplexe Interventionen zur Verbesserung der Versorgung evaluiert."
> (Schrappe & Pfaff, 2017, S. 11)

Diese Definition ergänzt die o. g. Definitionen in einzelnen Punkten: Sie verweist explizit auf Kontextfaktoren und ihre Komplexität als zentralen Untersuchungsgegenstand von Versorgungsforschung. Ebenso betont sie die Prozesshaftigkeit von Versorgung[5] und führt den Begriff der komplexen Intervention ein, über deren

4 Der Begriff „Medizin" ist in dem genannten Papier allerdings nicht auf die Tätigkeit von Ärztinnen und Ärzten beschränkt, sondern schließt weitere Berufsgruppen ein, die im Bereich der Kranken- und Gesundheitsversorgung tätig sind.

5 Tatsächlich finden sich in der Definition die drei zentralen Qualitätsdimensionen medizinischer Versorgung nach Donabedian (1978) wieder: Struktur-, Prozess- und Ergebnisqualität.

Entwicklung und Evaluation seit Anfang der 2000er-Jahre einflussreiche Überlegungen des britischen Medical Research Council vorliegen (Campbell et al., 2000; Craigh et al., 2008; Skivington et al., 2021). Mit der Verwendung des Outcome-Begriffs wird explizit auf das o.g. Throughput-Modell zurückgegriffen, das entsprechende lineare Wenn-dann-Beziehungen nahelegt. Mit der Outcome-Orientierung geraten zugleich weiterführende Folgen von Versorgungspraktiken – im Sinne einer Impactforschung – möglicherweise aus dem Blickfeld, z.B. die Bedeutung von niederschwelligen Gesundheitsversorgungsangeboten für die soziale Kohärenz einer Gesellschaft.

Mit Blick auf das eingangs eingeführte Konzept der Gegenstandsangemessenheit bleibt festzuhalten: Es lagen zwar frühe, wegweisende Versorgungsstudien – vor allem aus soziologischer Perspektive – vor, die eine Konstituierung des Gegenstands Versorgung auch und insbesondere aus einer qualitativen Forschungsperspektive nahegelegt hätten. Aber in seiner aktuellen Form wird der Diskurs maßgeblich von einer standardisierten, quantitativen Forschungsperspektive geprägt. Im Kapitel Resümee (Kap. 12) werden wir ein erweitertes Verständnis von Versorgungsforschung erarbeiten. Um die Bedeutung qualitativer Methoden für die Versorgungsforschung sichtbarer zu machen, widmen wir uns im nächsten Schritt ihren zentralen Merkmalen.

2.2 Was zeichnet qualitative Methoden aus?

Wir möchten mit den folgenden Ausführungen auf für uns und für die Versorgungsforschung zentrale Aspekte qualitativer Forschung aufmerksam machen. Dabei sollte bedacht werden, dass der Begriff „qualitativ“ ein Sammelbegriff für sehr unterschiedliche Forschungsansätze darstellt: „...there cannot and should not be a uniform approach to qualitative methods“ (Bradley et al., 2007, S. 1760). Die in der qualitativen Forschung genutzten Forschungsansätze können sich in ihren Grundannahmen so deutlich unterscheiden, dass sogar von unterschiedlichen Forschungsparadigmen gesprochen werden kann, die in der Versorgungsforschung unter dem Begriff „qualitativ“ verortet werden. Hierzu gehören Unterschiede im Grundverständnis des Gegenstands oder des Erhebungszugangs. Das kann sich z.B. in der Frage ausdrücken, ob bzw. inwieweit durch Expert*inneninterviews ein Zugang zum Wissen über das Feld ermöglicht wird, Aussagen der Expert*innen primär subjektive Konzepte und Theorien darstellen oder am ehesten als Ausdruck von Haltungen von Repräsentant*innen bestimmter sozialer Rollen von an der Versorgung beteiligten Personen(gruppen) verstanden werden sollten. Können „Querschnitts“-Ausschnitte Einblicke in Versorgungsprozesse geben oder müssen diese auch mit prozessuralen Methoden rekonstruiert werden?

Es gibt folglich nicht *den* qualitativen Forschungsansatz. Vielmehr kann empirische Forschung *mehr oder weniger* qualitativ ausgeprägt sein. Um eine Annäherung an den Begriff qualitativ zu leisten, führen wir im Folgenden fünf zentrale Konzepte qualitativen Forschens ein: Offenheit, Subjektorientierung, Forschung als iterativer Prozess, Analyse von Bedeutungen, Kontextsensibilität (vgl. Meyer, 2015; Meyer et al., 2012).

2.2.1 Offenheit

Auf sehr unterschiedlichen Ebenen stellt Offenheit ein, wenn nicht sogar *das* zentrale Merkmal qualitativer Forschung dar. Offenheit soll im qualitativen Forschungsprozess ermöglichen, dass Unbekanntes oder Unerwartetes auftreten kann. Dies ermöglicht die Sichtbarmachung von blinden Flecken und unbekanntem Terrain. Eine standardisierte, hypothesentestende Forschung setzt dagegen immer a priori bestimmte Determinanten ins Licht und kann nur innerhalb einer vorgegebenen Logik zu Ergebnissen kommen.

Das verweist auf eine wichtige Funktion qualitativer Forschung: die Exploration. Offene Forschungsfragen zu stellen (im Gegensatz zu geschlossenen) ist ein Ausdruck dieser Offenheit. So würden wir anstatt der geschlossenen Frage „Ist die Intervention X der Standardversorgung überlegen"? eher die folgende Frage stellen: „Inwieweit zeigen sich Unterschiede nach Einführung der Intervention X zur Standardversorgung?" oder „Welche Bedeutung haben ggf. vorhandene Unterschiede der Intervention X im Vergleich zur Standardversorgung für die verschiedenen beteiligten Personengruppen?"

Je offener ein Forschungsprojekt in den nachfolgend aufgeführten Merkmalen angelegt ist, umso „qualitativer" ist die Forschung. Tatsächlich ist das Merkmal Offenheit so zentral für qualitative Forschung, dass eine Unterscheidung von Forschungsprojekten anhand der Dimension *Offenheit* auf der einen und *Standardisierung* auf der anderen Seite unseres Erachtens inhaltlich treffender ist als die traditionell in der Literatur vorgenommene Unterscheidung von *qualitativer* und *quantitativer* Forschung.

Aus forschungsmethodischer Sicht zeigt sich Offenheit auch in dem Desiderat, Aspekte des Studiendesigns im Verlauf der Studie zu überprüfen und ggf. anzupassen. Dazu gehört zum Beispiel, den Interviewleitfaden im Verlauf einer Studie anzupassen, abhängig von den Erfahrungen bzw. ersten Analysen der Ergebnisse. Auch das Sampling sollte nicht von Beginn an festgelegt sein, sondern in Abhängigkeit vom Erkenntnisstand angepasst werden können (vgl. das Konzept des theoretischen Samplings in Kap. 4). Im Gegensatz zu einem geschlossenen Antwortformat mit vorgegebenen Antwortoptionen ist das in qualitativen Studien umgesetzte Datenformat in aller Regel offen, z. B. sind es Erzählungen. Selbst die Forschungsfrage kann sich im Zuge einer qualitativen Studie ändern – wenn sich z. B. herausstellt, dass die Vorannahmen, die sich in der Forschungsfrage ausdrücken, nicht haltbar sind. So kann in einer Studie, in der ursprünglich die Frage gestellt wurde, wie Hausärzt*innen medizinische Leitlinien für die Versorgung ihrer Patient*innen nutzen, die Frage folgendermaßen erweitert werden: Wie treffen Hausärzt*innen im Alltag ihre klinischen Entscheidungen und inwieweit spielt dabei das Wissen aus medizinischen Leitlinien eine Rolle? Die Anpassung der Methoden an den Forschungsverlauf bzw. letztlich an den Gegenstand der Studie wird auch mit dem oben schon eingeführten Begriff der *Gegenstandsangemessenheit* bezeichnet. Hier bezieht er sich auf den Forschungsprozess.

In einer qualitativen Studie sollten wir als Forschende es unseren Teilnehmenden ermöglichen, dass sie sich möglichst frei und offen äußern und verhalten können. Bei diesem Aspekt von Offenheit geht es auch darum, für respektvolle Bedingungen zu sorgen. Zum Beispiel stellt sich bei Interviews immer die Frage des passenden Ortes: in einer Institution wie z. B. einer Klinik, im Büro der/des Interviewer*in, im Untersuchungszimmer oder in einem halböffentlichen Raum wie einem ruhigen Café oder in der Häuslichkeit der zu befragenden Person – letztlich sollten nicht die Bedürfnisse des/der Interviewer*in ausschlaggebend sein, vielmehr die Bedürfnisse des/der Teilnehmenden, sodass er/sie sich geschützt fühlen kann und Raum für persönliche Entfaltung gegeben ist. Ebenso drückt sich Offenheit darin aus, möglichst offene Fragen zu stellen bzw. Erzählanreize anzubieten. Offenheit lässt sich auch durch die Wahl der Erhebungsmethoden befördern. Beispielsweise hat sich gezeigt, dass eine Gruppendiskussion mit homogenen Teilnehmenden, die wahrnehmbar geteilte Erfahrungen aufweisen, zur Offenheit auch bei sehr persönlichen und intimen Themen beitragen kann (Wilkinson, 1998, S. 334).

Offenheit spricht auch eine Haltung an, die von uns als Forschenden erwartet wird. Es geht darum bereit zu sein, sich der eigenen – und im Forschungsteam unterschiedlichen – (Vor-)Annahmen gewahr zu werden und diese während der Planung, Erhebung und Analyse infrage zu stellen und anzupassen. Über diese Bereitschaft hinaus sollten wir Möglichkeiten der eigenen Irritation von vornherein in das Forschungsdesign integrieren, z. B. durch die Etablierung von Forschungswerkstätten (vgl. Kap. 11) oder die Reflexion über die Vorannahmen der Forschungsfrage in der Forschungsgruppe. Diese Form der Offenheit stellt eine notwendige Bedingung für eine gehaltvolle qualitative Forschung dar. Es ist unter Anwendung qualitativer Forschungsmethoden durchaus möglich, sich fest gefügte Vorstellungen durch eine Studie und vorhandenes Material bestätigen zu lassen – aus der psychologischen Forschung kennen wir das ausgeprägte Phänomen der selektiven Wahrnehmung. Dieser Gefahr müssen wir mit einer Haltung der Offenheit bzw. des offenen Erkenntnisinteresses begegnen. Es kann als ein Qualitätsmerkmal qualitativer Studien verstanden werden, wenn Lernprozesse der Forschenden in den Forschungsberichten entsprechend dargestellt werden.

2.2.2 Subjektorientierung

Qualitative Forschung ist subjektorientiert. Eine ihrer Stärken besteht darin, die subjektiven Vorstellungen, Erfahrungen bzw. Deutungsmuster von Personen zu rekonstruieren und darüber das Verhalten und Handeln von Individuen oder auch sozialen Gruppen zu verstehen. Gemäß dem berühmten Thomas-Theorem „If men define situations as real, they are real in their consequences" (Thomas, 1928, S. 572) gehen wir davon aus, dass die Art und Weise wie Personen ihre Welt wahrnehmen und erklären, entscheidend dafür ist, welche Schlussfolgerungen sie für ihr Handeln ziehen. Im Kontext der Versorgungsforschung spielt entsprechend die Kenntnis zum Beispiel der bisherigen Versorgungserfahrungen, Krankheitstheorien oder des Wissens der Individuen um Fachkompetenzen verschiedener Gesundheitsprofessionen eine entscheidende Rolle, um Versorgungsverhalten von Menschen zu verstehen.

Zu den Subjekten in der Versorgung gehören aber insbesondere auch diejenigen, deren Aufgabe die Versorgung ist – die professionellen Leistungserbringenden aus unterschiedlichsten Gesundheitsberufen. Auch deren Vorstellungen, Erfahrungen bzw. Deutungsmuster entscheiden darüber, wie mit Patient*innen umgegangen wird, und konstituieren im weiteren Sinne die Versorgungsrealität mit. Das heißt, auch die Rekonstruktion deren subjektiver Wirklichkeit gehört zu einer Kernaufgabe qualitativer Versorgungsforschung.

Auf eine dritte relevante Personengruppe haben wir im Abschnitt Offenheit hingewiesen: Das sind wir als Versorgungsforscher*innen. Auch unsere Vorstellungen, Erfahrungen und Deutungsmuster prägen maßgeblich die Studien, die wir durchführen. Diese müssen wir entsprechend im Forschungsprozess reflektieren und integrieren. Ein guter Ansatzpunkt, Vorannahmen aufzuspüren, ist die Forschungsfrage. Hierzu gehört, jeden Teil der Forschungsfrage hinsichtlich impliziter Vorannahmen zu reflektieren.

Einen weiteren Aspekt der Subjektorientierung stellt die Fallorientierung qualitativen Forschens dar. Methodisch hat es sich bewährt, fallweise vorzugehen, d. h. jeweils den einzelnen Fall in seiner Vielschichtigkeit auszuwerten und erst dann zum nächsten Fall zu wechseln. Dies ermöglicht, die Komplexität des Einzelfalls zu erhalten.

2.2.3 Prozessorientierung

Eine qualitative Studie stellt einen *zirkulären* Forschungsprozess dar. Was ist damit gemeint? Am einfachsten ist dieser Punkt zu verstehen in Abgrenzung zu einem für die ideale standardisierte Forschung typischen *linearen* Forschungsprozess. Dieser sollte dadurch geprägt sein, dass aus einer Theorie eine Fragestellung und Hypothese abgeleitet wird. Diese Hypothese wird operationalisiert (u. a. Sampling, Instrumentenauswahl, Auswahl von Analysemethoden), ein Untersuchungsplan wird erstellt, auf dessen Basis dann die Ergebnisse erzielt werden. Im letzten Schritt sollte die Interpretation der Ergebnisse vor dem Hintergrund der Theorie bzw.

anderer empirischer Forschungsergebnisse erfolgen. Der qualitative Forschungsprozess erfolgt nicht in diesen aufeinanderfolgenden Schritten. Vielmehr ist er durch eine *Rückbezüglichkeit* gekennzeichnet. Dies lässt sich anhand des theoretischen Samplings im Rahmen der Grounded Theory veranschaulichen. In der Grounded Theory beginnt die Analyse mit dem ersten Fall bzw. in direktem Anschluss an die Erhebung des ersten Falls. Die Erkenntnisse aus diesem Fall leiten dann die Auswahl des nächsten Falles. Theoretische Annahmen über den Forschungsgegenstand lassen sich so im Forschungsprozess entwickeln und überprüfen, widerlegen, verfeinern bzw. anpassen. Ein Rückbezug kann auch auf die Vorannahmen oder Forschungsfragen erfolgen, da sich im Zuge der Analyse herausstellen kann, dass sich Vorannahmen oder Forschungsfragen nicht halten lassen und angepasst werden sollten. Durch diese Anpassungen lernen wir wiederum etwas über den Forschungsgegenstand (das Prinzip der Gegenstandsangemessenheit, s.o.). Die Offenheit des Forschungsprozesses spiegelt auch die Gegenstände qualitativer Forschung wider: Es handelt sich um soziale Prozesse, die in ihrer jeweiligen Form kontextabhängig, d.h. zeitlich und kulturell gebunden sind und sich daher nie 1 : 1 wiederholen lassen.

Kurz zusammengefasst: Der qualitative Forschungsprozess ist zirkulär bzw. rückbezüglich. Herausfordernd ist dabei, begründete und transparente Entscheidungen dieses Forschungsprozesses vorzunehmen und zugänglich zu machen. Auch die Frage, wann ein solcher Prozess zu einem Ende kommt, ist bislang nur unzulänglich geklärt – bisher bietet lediglich das Konzept der theoretischen Sättigung innerhalb der Grounded Theory eine mögliche Antwort an. Auch die Förderformate von Projekten mit ihren festen zeitlichen Grenzen sowie die formalen Vorgaben für Publikationen, die einem linearen Forschungsprozess verpflichtet sind, stellen große Herausforderungen für eine Prozessorientierung qualitativer Versorgungsforschung dar.

2.2.4 Interpretation von Bedeutungen

Qualitative Analyse ist systematische, in den Daten begründete Deutungsarbeit. Sie zielt auf soziale Phänomene, auf sozialen Sinn, den es herauszuarbeiten gilt. Die Interpretation stellt in der qualitativen Analyse entsprechend das Herzstück des Forschungsprozesses dar. Im Alltag sind wir alle darauf angewiesen, im Miteinander ständig zu interpretieren:

> „Haben Sie Taubheitsgefühle?" „Nein, hören tu' ich gut."
> (Bunzel, 1998, S. 359)

Diese Interaktion verdeutlicht, wie wir in sozialen Interaktionen darauf angewiesen sind, den Sinn der Äußerungen des Gegenübers zu interpretieren – und wie leicht daraus Missverständnisse entstehen können[6]. Mit der Technik des Einsatzes von Irritationen in der sozialen Interaktion wird forschungsmethodisch diese ständige Aushandlung von Bedeutungen – u.a. mithilfe von Krisenexperimenten – sichtbar gemacht (vgl. Garfinkel, 1967).

Als qualitativ Forschende haben wir die Aufgabe, den Sinn des Gemeinten zu identifizieren. Was hat die Person mit ihrer Aussage gemeint? Aber einen Moment mal: Ist das dann nicht „nur Interpretation"? Es ist genau die Interpretation, die unser Zusammenleben kennzeichnet und überhaupt ermöglicht. Zugleich können wir, abhängig von dem gewählten methodischen Ansatz, auch tiefer liegende soziale Sinnschichten

6 Solche Missverständnisse lassen sich im Interaktionsprozess relativ gut aufklären, wie z.B. im Rahmen eines qualitativen Interviews. Die gleiche Frage in einem standardisierten Fragebogen würde unweigerlich zu einer inkorrekten Antwort führen, d.h. der/die Befragte antwortet auf eine andere Frage als die, die der*die Fragende intendiert hatte. Das ist ein zentrales Problem von standardisierten Erhebungen (z.B. Fragebogen), da eine entsprechende Rückmeldemöglichkeit entfällt. Entsprechend lassen sich im qualitativen Interview auch Missverständnisse in Bezug auf Fachbegriffe von Medizin und Versorgung leichter aufklären.

herausarbeiten, die den beteiligten Personen in der Regel bei ihrer Aussage gar nicht bewusst gewesen sind. Diese Art von Interpretationen zielt auf Vorannahmen, Unterscheidungen oder Theorien, die unser soziales Miteinander – und damit auch Versorgung – maßgeblich mitbedingen. Wir benötigen die Offenheit und den Mut zur Interpretation, um möglichst gehaltvolle Aussagen treffen zu können, und immer wieder den Rückbezug zum Material – was spricht für unsere Interpretation, was ggf. dagegen? Es ist dieser Analyseprozess, der diese Interpretationen nicht nur notwendig, sondern auch wertvoll macht. Diese Interpretationen werden unweigerlich von unseren Erfahrungen, (Vor-)Kenntnissen und Haltungen mitbedingt, d. h. von unserer Subjektivität als Forschende. Es sind die neuen Sichtweisen und Erkenntnisse, die wir uns in einem solchen Interpretationsprozess erarbeiten, durch die wir uns als Forschende verändern.

2.2.5 Kontextsensitivität

Alle sozialen Phänomene, und damit auch Phänomene der Versorgung, finden in einem Kontext statt und sind auch Ausdruck dieses Kontextes. Zu diesem Kontext können physikalische Bedingungen gehören (Tageszeit, Temperatur, physikalische Barrieren, technische Ausstattung, Architektur etc.), rechtliche Rahmenbedingungen, ungeschriebene Gesetze bzw. implizite soziale Regeln, Versorgungsarrangements (z. B. klassische Dyaden von Professionelle*r und Patient*in, Schreibtischstuhl und Untersuchungsliege; Einbindung von An- und Zugehörigen), Zusammenarbeitsformen von Berufsgruppen, formale und informelle Hierarchien – um nur einige zu nennen. Es ist eine große Aufgabe – nicht nur einer qualitativen Versorgungsforschung –, die relevanten Kontextfaktoren der Versorgung zu identifizieren, unter denen das interessierende Versorgungsphänomen und seine Varianten auftreten. Wichtig ist festzuhalten, dass die Analyse qualitativer Phänomene notwendigerweise mit der Analyse von relevanten Kontextbedingungen einhergeht.

Zum Beispiel findet sich in der Frage „Wirkt eine Intervention?" kein Bezug zu einem Kontext, als gebe es Wirkungen einer Intervention an sich, ohne Berücksichtigung von Kontextfaktoren. Entsprechend ist eine solche Frage (nicht nur) in Bezug auf den Kontext unvollständig: „Unter welchen Bedingungen können wir welche Folgen des Einsatzes einer Intervention erwarten?" wäre eine Frage, die besser an ein qualitatives Denken anschlussfähig ist. Im Kapitel zur Grounded Theory (Kap. 10) wird im Rahmen des sogenannten Kodierparadigmas ein Beispiel aufgezeigt, in der die Identifikation relevanter Kontextfaktoren zum Verständnis des interessierenden Phänomens in die Analyse integriert ist, z. B. der Versichertenstatus des/der Patienten*in als Kontextfaktor.

2.3 Inwieweit passen qualitative Methoden zum Gegenstand der Versorgungsforschung?

Qualitative Forschungsmethoden sind auf verschiedene Arten und Weisen geeignet, unterschiedliche Aspekte des interessierenden Forschungsgegenstands Versorgung zu untersuchen. Sie eignen sich besonders dazu, *Alltagspraktiken* zu identifizieren, zu beschreiben und zu analysieren. Hier spielen Ansätze des (teilnehmenden) Beobachtens – bzw. auch im weiteren Sinne das längere Eintauchen in das Feld mit Ansätzen der Ethnomethodologie in ihrer Anwendung auf den Bereich der (Kranken-)Versorgung – eine prominente Rolle. Ebenso stellen auch Video- bzw. Audioaufnahmen von Versorgungsinteraktionen einen wichtigen qualitativen Zugang dar, der Alltagsorientierung ermöglicht (vgl. Kap. 10 zur Kombination aus Videoaufnahmen von Versorgungssituationen und Interviews). Aber auch bestimmte Ansätze von (Expert*innen-)Interviews oder Gruppendiskussionen können dazu beitragen, Alltagspraktiken der Versorgung zu identifizieren und besser zu verstehen. Dabei gilt zu berücksichtigen, dass auch mit qualitativen Methoden bewusst diese Alltagsorientierung hergestellt werden muss, sie nicht gleichsam von vornherein als alltagsorientiert verstanden werden können. So können Interviews mit Expert*innen zwar einen möglichen Zugang zum Versorgungsalltag darstellen. Aber gerade eher auf reflektiertes bzw. Deutungswissen adressierende Interviews sind dabei weniger geeignet, Informationen über den tatsächlichen Versorgungsalltag zu erhalten. Auch eine Gruppendiskussion, die vorher unbekannte Personen zusammenbringt und auf besondere Kommunikationsregeln Wert legt, wie z. B. das Ausredenlassen oder das Stehenlassen von Kommentaren, kann als durchaus künstliche Gesprächssituation verstanden werden, die nur wenig mit dem Alltag der Beteiligten in Zusammenhang steht (vgl. Meyer et al., 2012).

Qualitative Methoden weisen zudem ein sehr hohes Potenzial auf, Aspekte der *Patientenorientierung* im Forschungsdesign umzusetzen. Dieser Aspekt findet sein Pendant in der *Subjektorientierung* qualitativen Forschens (s. o.). Nicht wenige, insbesondere interviewbasierte Verfahren eignen sich dazu, die subjektiven Sichtweisen, Bedürfnisse, Wertvorstellungen und Präferenzen von an der Versorgung teilnehmenden Personen zu identifizieren. Der prozesshafte Charakter qualitativer Forschung ermöglicht ein umfassenderes Verständnis für entsprechende Sichtweisen, und insbesondere die Offenheit qualitativer Methoden leistet hierzu einen entscheidenden Beitrag.

Qualitative Studien sollten, wie oben beschrieben, immer auch *kontextsensitiv* sein. Damit erfüllen sie eine wichtige Voraussetzung einer Versorgungsforschung, die die Bedeutung von Kontexten für die Ausgestaltung von Versorgung hervorhebt. Die Kenntnis der Abhängigkeit sozialer Phänomene (wie die Versorgung) von zeitlich-kulturellen Bedingungen kann dabei genutzt werden, gerade auch Unterschiede zwischen Phänomenen besser zu verstehen und herauszuarbeiten.

Eine weitere Passung zwischen Ansprüchen an eine Versorgungsforschung und qualitativen Ansätzen findet sich im Ruf nach *Multidisziplinarität* der Versorgungsforschung (s. o.). Qualitatives Forschen sollte Forschen in Gruppen sein, was sich u. a. in der Herausbildung von multidisziplinären Forschungswerkstätten zeigt, die besonders davon profitieren, wenn unterschiedliche fachliche Disziplinen vertreten sind. Das qualitative Konzept der Triangulation, d. h. der Betrachtung eines Gegenstandes von verschiedenen Perspektiven aus (in Bezug auf Personen, fachliche Hintergründe, aber auch Theorien, methodische Zugänge; vgl. Kap. 11), findet hier seine Entsprechung. In Anknüpfung an Konzepte der interdisziplinären Zusammenarbeit in der Versorgung ist es weiterführend, nicht nur Multidisziplinarität in qualitativen Forschendengruppen als hinreichende Bedingung guten Forschens zu verstehen. Vielmehr sollte auch die Qualität des Aufeinander-Eingehens und -Bezugnehmens, die Fähigkeit der Übernahme der Sichtweise von Anderen sowie der Respekt vor bzw. die explizite Integration der „beforschten" Personengruppen – d. h. Interdisziplinarität bzw. Transdisziplinarität (vgl. Körner, 2022) – als Qualitätsmerkmal der Forschungsarbeit in Gruppen verstanden werden. Die Integration der Betroffenen in den Forschungsprozess als weitere Perspektive – die sogenannte partizipative Forschung (vgl. Brütt, 2022) – ist entsprechend in der qualitativen Forschung anschlussfähig. Sie findet eine entsprechende Tradition in der Handlungsforschung / Aktionsforschung.

2.3.1 Funktionen qualitativer Versorgungsforschung

Qualitative Versorgungsforschung kann eine Vielzahl unterschiedlicher Fragen beantworten und damit unterschiedliche Funktionen aufweisen bzw. unterschiedlichen Zwecken dienlich sein. Eine (unvollständige) Auflistung möglicher Funktionen, Zwecke und Fragestellungen, die allesamt Versorgung in den Blick nehmen, findet sich in nachfolgender Liste:

- „giving voice", z. B. den Angehörigen, Minderheiten;

- Identifikation und Analyse von Präferenzen/ Prioritäten von Stakeholdern;
- Rekonstruktion von Versorgungserfahrungen;
- Rekonstruktion von Versorgungsentscheidungen; Patientenwege im sektorisierten Versorgungssystem;
- Verstehen sozialer Interaktionen in der Versorgung, z. B. Arzt/Ärztin-Patient*in-Interaktion;
- Verstehen der Funktionsweisen gesundheitsbezogener Organisationen; Kommunikation zwischen Organisationen/Institutionen („Schnittstellen“);
- begleitende Vertiefung der Erkenntnisse von „pragmatic trials“ (u.a. Rekrutierung, Akzeptanz, Outcomekontrolle);
- Entwicklung und Validierung standardisierter Instrumente mithilfe von kognitiven Interviews und Fokusgruppen;
- Identifikation von Machtstrukturen und ihren Ausdrucksformen;
- Kontextualisierung und Vertiefung quantitativer Forschungsergebnisse;
- Evaluation von Versorgungsangeboten;
- Identifikation von Theorien über Krankheit und Gesundheit und ihre Bedeutung für die Versorgung.

Qualitative Versorgungsforschung kann dazu beitragen, bisher wenig sichtbaren Patient*-innengruppen oder Problemen in der Versorgung eine Stimme zu geben („giving voice“) und entsprechende Bedarfe, Situationen oder Problemlagen überhaupt sichtbar zu machen und weiterführend zu analysieren, z. B. besondere Versorgungsbedarfe von Frauen mit Querschnittslähmung in der Schwangerschaft (Bertschy et al., 2015). Methoden aus dem Spektrum der narrativen Interviews sind im Besonderen geeignet, Versorgungserfahrungen in Zusammenhang mit Krankheits- und weiteren biografisch bedeutsamen Erfahrungen herauszuarbeiten und damit auch Versorgungsentscheidungen wie die Ablehnung von Unterstützung oder das Herauszögern eines Kontakts mit dem Versorgungssystem besser verständlich zu machen (Ewertowski et al., i. D., am Beispiel der Versorgung von Frauen mit Endometriose). Qualitative Interviewansätze können auch dazu beitragen, Versorgungspfade und Nutzungsverhalten von Patient*innen nachzuvollziehen. Fragen der Interaktion zwischen Patient*in und Professionellen (z. B. Ernährungsberater*in) können adressiert werden. Ebenso bedienen sich Untersuchungen zur organisationsbezogenen Versorgungsforschung verschiedenen methodischen Ansätzen der qualitativen Forschung (z. B. Vogd, 2017). Auch in Kombination mit standardisierten Forschungsansätzen werden qualitative Methoden genutzt, um weiterführende Erkenntnisse zu generieren, z. B. in der Prozessbegleitung der Entwicklung und Evaluation komplexer Interventionen (Moore et al., 2015; Skivington et al., 2021) oder in der Fragebogenentwicklung und -validierung u. a. mithilfe von Techniken des kognitiven Interviews (Pohontsch & Meyer, 2015) oder der Fokusgruppe. Qualitative Methoden, z. B. diskursanalytische Verfahren, können zudem dazu genutzt werden, (dysfunktionale) Machtverhältnisse in der Versorgung und ihre Organisation aufzudecken und zu analysieren (z. B. Dixon-Woods et al., 2006, zur Machtasymmetrie bei Einwilligungen zu Operationen). Während qualitative Ansätze eine besondere Stärke im Entdecken von Phänomenen und der (Weiter-)Entwicklung von Theorien aufweisen, sind sie nicht auf eine explorative Funktion beschränkt. Vielmehr können sie in verschiedenen Phasen des Forschungsprozesses sinnhaft eingesetzt werden, auch z. B. für evaluative Fragestellungen (vgl. Kap. 8), die darauf zielen, Phänomene wie z. B. die Inanspruchnahme von Versorgungsleistungen besser zu verstehen bzw. zu erklären.

2.4 Qualitative Versorgungsforscher*innen – „prepare to be changed“

Wie kann ich eine qualitative*r Versorgungsforscher*in werden? Was sollten qualitative

Versorgungsforscher*innen mitbringen bzw. tun, um gute qualitative Versorgungsforschung durchführen zu können? Nicht wenig überraschend, dennoch wichtig zu betonen, ist die Ausbildung in qualitativen Methoden bzw. der Erwerb methodischer Kompetenz zentral. So muss z. B. qualitative Interviewführung gelernt und reflektiert werden. Auch wenn die Methodik der qualitativen Forschung ggf. oberflächliche Assoziationen mit im Alltag vertrauten Interaktionsformen bei dem einen oder anderen auslöst – die Unterhaltung, das klinische Interview, das Bewerbungsgespräch –, es ist ein durchaus mühsamer Weg, offene, subjektorientierte, prozessorientierte, interpretationsrelevante und kontextsensible Interviews zu führen. Oder wie Holger Pfaff, Mitbegründer der akademischen Versorgungsforschung in Deutschland, es einmal treffend vor Ärztinnen und Ärzten formuliert hat: Würden Sie jemandem eine OP überlassen, der Lust am Schneiden hat?

Qualitative Forschung, das ist auch deutlich geworden, sollte kein individuelles Unterfangen, sondern vielmehr in eine Forschungsgruppe mit ausreichender Kenntnis in qualitativer Forschung eingebettet sein. Zudem muss sichergestellt werden, dass angemessene (in der Regel zeitliche und personelle) Ressourcen für die Planung, Durchführung und Analyse gegeben sind. Es bedarf sowohl grundlegenden Wissens als auch substanziellen Interesses an forschungsmethodologischer Reflexion. Entscheidungen müssen im Forschungsprozess immer wieder begründet und transparent gemacht werden. Die Bereitschaft, diese Offenheit und Komplexität im Forschungsprozess auch auszuhalten und mit erfahren(d)en Forschenden konstruktiv umzusetzen, stellt eine wichtige Eigenschaft qualitativ Forschender dar.

Zu guter Letzt: Das Kriterium der Offenheit setzt Forschende voraus, die motiviert und in der Lage sind, sich auf Neues und Unerwartetes einzulassen, im besten Sinne sich irritieren zu lassen, eine kritische Reflexion der eigenen Vorannahmen und Positionierungen vorzunehmen, und die damit eine persönliche Veränderungsbereitschaft aufweisen.

Michael Quinn Patton hat in seinem umfassenden Buch zu Qualitativen Methoden und Evaluation zehn Punkte aufgeführt, die ein*e Promovend*in beherzigen sollte: die „Top Ten Pieces of Advice to a Graduate Student Considering a Qualitative Dissertation" (Patton, 2014). Mit diesen möchten wir dieses Einleitungskapitel schließen:

1. Stelle sicher, dass ein qualitativer Zugang zu Deiner Forschungsfrage passt.
2. Setze Dich mit qualitativer Forschung auseinander, greife auf die Originalquellen zurück.
3. Finde eine*n kompetente*n Betreuer*in.
4. Arbeite intensiv am Forschungsdesign.
5. Übe Fertigkeiten.
6. Entwickle Deinen Analysezugang, bevor Du Deine Daten erhebst.
7. Sei darauf vorbereitet, mit methodischen Kontroversen umgehen zu können.
8. Arbeite qualitativ, weil Du davon überzeugt bist, dass es das Richtige für Dich ist.
9. Finde eine/n gute/n Mentor*in oder eine Gruppe zur Unterstützung.
10. Bereite Dich darauf vor, dass Du Dich verändern wirst („prepare to be changed").

Literatur

Bertschy, S., Geyh, S., Pannek, J. & Meyer, T. (2015). Perceived needs and experiences with healthcare services of women with spinal cord injury during pregnancy and childbirth – a qualitative content analysis of focus groups and individual interviews. *BMC Health Services Research, 15*, 234. https://doi.org/10.1186/s12913-015-0878-0

Bradley, E.H., Curry, L.A. & Devers, K.J. (2007). Qualitative data analysis for health services research: developing taxonomy, themes, and theory. *Health Services Research, 42*, 1758–1772. https://doi.org/10.1111/j.1475-6773.2006.00684.x

Brütt, A.-L. (2022). Partizipative Forschungsansätze. In T. Meyer, J. Bengel & M.A. Wirtz (Hrsg.), *Lehrbuch Rehabilitationswissenschaften* (S. 448–455). Hogrefe.

Bundesärztekammer, Arbeitskreis „Versorgungsforschung" beim Wissenschaftlichen Beirat. (2004, September). *Definition und Abgrenzung der Versorgungsforschung*. Bundesärztekammer. Verfügbar unter https://www.bundesaerztekammer.de/fileadmin/user_upload/_old-files/downloads/pdf-Ordner/Versorgungsforschung/Definition.pdf

Bunzel, B. (1998). Eingeladener Kommentar zu: „Lebensqualität – ein Behandlungskriterium in der Chirurgie". *Acta Chirurgica Austriaca, 6*, 358–359. https://doi.org/10.1007/BF02620100

Campbell, M., Fitzpatrick, R., Haines, A., Kinmonth, A. L., Sandercock, P., Spiegelhalter, D. & Tyrer, P. (2000). Framework for design and evaluation of complex interventions to improve health. *British Medical Journal, 321*(7262), 694–696.

Craig, P., Dieppe, P., Macintyre, S., Michie, S., Nazareth, I. & Petticrew, M. (2008). Developing and evaluating complex interventions: the new Medical Research Council guidance. *British Medical Journal, 337*, a1655. https://doi.org/10.1136/bmj.a1655

Dixon-Woods, M., Williams, S. J., Jackson, C. J., Akkad, A., Kenyon, S. & Habiba, M. (2006). Why do women consent to surgery, even when they do not want to? An interactionst and Bourdieusian analysis. *Social Science and Medicine, 62*(11), 2742–2753. https://doi.org/10.1016/j.socscimed.2005.11.006

Donabedian, A. (1978). The Quality of Medical Care. *Science, 200*, 856–864. https://doi.org/10.1126/science.417400

Ewertowski, H., Brandes, I. & Meyer, T. (i. D.). *„Seine Periode haben tut nun mal weh" – Versorgungserfahrungen von Frauen mit Endometriose* (Manuskript eingereicht zur Publikation).

Garfinkel, H. (1967). Studies of the routine grounds of everyday activities. In H. Garfinkel (Ed.), *Studies in Ethnomethodology* (pp. 35–75). Prentice-Hall/Polity Press.

Glaser, B. & Strauss, A. S. (1965). *Awareness of dying*. Aldine.

Goffman, E. (1973). *Asyle. Über die soziale Situation psychiatrischer Patienten und anderer Insassen*. Suhrkamp.

Körner, M. (2022). Reha-Team. In T. Meyer, J. Bengel & M. A. Wirtz (Hrsg.), *Lehrbuch Rehabilitationswissenschaften* (S. 84–93). Hogrefe.

Lohr, K. N. & Steinwachs, D. M. (2002). Health services research: an evolving definition of the field. *Health Services Research, 37*, 15–17. https://doi.org/10.1111/1475-6773.01020

Meyer, T. (2015). Health Research, Qualitative. In J. D. Wright (Ed.), *International Encyclopedia of the Social & Behavioral Sciences* (2nd ed., Vol. 10, pp. 692–697). Elsevier. https://doi.org/10.1016/B978-0-08-097086-8.14053-X

Meyer, T. & Flick, U. (2011). Methoden der qualitativen Forschung. In H. Pfaff, G. Glaeske, E. Neugebauer & M. Schrappe (Hrsg.), *Lehrbuch Versorgungsforschung* (1. Aufl., S. 296–302). Schattauer.

Meyer, T. & Flick, U. (2017). Methoden der qualitativen Forschung. In H. Pfaff, E. Neugebauer, G. Glaeske & M. Schrappe (Hrsg.), *Lehrbuch Versorgungsforschung* (2. Aufl., S. 77–83). Schattauer.

Meyer, T., Gutenbrunner, C., Kiekens, C., Skempes, D., Melvin, J., Schedler, K., Imamura, M. & Stucki, G. (2014). ISPRM discussion paper: Proposing a conceptual description of health-related rehabilitation services. *Journal of Rehabilitation Medicine, 46*(1), S. 1–6. https://doi.org/10.2340/16501977-1251

Meyer, T., Karbach, U., Holmberg, C., Güthlin, C., Patzelt, C. & Stamer, M. (2012). Qualitative Studien in der Versorgungsforschung. Diskussionspapier, Teil 1: Gegenstandsbestimmung. *Gesundheitswesen, 74*(08/09), 510–515.

Meyer, T. & Menzel-Begemann, A. (2020). Rehabilitative Versorgung. In O. Razum & P. Kolip (Hrsg.), *Handbuch Gesundheitswissenschaften* (S. 876–899). Beltz Juventa.

Meyer, T. & Xyländer, M. (2020). Zur Rolle qualitativer Methoden in der Versorgungsforschung. In Netzwerk Qualitative Gesundheitsforschung (Hrsg.), *Perspektiven qualitativer Gesundheitsforschung* (S. 60–79). Beltz Juventa.

Moore, G. F., Audrey, S., Barker, M., Bond, L., Bonell, C., Hardeman, W., Moore, L., O'Cathain, A., Tinati, T., Wight, D. & Baird, J. (2015). Process evaluation of complex interventions: Medical Research Council guidance. *British Medical Journal, 350*, h1258. https://doi.org/10.1136/bmj.h1258

Ohlbrecht, H. (2022). Modelle von Gesundheit und Krankheit. In T. Meyer, J. Bengel & M. A. Wirtz (Hrsg.), *Lehrbuch Rehabilitationswissenschaften* (S. 18–27). Hogrefe.

Ohlbrecht, H. & Meyer, T. (2020). Qualitative Methoden in der Gesundheitspsychologie und Gesundheitsforschung. In G. Mey & K. Mruck (Hrsg.), *Handbuch Qualitative Forschung in der Psychologie* (Bd. 1, S. 415–430). Springer Fachmedien.

Patton, M. Q. (2014). *Qualitative research & evaluation methods* (4th ed.). Sage.

Pfaff, H. & Schrappe, M. (2011). Einführung in die Versorgungsforschung. In H. Pfaff, G. Glaeske, E. Neugebauer & M. Schrappe (Hrsg.), *Lehrbuch Versorgungsforschung* (1. Aufl., S. 2–57). Schattauer.

Pfaff, H., Ommen, O., Neumann, M., Ernstmann, N., Steffen, P., Driller, E. & Janssen, C. (2008). Organisationssoziologische Aspekte der medizinsoziologischen Versorgungsforschung. In A. Weber (Hrsg.), *Gesundheit - Arbeit - Rehabilitation. Festschrift für Wolfgang Slesina* (S. 29–48). Roderer.

Pohontsch, N. & Meyer, T. (2015). Das kognitive Interview - Ein Instrument zur Entwicklung und Validierung von Erhebungsinstrumenten. *Rehabilitation, 54*(01), 53–59. https://doi.org/10.1055/s-0034-1394443

Raspe, H., Pfaff, H., Härter, M., Hart, D., Koch-Gromus, U., Schwartz, F.-W., Siegrist, J. & Wittchen, H.U. (2010). *Versorgungsforschung in Deutschland: Stand - Perspektiven - Förderung. Stellungnahme.* Bonn: Deutsche Forschungsgemeinschaft. Wiley-VCH. Verfügbar unter https://www.dfg.de/resource/blob/169894/36598b02cb7f3764ab5894d85c24a47d/stellungnahme-versorgungsforschung-data.pdf

Schrappe, M. & Pfaff, H. (2017). Versorgungsforschung: Grundlagen und Konzept. In H. Pfaff, E. Neugebauer, G. Glaeske & M. Schrappe (Hrsg.), *Lehrbuch Versorgungsforschung. Systematik - Methodik - Anwendung* (2. Aufl., S. 2–10). Schattauer.

Skivington, K., Matthews, L., Simpson, S.A., Craig, P., Baird, J., Blazeby, J.M., Boyd, K.A., Craig, N., French, D.P., McIntosh, E., Petticrew, M., Rycroft-Malone, J., White, M. & Moore, L. (2021). A new framework for developing and evaluating complex interventions: update of Medical Research Council guidance. *British Medical Journal, 374,* n2061.

Strübing, J., Hirschauer, S., Ayaß, R., Krähnke, U. & Scheffer, T. (2018). Gütekriterien qualitativer Sozialforschung. Ein Diskussionsanstoß. *Zeitschrift für Soziologie, 47,* 83–100. https://doi.org/10.1515/zfsoz-2018-1006

Thomas, W.I. (1928). The Methodology of Behavior Study. In W.I. Thomas & D.S. Thomas (Eds.), *The child in America: behavior problems and programs* (Chapter 13). Alfred A. Knopf.

Vogd, W. (2017). Management im Krankenhaus - Eine Fallstudie zur Bearbeitung der Innen- und Außenspannungen unter den Bedingungen des deutschen DRG-Systems. *Berliner Journal für Soziologie, 27,* 93–121. https://doi.org/10.1007/s11609-017-0332-8

Wilkinson, S. (1998). Focus groups in health research. *Journal of Health Psychology, 3,* 329–348. https://doi.org/10.1177/135910539800300304

II. Ausgewählte Forschungsdesigns

3 Gruppendiskussionen und die Dokumentarische Methode

Ute Karbach

In der Versorgungsforschung finden Datenerhebungsverfahren im Gruppensetting nach wie vor eine vergleichsweise häufige Anwendung (Pohontsch et al., 2018; Xyländer et al., 2020), hinsichtlich ihrer Auswertung dominiert jedoch bislang die qualitative Inhaltsanalyse (Karbach et al., 2012; Ullrich et al., 2022) (zur qualitativen Inhaltsanalyse im Setting Einzelinterview siehe Kap. 5). Diese bietet aufgrund ihres kategorisierenden Vorgehens die Möglichkeit einer querbildlichen Datenreduktion (Mayring, 2022). Im Fokus der Analyse steht die Deskription der Inhalte, die in der Gruppensituation thematisiert, also buchstäblich zum Ausdruck gebracht wurden. Auch einige rekonstruktive Verfahren der qualitativen Datenanalyse beginnen in einem ersten Analyseschritt mit einer inhaltsanalytischen Zusammenfassung der Daten (z. B. Dokumentarische Methode: Formulierende Interpretation [Bohnsack, 2021]; Biografieforschung: Globalanalyse [Miethe, 2014]). Hierbei wird zunächst der Frage „Was wurde gesagt?" nachgegangen.

Der gruppenförmige Erhebungskontext und dessen Implikationen werden im Rahmen qualitativer Inhaltsanalysen methodologisch meist nicht in die Analyse integriert[7]. Demgegenüber geht die Dokumentarische Methode mit ihrem Fokus auf den kollektiv geteilten, den sogenannten konjunktiven Wissensbeständen und Erfahrungsräumen von sozialen Gruppen über die Frage nach dem „Was wurde gesagt?" hinaus. Sie fokussiert in der Datenanalyse – mit der Frage „Wie wurde in der Gruppeninteraktion was gesagt?" (Bohnsack, 2021, S. 138) – das Gemeinsame als auch Unterschiede in den Lebensbezügen der am Gruppenverfahren teilnehmenden Personen.

Die Dokumentarische Methode unterstellt in Bezugnahme auf den Wissenssoziologen Karl Mannheim neben den in der Diskussion explizit angesprochenen – inhaltsanalytisch erfassbaren – Themen weitere Sinnebenen. Diese werden nach den Überlegungen zu dem „Mehr" einer Datenerhebung in Gruppensettings (Kap. 3.1) und der Vorstellung des dokumentarischen Analysefokus (Kap. 3.2) nachfolgend erläutert (Kap. 3.3). Somit wird ein Einblick in die wissenssoziologischen Annahmen Mannheims gegeben. Hinsichtlich einer Weiterentwicklung der qualitativen Versorgungsforschungspraxis in Deutschland ist es Anliegen dieses Kapitels, in Bezugnahme auf Karl Mannheim das wissenssoziologische Forschungsverständnis der Dokumentarischen Methode zu vermitteln (zur analytisch-methodischen Vorgehensweise der Dokumentarischen Methode siehe beispielsweise Bohnsack, 2017, 2021; Nohl, 2017; Przyborski & Wohlrab-Sahr, 2021). Hierzu dienen auch die Ausführungen zur geeigneten Samplingstrategie (Kap. 3.4) und zur Standortgebundenheit des eigenen Wissens

7 Vor diesem Hintergrund fördert die Darstellungsweise der inhaltsanalytischen Ergebnisse m. E. den Eindruck einer interaktionsfreien Koexistenz bzw. eines gleichverteilten Nebeneinanders von individuellen Einzelmeinungen.

(Kap. 3.5). In Kap. 3.6 werden die Potenziale der Dokumentarischen Methode für die qualitative Versorgungsforschungspraxis und die damit im besten Falle einhergehenden Gestaltungsoptionen für die Versorgungspraxis erörtert.

3.1 Zur Datenerhebung im Gruppensetting

Die Datenerhebung in der qualitativen Versorgungsforschung in Deutschland findet bislang noch meist im Rahmen von Einzelerhebungsverfahren Anwendung (Karbach et al., 2012; Ullrich et al., 2022), dies in Kombination mit beispielsweise einer thematischen Analyse (siehe Kap. 5) oder – in selteneren Fällen – einer Narrationsanalyse (siehe Kap. 4). Neben der Erhebung und Analyse der Daten einzelner Personen besteht die Möglichkeit einer Datenerhebung im (analogen oder digitalen[8]) Gruppensetting. Hierbei werden Daten generiert unter gleichzeitiger Beteiligung von mehr oder weniger gezielt ausgewählten Personen, wobei der Strukturierungsgrad des Gruppensettings, zum Beispiel durch eine Moderation, und somit die Möglichkeit einer freiläufigen Interaktion variiert. Demgemäß finden unterschiedliche Begrifflichkeiten (z. B. Fokusgruppen, Gruppendiskussionen oder Gruppeninterviews) mit ihren je unterschiedlichen methodologischen Implikationen – und ihrem Einfluss auf die gegenstandsangemessene Auswahl des Auswertungsverfahrens – Anwendung (Pohontsch et al., 2018).

Im Gruppensetting treten individuelle Sichtweisen zutage und zeigen deren Verschiedenartigkeit, ihre unterschiedlichen Konnotationen oder auch deren Gleichförmigkeit. Darüber hinaus kann im Gruppensetting beobachtet werden, in welcher Art und Weise die teilnehmenden Personen ihre Ansichten und Meinungen präsentieren, aufeinander Bezug nehmen und (weiter-)entwickeln. Es kann beobachtet werden, wie Ansichten und Einstellungen gemeinsam geteilt, konträr diskutiert oder auch nicht mitgeteilt werden (indem geschwiegen wird). Durch die kommunikative Auseinandersetzung in der Gruppe können sich überdies zuvor eingenommene, individuelle Perspektiven ggf. verändern. Möglich ist auch, dass im Laufe der kommunikativen Auseinandersetzung ein Konsens zwischen den Teilnehmenden ausgehandelt wird und vormals gegenläufige Positionierungen in einer mehr oder weniger gemeinsam getragenen Übereinstimmung münden.

Neben den explizierten, sprachlich mitgeteilten, auf erzählbaren Erfahrungen beruhenden Sichtweisen und Kenntnissen der verschiedenen Personen kann im Gruppensetting – dies insbesondere bei „natürlichen“ oder Realgruppen – auch das sprachlich nicht mehr zu Erläuternde „beobachtet“ werden. Dies, was den anderen Teilnehmenden nicht mehr zum besseren Verständnis und zu einem Verstehenkönnen erklärt werden muss, verweist auf eine gemeinsame Wissensbasis der Teilnehmenden und wird in der Kommunikationstheorie von Herbert H. Clark und Susan E. Brennan als „common ground“ benannt (Clark & Brennan, 1991). In einer wissenssoziologischen Perspektive wird das nicht mehr zu Erläuternde, das intuitiv Verstehbare als eine latente Wissensebene konzeptualisiert. Das sogenannte atheoretische oder konjunktive Wissen meint nach Karl Mannheim die impliziten, verinnerlichten, somit meist nicht bewussten, aber handlungsleitenden Wissensbestände einer sozialen Gemeinschaft oder Gruppe. Konjunktive Wissensbestände einer sozialen Gruppe beruhen auf gemeinsamen geteilten Erfahrungsräumen. Sie umfassen die in einer Gruppe gemeinsam geteilten, meist fraglos und selbstverständlich geltenden Werte, Regeln, Normen und Annahmen von Welt (Mannheim, 1980a, 2015).

All dieses explizierte und implizit mitgeteilte Mehr als die Summe der erhobenen Einzelperspektiven kann in einem Gruppensetting beobachtet und analysiert werden. Die methodische Entwicklung der nicht digitalen Gruppenverfah-

---

8 Zur qualitativen Versorgungsforschung mit digitalen Daten siehe Kap. 6 „Social Media Content: Qualitative Inhaltsanalyse und Netzwerkanalyse“.

ren im Kontext der empirischen Sozialforschung zeigt, welche unterschiedlichen, im Gruppensetting zutage tretenden Phänomene (z. B. das Modell der informellen Gruppenmeinung oder das Modell des interpretativen Aushandelns von Bedeutungen) in den Fokus der wissenschaftlichen Analyse gerückt werden können. Sie sind bereits mehrfach in Lehrbüchern der qualitativen Sozialforschung erläuternd aufgeführt (beispielhaft genannt Flick et al., 2022; Kruse, 2015; Mey & Mruck, 2020; Przyborski & Wohlrab-Sahr, 2021).

Loos und Schäffer weisen bereits in ihrem im Jahr 2000 erschienenem Buch zu den theoretischen Grundlagen von Gruppendiskussionsverfahren darauf hin, dass in der sozialwissenschaftlichen Forschungspraxis mit dem Ziel, kollektive Phänomene empirisch zu erfassen, „individualisierende Zugriffsweisen" dominieren, dies sowohl in der qualitativen als auch in der quantitativen Forschung (Loos & Schäffer, 2001, S. 9 ff).

So werden Datenerhebungsverfahren angewandt, die das Individuum als Bezugspunkt der Analyse sozialer Phänomene fokussieren – sei es mittels Fragebogenerhebungen, sei es z. B. mittels biografischer oder halbstandardisierter Interviews. Die sozialen Bezüge des untersuchten Phänomens werden abgeleitet, indem der kollektive Charakter – beispielsweise über soziodemografische Merkmale oder über die komparative Analyse von Einzelinterviews (z. B. Nohl, 2017) als auch über Verweise des Einzelfalls auf das Kollektive – sozusagen „nachträglich" (Loos & Schäffer, 2001, S. 10) und „über ‚Umwege'" hergestellt wird (Loos & Schäffer, 2001, S. 103, Hervorhebung im Original). Das Gruppensetting als Format der Datenerhebung bietet demgegenüber die Möglichkeit „kollektive Gehalte ‚einzufangen'" (Loos & Schäffer, 2001, S. 10, Hervorhebung im Original). Das heißt, mit der Wahl eines Datenerhebungsformats im Gruppensetting wird ein Verfahren angewandt, in dessen Rahmen selbst sich kollektive Gehalte herausbilden können. Das Kollektive manifestiert sich in der kommunikativen Interaktion der beteiligten Individuen im Gruppensetting.

Das Gruppensetting ermöglicht in der Analyse, – wenn nicht allein das Individuum fokussiert und als zentraler Bezugspunkt der Analyse gewählt wird – Phänomene „nicht an das denkende Subjekt, sondern an die [...] Erfahrungswelten von Kollektiven bzw. Gemeinschaften zurückzubinden" (Jung, 2007, S. 10). Die Analyse der im Gruppensetting gewonnenen Daten gestattet es so, über die subjektiven Perspektiven einzelner hinauszugehen und deren Ausgestaltung in „subjektiven Relevanz- und Wissenssystemen" auf ihre gesellschaftliche Bedingtheit zu betrachten (Kruse, 2015, S. 189); dies nur, wenn sie einen Analysefokus einnimmt, der das Subjekt als „phänomenaler Endpunkt von Gesellschaft" erachtet und analysiert (Kruse, 2015, S. 187). Keinesfalls bedeutet dies, dass allein Verfahren im Gruppensetting einen Zugang zur gesellschaftlichen Bedingtheit des Seins ermöglichen. Auch im Rahmen von Einzelinterviews treten unweigerlich Verweise auf das Soziale zutage und werden zum Beispiel über narrationsanalytische (siehe Kap. 4) oder ethnografische Verfahren (siehe Kap. 7) zugänglich. Das Gruppensetting bietet im Vergleich zu Interviews mit Einzelpersonen die Möglichkeit, das Soziale über das gruppenförmige Datenerhebungsverfahren „in statu nascendi" (Loos & Schäffer, 2001, S. 11), also im Entstehen selbst „einzufangen" und mit zu erleben (Loos & Schäffer, 2001, S. 10).

Mit Blick auf das implizit mitgeteilte Mehr thematisiert das vorliegende Kapitel das Datenerhebungsverfahren Gruppendiskussion sowie das Analyseverfahren der Dokumentarischen Methode (Bohnsack, 2017, 2021). Gruppendiskussionen werden dabei der Definition von Peter Loos und Burkhard Schäffer folgend „als ein Verfahren [verstanden], in dem in einer Gruppe fremdinitiiert Kommunikationsprozesse angestoßen werden, die sich in ihrem Ablauf und der Struktur zumindest phasenweise einem ‚normalen' Gespräch annähern" (Loos & Schäffer, 2001, S. 13, Hervorhebung im Original). Mit der Wahl der Dokumentarischen Methode als Analyseverfahren wird – in Bezugnahme auf die Wissenssoziologie Karl Mannheims – insbesondere den konjunktiven Wissensbeständen bzw. Erfahrungsräumen einer sozialen Gruppe Rechnung getragen.

3.2 Der Analysefokus der Dokumentarischen Methode

Die Dokumentarische Methode als rekonstruktives Verfahren der qualitativen Datenanalyse wurde von Ralf Bohnsack – anfangs in Zusammenarbeit mit Werner Mangold – entwickelt. Anliegen war es, kollektiv geteilte „Lebensorientierungen" von Jugendlichen unterschiedlicher sozialer Herkunft in ihren jeweiligen Cliquen vergleichend zu analysieren (Bohnsack, 2021, S. 36). Hierzu wurden mit dreißig Jugendgruppen einer fränkischen Kleinstadt und aus den angrenzenden Dörfern Gruppendiskussionen zu deren Zukunftsvorstellungen geführt (Mangold & Bohnsack, 1988, zitiert nach Bohnsack, 2021, S. 35).

In den Diskussionen vermitteln die Jugendlichen in arbeitsteiliger Kommunikation ihr Erleben der Lebensbereiche Familie, Schule, Beruf und Nachbarschaft (Bohnsack, 2021). Unter wechselseitiger Bezugnahme und Steigerung ihrer Redebeiträge offenbart sich insbesondere in den selbstläufigen Diskussionssequenzen das Gemeinsame in ihrem Erleben, beispielsweise in der Phase der Bewältigung erster beruflicher Erfahrungen. Mit dieser – weil entwicklungstypischer – Herausforderung sind alle Jugendlichen/befragten Cliquen – als eine Gemeinsamkeit – in ihrer beruflichen Biografie konfrontiert. Der Fokus der Analyse liegt hier auf den gemeinsam geteilten Erfahrungen und zwar innerhalb einer Gruppe als auch über alle interviewten Jugendgruppen hinweg.

Nach dem Prinzip des „Kontrasts in der Gemeinsamkeit" werden neben dieser auf das gemeinsam Erlebte ausgerichteten Perspektive zudem über den kontrastierenden Vergleich der dreißig Jugendgruppen auch unterschiedliche Bewertungs- und Bewältigungsstrategien zwischen den einzelnen Gruppen sichtbar (Bohnsack, 2021). In seinem Buch „Generation, Milieu und Geschlecht" verdeutlicht Bohnsack die Unterschiede in den biografischen Orientierungen von männlichen Auszubildenden und von Gymnasiasten, ebenso finden sich Unterschiede in der biografischen Orientierung von weiblichen Auszubildenden im Vergleich zu den männlichen Auszubildenden und den Gymnasiastinnen (Bohnsack, 1989). Diese Differenzen in den biografischen Orientierungen verweisen einerseits auf Unterschiede in den Lebenserfahrungen zwischen den Gruppen (z. B. Auszubildende vs. Gymnasiast*innen, männliche Auszubildende vs. weibliche Auszubildende) und verweisen anderseits auf einen gemeinsamen Erlebnishintergrund innerhalb einer Gruppenzugehörigkeit. Dieser konjunktive Erfahrungsraum basiert auf einer gleichartigen Sozialisation, auf einem gleichartigen soziokulturellen Hintergrund und unterliegt als ein gesellschaftlich bedingtes Phänomen etwa einer generationstypischen, (bildungs-)milieutypischen und/oder genderspezifischen[9] Prägung (Bohnsack, 2017, 2021).

Übertragen auf den Bereich der gesundheitlichen Versorgung bietet eine solche analytische Betrachtungsweise die Möglichkeit, Phänomene in der Versorgungspraxis aus einer Perspektive zu analysieren, welche die kollektiv geteilten Erfahrungsräume von unterschiedlichen Gruppen und deren Relevanz für die Gesundheits- und Krankheitsversorgung berücksichtigt. So können beispielsweise mit Blick auf die ärztliche Profession Unterschiede in der Bedeutungszuschreibung von medizinischen Leitlinien zwischen einer „jüngeren" und einer „älteren" hausärztlichen Generation „beobachtet" werden (Karbach, 2010). Medizinische Leitlinien werden von der „jüngeren" Generation als ein Garant der wissenschaftlichen Fundierung ihres eigenen ärztlichen Handels wahrgenom-

---

9 Bohnsack verwendet die Begrifflichkeit Geschlechtstypik (2021) als auch Gendertypik (2017). Gemeint sind jeweils die mit dem biologischen Geschlecht einhergehenden gesellschaftlichen Zuschreibungen und Konstruktionen.

men. Demgegenüber erlebt die befragte „ältere“ Generation medizinische Leitlinien tendenziell eher als einen Indikator für eine – von ihnen erlebte – zunehmende Polarisierung in der medizinischen Erkenntnisgewinnung. So unterscheiden sie einerseits medizinische Kenntnisse, die auf einer allein wissenschaftlich geprägten, studien- und evidenzbasierten Medizin beruhen. Eine derartige, allein wissenschaftsorientierte Medizin wird von ihnen als eine praxisferne, sozusagen theoretische Medizin beschrieben. Im Kontrast dazu stehen medizinische Kenntnisse einer auf (haus-)ärztlicher Erfahrung beruhenden medizinischen Praxis.

Exkurs

Die Differenz in den Bedeutungszuschreibungen einer „jüngeren“ und einer „älteren“ Generation ist dabei weder auf das biologische Lebensalter der befragten, niedergelassenen Hausärzt*innen und Allgemeinmediziner*innen noch auf einen altersbedingten Umgang mit wissenschaftlichen Neuerkenntnissen zurückzuführen, vielmehr verweist sie auf eine je generationstypische Berufssozialisierung. Während die „jüngere“ Generation ihre ärztliche Laufbahn als ein „Aufwachsen“ mit medizinischen Leitlinien beschreibt und sich dabei selbst, in bewusster Abgrenzung zu einer älteren Ärzt*innengeneration, als leitliniensozialisiert versteht, wurde die „ältere“ Generation in ihrer akademischen Ausbildung von ärztlichen Koryphäen und unterschiedlichen Schulen geprägt. Im Kontrast zu einer leitliniengeprägten Sozialisation, die ein One Best Way des medizinischen Handelns zu suggerieren scheint (Wieringa et al., 2017), können in einer von unterschiedlichen Expert*innen geprägten Versorgungspraxis mehrere medizinische Handlungsoptionen koexistieren. Der je kollektiv geteilte Erfahrungsraum in der akademischen Berufssozialisation der beiden Generationen unterscheidet sich demnach substanziell in der für die jeweilige Generation typischen Erfahrung der Trägerschaft von medizinischem Wissen (Karbach, 2010).

In der Annahme, dass die ärztliche Bedeutungszuschreibung von medizinischen Leitlinien letztlich handlungsstrukturierend für die (haus-)ärztliche Versorgungspraxis ist, stellt sich die Frage nach Implementierungsstrategien, die an den konjunktiven Erfahrungsräumen, im vorliegenden Fall an der jeweiligen akademischen Sozialisation der Betreffenden, anknüpfen können. Angesichts der wachsenden Zunahme an neuen medizinischen Erkenntnissen scheinen medizinische Leitlinien als Format der Wissenschaftskommunikation innerhalb der medizinischen Community für eine leitliniensozialisierte Generation ein geeignetes Instrument der Wissensvermittlung zu sein. Für eine eher durch Expert*innen und unterschiedliche Schulen geprägte Generation könnte eine Unterstützung durch eine andere, an den ärztlichen Erfahrungen ansetzende Gestaltung der Wissenschaftskommunikation (z. B. Academic Detailing: Dyrkorn et al., 2019; Kulbokas et al., 2021; Luo et al., 2019) oder eine nicht leitlinienformatige Gestaltung der Wissensvermittlung (z. B. Visual Abstracts: Lindquist & Ramirez-Zohfeld, 2019; Spicer & Coleman, 2022) möglicherweise eher geeignet sein, zur Verbesserung der Dissemination von medizinischen Leitlinieninhalten beizutragen. Die Studienlage zur ärztlichen Leitlinienadhärenz ist weiterhin mehrdeutig und ärztliche Leitlinienadhärenz ist bekanntermaßen ein multifaktorielles Geschehen, in der das ärztliche Leitlinienwissen nur eine Determinante darstellt (Grol et al., 1998). Die Kenntnis um konjunktive Wissensbestände und ihre Erfahrungsräume bietet hier die Möglichkeit, das hinter den soziodemografischen Merkmalen – in diesem Fall das biologische Lebensalter – liegende, handlungsleitende Wissen aufzudecken.

Die Dokumentarische Methode wählt somit einen Analysefokus, der im Sinne von Bohnsack die konjunktiven „Lebensorientierungen“ von sozialen Gruppen in den Mittelpunkt stellt (Bohnsack, 2021, S. 36). Dabei werden innerhalb eines Phänomens – in den oben genannten Beispielen waren dies jugendliche Zukunftsvorstellungen im Lebensbereich Beruf und des

Weiteren ärztliche Bedeutungszuschreibungen mit Blick auf medizinische Leitlinien – Unterschiede (wie auch Übereinstimmungen) zwischen verschiedenen Gruppen erkennbar. Diese Unterschiede sind Ausdruck der je unterschiedlichen Wissensbestände und Erfahrungsräume, über welche die Gruppenmitglieder aufgrund ihrer jeweiligen sozialen Situation verfügen, sei es bei den betrachteten Jugendlichen aufgrund einer bildungstypischen und/oder genderspezifischen Berufsorientierung, sei es aufgrund einer generationstypischen akademischen Sozialisation bei den beiden ärztlichen Gruppen. Die verwendete Begrifflichkeit „und/oder" verweist an dieser Stelle darauf, dass jede Person beispielsweise aufgrund ihrer Geschlechtszugehörigkeit, aufgrund ihrer ethnisch-kulturellen Herkunft, aufgrund ihrer bildungsbezogenen Sozialisation, aufgrund ihres generationsspezifischen Daseins über verschiedene, aufeinander bezogene Erfahrungsräume verfügt. Bohnsack spricht in diesem Sinne von der „Mehrdimensionalität von Erfahrungsräumen" (Bohnsack, 2017, S. 117).

Mit der Begrifflichkeit „Erfahrungsraum" nimmt Bohnsack u. a. Bezug auf die Wissenssoziologie Karl Mannheims. Dieser beschreibt neben milieuspezifischen („bäuerliches Milieu" versus einer städtischen Lebensform) auch entwicklungstypische Erfahrungsräume, die sich existenziell aus „der Bewegung von der Kindheit zum Alter" entwicklungsgemäß ergeben (Mannheim, 1980a, S. 277). Einige zentrale Grundannahmen Mannheims werden nun nachfolgend vorgestellt.

3.3 Die wissenssoziologischen Sinnebenen nach Karl Mannheims Wissenssoziologie

Namensgebend für die Dokumentarische Methode und zentral für die Wissenssoziologie Karl Mannheims ist seine analytische Differenzierung von drei Sinnebenen, die er jedem „Kulturgebilde" in seiner Schrift „Beiträge zur Theorie der Weltanschauungs-Interpretation" zuschreibt (Mannheim, 2009a, S. 31ff).

Ein Kulturgebilde oder Kulturobjekt meint nach Mannheim „traditionell gepflegte Kulturgüter, wie Religion, Kunst [...]" (Mannheim, 2009a, S. 42), „die Wissenschaft, [...] der Staat" (Honegger, 2001, S. 119), aber auch „all jene zumeist unbeachteten Gebilde, in denen das ‚lebendige Leben' sich darstellt" (Mannheim, 2009a, S. 42, Hervorhebung im Original). Mannheim spricht in seiner Vorlesung „Seele und Kultur" auch von „Lebensformen" (Honegger, 2001, S. 119) und meint – wie nachfolgend zitierte Beispiele zeigen – alltägliche menschliche Handlungen sowie kreativ-schöpferische Ergebnisse des menschlichen Handelns. In diesem Sinn bezieht sich Mannheim in seinen weiterführenden Erläuterungen u. a. auf ein Musikstück und des Weiteren auf eine soziale Situation, in der zwei Freunde eine Straße entlang gehen, wobei einer der beiden, einer dritten, bettelnden Person ein Almosen gibt. Beide Phänomene menschlichen Handelns – das Musikstück als auch das Almosengeben – sind Kulturgebilde. Beide Phänomene sind auf drei unterschiedlichen Sinnebenen zu verstehen. Diese „sinngebildeartige Beschaffenheit" eines jeden Kulturobjekts zeigt sich in der analytischen Unterscheidung der drei Sinnebenen: a) der objektive Sinn, b) der intendierte Ausdruckssinn sowie c) der Dokumentensinn (Mannheim, 2009a, S. 41).

Der *objektive Sinn* eines Kulturobjektes stellt sich als „ein ‚Es selbst'" dar (Mannheim, 2009a, S. 41, Hervorhebung im Original). Das heißt, die objektive Sinnebene eines Kulturobjektes, als das Ergebnis menschlichen Handelns, erschließt sich auf dieser Sinnebene ohne Rückbezug auf das handelnde, das Kulturobjekt produzierende Subjekt. So erschließt sich ein Musikstück in seinem objektiven Sinn über seine Melodie oder seinen Rhythmus auch ohne Kenntnis des „produzierenden, aussprechenden, ‚vollziehenden' Individuums" (Mannheim, 2009a, S. 43, Hervorhebung im Original). Auch das Beispiel des Almosen gebenden Freundes ist auf der objektiven Sinnebene ohne Bezugnahme auf das handelnde Individuum und ohne Kenntnis der zugrunde liegenden Handlungsintention des Individuums als „soziologisch lokalisierbare[s] Sinngebilde ‚Hilfe'" zu verstehen (Mannheim, 2009a, S. 42, Hervorhebung im Original).

Dieses rückbezugsfreie Verstehen auf der objektiven Sinnebene, das heißt ohne Bezugnahme auf das handelnde Subjekt, auf seine persönlichen Motive, Hintergründe und Rahmenbedingungen, vollzieht sich jedoch nur unter der Voraussetzung, „jenes ‚System' [...], jenen Zusammenhang, jenes Ganze [zu] kennen, in dem und durch den die vor uns stehenden Elemente Teile verstehbarer Einheiten werden" (Mannheim, 2009a, S. 43, Hervorhebung im Original). Es bedarf also der Kenntnis um den jeweiligen soziokulturellen Kontext, um die institutionalisierten Konventionen und Gegebenheiten des gesellschaftlichen Ganzen. Mit dieser Kenntnis kann sich die Bedeutung eines Kulturobjektes auf der objektiven Sinnebene – dabei subjektunabhängig und somit quasi aus sich selbst heraus – immanent erschließen.

Das immanente, weil rückbezugsfreie Verstehen eines Kulturobjektes in seinem objektiven Sinn geht den beiden weiteren Sinnebenen, dem Ausdrucksinn und dem Dokumentensinn, voraus. Die rückbezugsfreie, immanente Bedeutungserschließung eines Kulturobjektes ist somit die „Voraussetzung", um auch das „Ausdrucksmäßige sowie [das] Dokumentarische" eines Kulturobjektes zu begreifen (Mannheim, 2009a, S. 53).

Während die Subjektunabhängigkeit den objektiven Sinn eines Kulturobjektes charakterisiert, ist die Subjektbezogenheit des *intendierten Ausdrucksinns* von grundlegender Bedeutung für das Verstehen der zweiten Sinnebene. So geht es auf dieser Ebene um den Nachvollzug dessen, was das individuelle Subjekt mit dem Kulturgebilde zum Ausdruck zu bringen beabsichtigt. Infolgedessen manifestiert sich im intendierten Ausdrucksinn eines Kulturobjektes ein beabsichtigter, „individualisierter Sinn" (Mannheim, 2009a, S. 43). Im Hinblick auf das exemplarische Musikstück verweist der intendierte Ausdrucksinn auf die mit der Musik vom Individuum beabsichtige, auszudrücken gewollte Stimmungs- oder Gefühlslage (Mannheim, 2009a). Mit der „‚Bewegung', die ‚schenkende Geste'" des Almosengebens, wird sowohl der bettelnden Person als auch dem begleitenden Freund ein weiteres mitgeteilt bzw. bekannt gegeben, nämlich die Intention der Handlung (Mannheim, 2009a, S. 43, Hervorhebung im Original). Im vorliegenden Fall könnte diese als „Barmherzigkeit, Güte oder Mitleid benannt werden" (Mannheim, 2009a). Die Intention könnte so benannt werden, da auch andere Intentionen und Motive, beispielsweise Großzügigkeit, religiöse Gründe oder ein Gut-dastehen-Wollen vorstellbar und möglich sind. Relevant bzw. herausfordernd ist es für diese Sinnebene, den Ausdrucksinn so zu erfassen, „wie er von dem ihn ausdrückenden Subjekt gemeint, im bewußtseinsmäßigen Daraufgerichtetsein intendiert war" (Mannheim, 2009a). Die Erfassung der zweiten Sinnebene eines Kulturgebildes erfolgt also nur in Bezugnahme auf das handelnde Subjekt, aus dem Bezug auf die „Innenwelt" des Gegenübers, aus einem „Innenweltbezug" heraus (Mannheim, 2009a)[10].

Seine Differenzierung weiterführend unterscheidet Mannheim eine dritte Sinnebene, den sogenannten *Dokumentensinn*[11]. Dieser nimmt Bezug auf den „soziokulturellen Entstehungs-

---

10 Anzumerken ist, dass dem Nachvollzug insbesondere des hier beschriebenen intendierten Ausdrucksinns nach Karl Mannheims Wissenssoziologie Grenzen gesetzt sind. So schreibt Mannheim an anderer Stelle: „Die vollständig adäquate, die ‚wirklich immanente Betrachtung' eines Phänomens wäre eigentlich der erlebnismäßige Vollzug desselben." (Mannheim, 1980b, S. 68).

11 Hinsichtlich Mannheims Erläuterungen zum Dokumentensinn kritisiert Bohnsack die „psychologisierenden Tendenzen" in der textlichen Ausgestaltung des Almosenbeispiels in Mannheims „Beiträge zur Theorie der Weltanschauungs-Interpretation" und verweist zu Recht auf die anknüpfenden Schriften „Strukturen des Denkens" (Mannheim, 1980b) und „Das Problem der Generationen" (Mannheim, 2009b; Bohnsack, 2017).

zusammenhang" eines jeden Kulturgebildes (Przyborski & Wohlrab-Sahr, 2021, S. 358). Das heißt, jedes Kulturgebilde – das Musikstück, das Almosengeben, die jeweilige Bedeutungszuschreibung von medizinischen Leitlinien, die Art und Weise der Bewältigung erster beruflicher Erfahrungen, all dies ist auch als ein Resultat, als ein Dokument seines jeweiligen gesellschaftlichen Entstehungszusammenhangs zu verstehen und dokumentiert gleichfalls diesen Zusammenhang.

Am Beispiel der menschlichen Zugehörigkeit zu einer Generation verdeutlicht Mannheim den – im Dokumentensinn zum Ausdruck kommenden – gesellschaftlichen Entstehungszusammenhang eines Kulturgebildes. Er unterscheidet hierbei zwischen Generationslagerung, Generationszusammenhang und Generationseinheiten, um die soziale Bedeutsamkeit der Gruppe begreiflich zu machen (Mannheim, 2009b).

Individuen „verwandter ‚Jahrgänge'" sind im selben „historisch-sozialen Raume" verortet (Mannheim, 2009b, S. 137, Hervorhebung im Original). Dort unterliegen sie – aufgrund dessen – einer Begrenzung ihrer „möglichen Arten und Weisen des Erlebens, Fühlens und des Handelns überhaupt [...]" (Mannheim, 2009b, S. 136). Diese existenzielle Prämisse wird von Mannheim als Generationslagerung bezeichnet.

Des Weiteren bildet sich im Fall einer „*Partizipation* an den *gemeinsamen Schicksalen* dieser historisch-sozialen Einheit" ein Generationszusammenhang heraus (Mannheim, 2009b, S. 147, Hervorhebung im Original). In seinem Beispiel der „preußischen Jugend um 1800" verweist Mannheim darauf, dass im Vergleich zu einer städtischen Jugend die in entlegenen Gebieten lebende, bäuerliche Jugend derselben Generationslagerung nicht an den sozialen und geistigen Umbrüchen ihrer Zeit teilhaben konnte (Mannheim, 2009b). Erst über das erlebnismäßige Teilhaben-Können an „dieser Schicksalsgemeinschaft" ergibt sich ein Generationszusammenhang (Mannheim, 2009b, S. 150).

Diesen Generationenzusammenhang charakterisiert „das Phänomen der *Erlebnisschichtung*" (Mannheim, 2009b, S. 142, Hervorhebung im Original): Aufgrund der gemeinsamen „Möglichkeit an denselben Ereignissen, Lebensgehalten usw. zu partizipieren", resultiert eine gleichartige Erlebnisschichtung und bedingt „noch mehr", nämlich „von derselben Art der Bewusstseinsschichtung aus dies zu tun" (Mannheim, 2009b). Die gemeinsame Teilhabe an gesellschaftlichen Erlebnissen[12], wie bei der hier als Beispiel dienenden preußisch-städtischen Jugend um 1800, bedingt einen kollektiven Erfahrungsraum mit seiner jeweiligen Art der Erlebnisschichtung. Dieser ist zugleich Ausgangspunkt ihrer Erfahrung von Welt (Jung, 2007; Mannheim, 1980a)[13].

Exkurs

Der gegenwärtige Diskurs zur Zukunft der Arbeit in Deutschland scheint der bis hier skizzierten, theoretischen Ausführung Mannheims zum „Problem der Generationen" zu folgen. So wird beispielsweise mit der Bezeichnung „Generation Z" den betreffenden Geburtsjahrgängen (ca. Ende der 1990er-Jahre und bis in die 2010er-Jahre) gleichförmig eine nicht den gegenwärtigen Anforderungen einer Leistungsgesellschaft entsprechende Arbeits- bzw. Lebenshaltung unterstellt. Der Generationszusammenhang wird dabei vorwiegend zurückgeführt auf ihr Heranwachsen als sogenannte „digital natives" in einer nunmehr von ökologischen und ökonomischen Krisen gekennzeichneten Wohlstandsgesellschaft bzw. Welt. Ihre daraus resultierende Erlebnisschichtung führt dabei – der Diskursrhetorik folgend – gleichsam zu einer die Work-Live-Balance achtenden sowie umwelt-

12 Diese zeitgeschichtlich bedingten Erlebnisse sind exemplarisch das Erleben eines Krieges, das Erleben einer wirtschaftlichen Krise oder der deutschen Wiedervereinigung und „auch die Erfahrung einer besonders stabilen Zeit, in welcher sich zeitgeschichtliche Veränderung allmählich vollzieht" (Przyborski & Wohlrab-Sahr, 2021, S. 364).

13 Mannheim führt hier den Begriff der „Weltanschauung" ein (Mannheim, 1980b, S. 101ff).

und gesundheitsbewussten Lebenshaltung (Hurrelmann & Albrecht, 2020; Scholz, 2014)[14].

Generationsbeschreibungen – wie im skizzierten Beispiel der Generation Z oder wie sie auch in der Begrifflichkeit der „68er-Generation" zum Ausdruck kommen – würde Karl Mannheim aufgrund der vereinheitlichenden Schlussfolgerungen auf Basis eines Generationszusammenhangs ablehnen. Er geht in seiner Differenzierung weiter, da trotz desselben Generationszusammenhangs gesellschaftliche Erlebnisse nicht generationshomogen erfahren und bearbeitet werden. Stattdessen manifestieren sich innerhalb derselben „Schicksalsgemeinschaft" (Mannheim, 2009b, S. 150) „jeweils verschiedene ‚Generationseinheiten'" (Mannheim, 2009b, S. 148). Generationseinheiten sind Gruppen, „die innerhalb desselben Generationszusammenhanges in jeweils verschiedener Weise diese Erlebnisse verarbeiten" (Mannheim, 2009b) und als jeweilige Gruppe „ein einheitliches Reagieren, ein im verwandten Sinne geformtes Mitschwingen und Gestalten" auf diese gesellschaftlichen Ereignisse zeigen (Mannheim, 2009b, S. 150). „[I]n *konkreten Gruppen*, wo Individuen in vitaler Nähe sich treffen", „[...] können sich also mehrere, polar sich bekämpfende Generationseinheiten bilden" (Mannheim, 2009b, S. 151, Hervorhebung im Original). Wenn man „ohne weitere Differenzierung einfach von ‚Generationen' spricht, vermengt man biologisch-vitale Phänomene stets mit den entsprechenden, durch gesellschaftlich-geistige Mächte geformte Erscheinungen" (Mannheim, 2009b, S. 156)[15].

Die konkrete, soziale Gruppe ist als „*Kollektiv*träger" für Mannheims Wissenssoziologie entscheidend (Mannheim, 2009b, S. 152, Hervorhebung im Original; Mannheim, 2015). Es ist der „Verdienst der Soziologie, daß sie neben der individuellen Sinngenese auf die aus dem Zusammenhang des Gruppenlebens entspringende Genese hingewiesen hat" (Mannheim, 2015, S. 26). Mannheim nimmt somit eine Perspektive ein, in der die Diversität einer Generation oder Gesellschaft Berücksichtigung findet.

Dabei meint Mannheim nicht lediglich eine sozialwissenschaftliche Erarbeitung gruppenstruktureller Merkmale, wie beispielsweise Alter oder sozialräumliche Aspekte (preußisch-städtische/preußisch-ländliche Jugend) als gesellschaftskonstituierendes Element. Er bezieht sich auf die dahinterliegenden konjunktiven Erfahrungsräume und die damit einhergehenden konjunktiven Wissensbestände der jeweiligen sozialen Gruppen (Jung, 2007; Mannheim, 2015). Somit stellt Mannheim einen Entstehungszusammenhang her zwischen den gesellschaftlich bedingten Lebensverhältnissen und den aus ihnen resultierenden, handlungsstrukturierenden Wissensbeständen sozialer Gruppen (Jung, 2007).

Es ist der Dokumentensinn, der auf diesen – sich in der sozialen Gruppe vollziehenden – Entstehungszusammenhang verweist. So lässt, wie in Kap. 3.2 skizziert, die Art der beruflichen Orientierung auf die bildungsmilieu- und genderspezifische Prägung der jugendlichen Gruppen schließen und die Art der ärztlichen Bedeutungszuschreibung dokumentiert gleichsam die jeweilige akademische Berufssozialisation einer „älteren" und einer „jüngeren" ärztlichen Generation.

Die Erarbeitung dieses Entstehungszusammenhangs ist Anliegen der Dokumentarischen Methode, dabei sind „das ‚Daß' und das ‚Wie' [...] von dominierender Wichtigkeit" (Mannheim, 2009a, S. 64, Hervorhebung im Original). Von Bedeutung ist also, *dass* dies und nicht jenes ge-

14 Gleichwohl verweisen Ullrich Bauer und Klaus Hurrelmann (Bauer & Hurrelmann, 2021) darauf, dass Generationsbeschreibungen meist „nur die obere soziale Schicht einer Generation abbilden" und somit „eine soziale Unwucht" aufweisen. Zur Kritik des Generationsbegriffes siehe auch Becker (2008) und Schröder (2018).

15 Dennoch räumt Mannheim ironisierend an dieser Stelle ein, dass man aus dieser „Vogelperspektive zu den erforderlichen historischen Zeitpunkten durchaus neue geistige Generationsströmung [...] zu entdecken imstande ist". Diese bezeichnet er jedoch aufgrund ihrer Simplifizierungstendenz als „Geschichtsklitterungen" (Mannheim, 2009b, S. 156).

sagt wurde. Gleichsam bedeutsam ist, *wie* es gesagt wurde. In diesem Sinne sind im Rahmen der Dokumentarischen Analyse von Gruppendiskussionen u.a. sogenannte Fokussierungsmetaphern bedeutsam. Diese sind Diskussionssequenzen mit einer hohen „interaktiven und metaphorischen Dichte" (Bohnsack, 2021, S. 36). In diesen Sequenzen offenbart sich – über das „Daß" und das „Wie" der thematischen Auseinandersetzung – die Gemeinsamkeit in der Erlebnisschichtung sozialer Gruppen, die habituelle Übereinstimmung basierend auf den jeweiligen konjunktiven Erfahrungen (Mannheim, 2009b).

3.4 Die Samplingstrategie zur Durchführung von Gruppendiskussion

Die Datenanalyse nach der Dokumentarischen Methode fokussiert die konjunktiven Wissensbestände und Erfahrungsräume sozialer Gruppen. Dies ist die leitende Annahme bei den Überlegungen zur geeigneten Samplingstrategie.

Gruppendiskussion können mit bereits real existierenden Gruppen durchgeführt werden. Sogenannte Realgruppen, wie zum Beispiel die jugendlichen Cliquen bei Bohnsack, sind Gruppen, die auch unabhängig von der Datenerhebungssituation bestehen und über eine gemeinsame „Erfahrungsbasis" verfügen (Loos & Schäffer, 2001, S. 44). Sie sind „hinsichtlich bestimmter Dimensionen ihres existentiellen Hintergrunds relativ homolog" (Loos & Schäffer, 2001, S. 45). Beispiele hierfür sind u.a. „geschlechtsspezifische" oder „bildungshomologe" Jugendgruppen (Loos & Schäffer, 2001). Die „vitale Nähe" (Mannheim, 2009b, S. 151), ihre Homogenität in relevanten Lebensdimensionen sind hierbei die sie konstituierenden Elemente (Loos & Schäffer, 2001). Im Rahmen ihrer kommunikativen Interaktion in der Gruppendiskussion, in ihrer wechselseitigen Bezugnahme bilden sich die von ihnen gemeinsam geteilten, konjunktiven Wissensbestände und Erfahrungsräume heraus und dokumentieren diese. Über die Art und Weise ihrer thematischen Auseinandersetzung werden ihre Annahmen von Welt, wird ihre „Weltanschauung" transportiert (Mannheim, 1980b, S. 101).

Daneben können Gruppen auch allein für die Datenerhebung zusammengestellt bzw. gebildet werden[16]. Bei der Wahl der Teilnehmenden an den Gruppendiskussionen ist es erforderlich, dass diese „Gemeinsamkeiten in der Sozialisationsgeschichte aufweisen oder andere partielle Gemeinsamkeiten teilen" (Loos & Schäffer, 2001, S. 45). Bei der Stichprobenziehung bedarf es einer im besten Falle begründeten oder zumindest augenscheinlichen Annahme darüber, aufgrund wessen eine existenzielle Erfahrungsbasis angenommen wird bzw. gegeben zu sein scheint (Loos & Schäffer, 2001). So könnte beispielsweise die Zugehörigkeit zu einer Profession oder auch das Erfahren einer bestimmten, chronischen Erkrankung gegebenenfalls eine solche gemeinsame Erfahrungsbasis darstellen. Die Annahme wäre hier, dass mit einer bestimmten Professionszugehörigkeit (z.B. Pflegende) oder einer bestimmten Krankheitserfahrung (z.B. Patient*innen mit einer rheumatoiden Arthritis) gleichartige kollektive Erfahrungsräume einhergehen. De facto zeigt sich erst in der Analyse der Gruppendiskussion, ob und in welcher Weise die anhand des Sampling-Kriteriums gewählten Diskussionsteilnehmenden – aufgrund ihres Berufes, aufgrund ihrer Diagnose – über eine gemeinsame, existenziell bedeutsame Erfahrungsbasis verfügen. In

16 Die Begrifflichkeit „Datenerhebung" impliziert meines Erachtens, dass bereits existierende Daten lediglich anhand unterschiedlicher Verfahren erhoben, also für die Analyse zugänglich gemacht werden müssen. Tatsächlich führt jedoch das jeweilige Forschungsanliegen – mit der Anwendung von Fragebogen, Interviews oder Verfahren im Gruppensetting – zu einer Datenproduktion oder Datengenerierung. Dies sollte im Rahmen methodologischer (z.B. Limitationen der eigenen Forschungsarbeit) sowie ethischer Überlegungen diskutiert und berücksichtigt werden.

Analogie zu Mannheims Unterscheidung zwischen einem Generationszusammenhang und den „jeweils verschiedene[n] ‚Generationseinheiten'" (Mannheim, 2009b, S. 148) ist daher eine weitergehende Spezifizierung der Samplingstrategie (z.B. Pflegende mit langjähriger Berufstätigkeit im ambulanten Setting oder Berufstätige mit einer rheumatoiden Arthritis) erforderlich. Dies gilt auch vor dem Hintergrund der genannten „Mehrdimensionalität von Erfahrungsräumen" (Bohnsack, 2017, S. 117).

Über eine Varianz in der Samplingstrategie können Vergleichsgruppen gebildet werden (Bohnsack, 2021), die einerseits der Koexistenz mehrerer Erfahrungsräume Rechnung tragen. So differenziert Bohnsack generations-, bildungsmilieu-, gender-, migrations- oder auch professionsbedingte Erfahrungsräume (Bohnsack, 2017). Andererseits werden erst über den kontrastierenden Vergleich die jeweils unterschiedlichen Erfahrungsräume erkennbar, dies sowohl zwischen den Gruppen (Bohnsack, 2021) als auch innerhalb eines Individuums, respektive einer Gruppe (Bohnsack, 2017).

Hinsichtlich der Zusammensetzung der Teilnehmenden an der Gruppendiskussion zeigen die Forschungserfahrungen von Bohnsack und Schäffer, dass selbstläufige Diskussionsanteile in zusammengestellten Gruppen mit Jugendlichen unterschiedlicher sozialer Herkunft selten bis gar nicht realisiert wurden (Loos & Schäffer, 2001). Aufgrund der unterschiedlichen Lebensrealität von – in diesem Beispiel – Auszubildenden und Gymnast*innen und der damit offenbar fehlenden gemeinsamen Erfahrungsbasis konnte sich die fremdinitiierte Diskussion nicht *„einem ‚normalen' Gespräch annähern"* (Loos & Schäffer, 2001, S. 13, Hervorhebung im Original). Dieses Beispiel legt nahe, dass Gruppen, die allein zum Zweck der Datenerhebung zusammenkommen und deren gemeinsame Erfahrungsbasis zunächst „nur" von den Forschenden unterstellt wird, eher eine Homogenität in relevanten Lebensdimensionen aufweisen sollten. So ist vorstellbar, dass Pflegende mit langjähriger Berufstätigkeit im ambulanten Pflegedienst und beispielsweise Berufsanfänger*innen in der häuslichen Pflege über ihre jeweilig erlebten beruflichen Erfahrungen in getrennten Gruppendiskussionen freiläufiger sprechen können, da sie hier untereinander an ihre jeweilig gleichartigen Erlebnisse anknüpfen können. Eine gemeinsame Diskussion der beiden Gruppen schließt keineswegs die Identifikation konjunktiver Wissensbestände aus. Es ist sogar möglich, dass diese ggf. gerade über die Auseinandersetzung der berufserfahrenen Pflegekräfte und der Berufsanfänger*innen zutage treten. In einer eher homogenen Gruppenzusammensetzung kann sich jedoch – durch das Sich-nicht-erklären-, das Sich-nicht-auseinandersetzen- und das Sich-nicht-abgrenzen-Müssen – eine selbstläufige Unterhaltung in gegenseitiger Bezugnahme entwickeln. In diesen Diskussionssequenzen bilden sich konjunktive Wissensbestände sprachlich performativ heraus.

Im zirkulären Forschungsprozess gehen mit den Überlegungen zur geeigneten Samplingstrategie, also mit der Frage nach den potenziellen „Gemeinsamkeiten in der Sozialgeschichte" der möglichen Diskussionsteilnehmenden, zunächst erste Annahmen der Forschenden einher (Loos & Schäffer, 2001, S. 45). Der Wissenssoziologie Mannheims folgend, weisen auch diese Annahmen auf die „Standort- oder Seinsgebundenheit" des interpretativen Zugangs der Forschenden selbst hin (Bohnsack, 2021, S. 205).

3.5 Die Standortgebundenheit des Forschens

Mit dem Dokumentensinn der Kulturobjekte konzeptualisiert Mannheim die Gegebenheit konjunktiver Erfahrungsräume und Wissensbestände (Mannheim, 2009a). Seine Herleitung einer Soziologie des Wissens weiterführend, thematisiert er in seinem Buch „Ideologie und Utopie" das menschliche Denken in seiner gesellschaftlichen Bedingtheit[17]: „[D]as menschliche Denken konstituiert sich nicht freischwebend im sozial freien Raume, sondern ist im Gegenteil stets an einem bestimmten Orte in diesen verwurzelt" (Mannheim, 2015, S. 73). Er spricht in diesem Sinne von der „*Seinsgebundenheit des Denkens*" und jeglicher „Erlebnisformen" (Mannheim, 2015, Hervorhebung im Original). Diese Seinsgebundenheit[18] verweist auf eine Determiniertheit durch den jeweiligen historisch-sozialen Raum und geht letztlich mit einer Begrenzung des jeweiligen, kollektiv geteilten Erfahrungsraums einher (Mannheim, 1980a, 2009b).

Mit dem Blick „auf das sozialwissenschaftliche Denken und Handeln" verwendet u.a. Bohnsack (Bohnsack, 2017, S. 181; Bohnsack, 2021, S. 193ff) den auch von Mannheim gebrauchten Begriff der „Standortgebundenheit" (Mannheim, 2015, S. 243). Diese gilt es in der forschenden Tätigkeit zu berücksichtigen, denn „[n]icht nur der *Gegenstand*, sondern auch das *erkennende Subjekt* der Soziologie ist das vergesellschaftete Individuum" (Mannheim, 1980b, S. 82, Hervorhebung im Original).

Demzufolge ist die forschende Tätigkeit in Relation zu den Forschenden selbst und ihren jeweiligen „Erfahrung[en], sozialhistorischer Einbindung und wissenschaftlicher Sozialisation" zu betrachten (Przyborski & Wohlrab-Sahr, 2021, S. 356). Die Dokumentarische Methode trägt dem Rechnung, indem sie diesen Umstand „systematisch in ihre Methodologie" einbezieht und nicht danach trachtet, diesen über eine bestimmte Methodenanwendung beheben oder heilen zu wollen (Przyborski & Wohlrab-Sahr, 2021).

Die eigene Vergesellschaftung wird dabei Mannheim folgend nicht als eine „Fehlerquelle" bewertet (Mannheim, 2015, S. 73), vielmehr ist „der soziale Mensch die *Voraussetzung* der soziogenetischen[19] Erkenntnis" (Mannheim, 1980b, S. 84, Hervorhebung im Original). So ist der Einbezug der Forschenden selbst im Rahmen der vergleichenden Analysen Grundprinzip der Dokumentarischen Methode. Dabei geht es nicht darum, die Daten vom Standpunkt des eigenen Wissens zu interpretieren, sondern den eigenen Standpunkt ebenso anhand der vorliegenden Daten zu „objektivieren" (Bohnsack, 2021, S. 205). Bohnsack erläutert dies an einem konkreten Beispiel: In der Analyse kollektiv geteilter Lebensorientierungen von Jugendlichen zeigte sich eine Übereinstimmung der eigenen biografischen Orientierung mit derjenigen der Gymnast*innen (Bohnsack, 2021). Diese Selbstvergegenwärtigung der eigenen Standortgebundenheit ist in der Forschungspraxis an den Daten, „an den Texten" zu leisten (Bohnsack, 2021). Am Beispiel der ärztlichen Bedeutungszuschreibung von medizinischen Leitlinien galt es seitens der Forscherin, die eigenen, sozialisationsbedingten Bedeutungszuschreibungen – aufgrund ihrer beruflichen Vergangenheit (Ausbildung und Berufstätigkeit als Pflegekraft) und aufgrund ihrer wissenschaftlichen Tätigkeit als Versorgungsforscherin – zu reflektieren bzw. im Vergleich mit den ärztlichen Zuschreibungen zu erkennen.

Neben dieser selbstreflexiven Haltung gegenüber der gesellschaftlichen Bedingtheit des

17 Zur damalig zeitgenössischen Diskussion dieser Seinsgebundenheit des Denkens als auch zu Mannheims Würdigung und seiner analytischen Abgrenzung von einer marxistischen Denkweise siehe Jung (2007).

18 An spätere Stelle, im Kapitel „Wissenssoziologie", verwendet Mannheim stattdessen die Begrifflichkeit der „gesellschaftliche[n] Seinsverbundenheit des Wissens" (Mannheim, 2015, S. 227). Bohnsack sieht darin die begrifflich zum Ausdruck gebrachte Betonung des Verbunden-Seins, des Verwurzelt-Seins des Denkens mit jenen konjunktiven Erfahrungsräumen (Bohnsack, 2017, 2021).

19 Die Soziogenetische Interpretation meint eine begrifflich-theoretische Explikation der Genese dieses Entstehungszusammenhangs aus den gegebenen sozialen Lebensbezügen und den aus ihnen resultierenden, sozial geteilten Wissensbeständen (Jung, 2007). In der Dokumentarischen Methode erfolgt sie aufbauend auf der Rekonstruktion des konjunktiven Erfahrungsraums über die komparativen Fallanalysen (Bohnsack, 2021).

eigenen Wissens braucht es in der Datenanalyse zudem eine Distanzierung von der Frage nach der *„normativen Richtigkeit"* der in den Gruppendiskussionen geäußerten Ausführungen (Bohnsack, 2021, S. 67, Hervorhebung im Original). So wird der Geltungscharakter der Ausführungen – in den Worten Mannheims – eingeklammert (Mannheim, 1980b). Die Analyse leitend ist nicht die Frage nach einem Wahrheitsgehalt, sondern das was sich in den sprachlichen Ausführungen „über die Darstellenden und deren Orientierungen *dokumentiert*" (Bohnsack, 2021, S. 67, Hervorhebung im Original).

Diese Forschungshaltung findet sich u.a. auch in der ethnografischen Forschungspraxis mit dem Anliegen soziale Welten aus sich heraus erklärbar zu machen (Kap. 7.3). Eine Distanzierung – in dem Sinne, dass das eigene Vorwissen, der eigene Erfahrungsraum in Relation zu anderen gesetzt wird – hilft dabei zu vermeiden, die Daten einzig aus der eigenen Standortgebundenheit heraus zu betrachten (Bohnsack, 2021).

Angesichts dessen bedarf es der vergleichenden, komparativen Analyse von unterschiedlichen Fällen, um die je kontingenten Erfahrungsräume erkennen zu können. Diese Vergleichsfälle können sowohl „imaginativer" als auch „empirischer" Art sein (Bohnsack, 2021, S. 173). Forschungswerkstätten bieten hier die Möglichkeit über den Austausch mit anderen Forschenden, sich selbst für weitere mögliche Vergleichsfälle zu sensibilisieren (siehe Kap. 11). In der Arbeit am Text erschließt sich über das Dagegenhalten, „wie dasselbe (oder ein vergleichbares) Thema auch in anderer Weise, in einem anderen Diskurs hätte behandelt werden können oder (besser noch) bereits behandelt worden ist" (Bohnsack, 2021, S. 173). Dies geschieht sowohl über ein sequenzanalytisches Vorgehen als auch im Rahmen der sinn- und soziogenetischen Typenbildung der Dokumentarischen Methode (Bohnsack, 2017, 2021; Nohl, 2017; Przyborski & Wohlrab-Sahr, 2021).

3.6 Die Potenziale einer dokumentarischen Versorgungsforschungspraxis

Das Gesundheitswesen an sich, in seiner soziohistorisch bedingten Ausgestaltung, kann als eine „Räumlichkeit" der kollektiven Erfahrung betrachten werden. In der heutigen Ausgestaltung ist das Gesundheitswesen für die meisten Menschen in Deutschland lebensbegleitend – von der reproduktiven bis hin zu einer das Sterben begleitenden Versorgung.

Wo „Individuen in vitaler Nähe sich treffen" (Mannheim, 2009b, S. 151), manifestieren sich – als Resultat der gegebenen sozialen Lebensbezüge – beispielsweise die je bestimmenden Vorstellungen von Gesundheit und Krankheit oder auch von einer im Versorgungskontext als angemessen erachteten Ausgestaltung der Zusammenarbeit (z.B. paternalistisch-hierarchische Arbeitsformate in vielen Krankenhäusern oder genossenschaftlich organisierte Versorgungsmodelle). Es manifestieren sich ebenso die je bestimmenden Vorstellungen von einer bedarfsgerechten, einer patient*innenzentrierten, einer wirtschaftlich effizienten, einer evidenzbasierten, einer ganzheitlichen oder auch einer inklusiven Versorgung – um nur einige zu nennen.

Mit einem dokumentarischen Analysefokus können die hinter diesen facettenreichen Manifestationen liegenden Entstehungszusammenhänge – im Sinne einer soziologischen Grundlagenforschung – herausgearbeitet werden. Forschungsleitend sind also Fragestellungen der Versorgungsforschung, die untersuchen, welche konjunktiven Erfahrungsräume hinter den versorgungsrelevanten Phänomenen liegen.

Mit Blick auf die Implementierung digitaler Versorgungskonzepte ginge ein im Sinn Bohnsacks gemeintes, dokumentarisches Forschungsvorhaben nicht allein der eher vordergründigen, weil deskriptiven Fragestellung nach den jeweiligen Umsetzungsbarrieren nach. Aufgrund der dokumentarischen Analyse könnten die mit den sprachlich explizierten Barrieren einhergehenden, inhärenten Annahmen – als Resultat der jeweiligen Lebensbezüge – offengelegt werden. So berichten im Rahmen einer Studie zur hausärztlichen (Nicht-)Nutzung eines digitalen Medikamenten-Managementsystems die befragten Hausärzt*innen von Zeitmangel und von der Komplexität der Intervention als die Nutzung erschwerende Faktoren. In der dokumentarischen Analyse der hausärztlichen Gruppendiskussion zeigt sich darüber hinausgehend, dass die aus den hausärztlichen Versorgungserfahrungen resultierenden, handlungsleitenden Konzepte einer evidenzbasierten Medizin die hausärztliche Interventionsannahme zudem beeinflussen (Söling et al., 2020). Es sind in diesem Fall also nicht allein die dem Versorgungskontext zugeordneten Barrieren (Zeitmangel) oder die Charakteristika einer Intervention (Komplexität der Intervention), die Einfluss auf die (Nicht-)Nutzung einer digitalen Intervention nehmen. Es sind auch die hausärztlich geteilten Annahmen, die die Nutzung einer digitalen Intervention als auch den Umgang mit den genannten Barrieren leiten.

Mit Bezug auf versorgungsbezogene Implementierungsprojekte könnten auf Basis der Erkenntnisse einer Versorgungsforschung, die an den Erfahrungsräumen unterschiedlicher sozialer Gruppen ansetzt, Maßnahmen der Dissemination entwickelt werden, die an den handlungsleitenden Annahmen der Beteiligten anknüpfen. Im oben beschriebenen Beispiel wären möglicherweise Implementierungsstrategien hilfreich, die an den jeweiligen hausärztlichen Konzepten einer evidenzbasierten Medizin andocken bzw. diese explizit aufgreifen.

Literatur

Bauer, U. & Hurrelmann, K. (2021). *Einführung in die Sozialisationstheorie. Das Modell der produktiven Realitätsverarbeitung (MpR)* (14., vollständig überarbeitete Aufl.). Beltz.

Becker, H.A. (2008). Karl Mannheims „Problem der Generationen" – 80 Jahre danach. *Zeitschrift für Familienforschung, 80*(2), 203–221.

Bohnsack, R. (1989). *Generation, Milieu und Geschlecht. Ergebnisse aus Gruppendiskussionen mit Jugendlichen* (Biographie und Gesellschaft, Bd. 8). Leske + Budrich. https://doi.org/10.1007/978-3-322-97196-8

Bohnsack, R. (2017). *Praxeologische Wissenssoziologie.* Barbara Budrich. https://doi.org/10.36198/9783838587080

Bohnsack, R. (2021). *Rekonstruktive Sozialforschung.* Einführung in qualitative Methoden (10., durchgesehene Aufl.). Barbara Budrich. https://doi.org/10.36198/9783838587851

Clark, H.H. & Brennan, S.E. (1991). Grounding in communication. In L.B. Resnick, J.M. Levine & S.D. Teasley (Eds.), *Perspectives on socially shared cognition* (pp. 127–149). American Psychological Association. https://doi.org/10.1037/10096-006

Dyrkorn, R., Langaas, H.C., Giverhaug, T., Espnes, K.A., Rowett, D. & Spigset, O. (2019). Academic detailing as a method of continuing medical education. *Advances in medical education and practice, 10*, 717–725. https://doi.org/10.2147/AMEP.S206073

Flick, U., Kardorff, E. von & Steinke, I. (Hrsg.). (2022). *Rowohlts Enzyklopädie. Band 55628: Qualitative Forschung. Ein Handbuch* (14. Aufl.). Rowohlt Taschenbuch.

Grol, R., Dalhuijsen, J., Thomas, S., Veld, C., Rutten, G. & Mokkink, H. (1998). Attributes of clinical guidelines that influence use of guidelines in general practice: observational study. *British Medical Journal, 317*(7162), 858–861.

Honegger, C. (2001). Karl Mannheim und Raymond Williams: Kultursoziologie oder Cultural Studies? In J. Huber (Hrsg.), *Interventionen. Band 10: Kultur-Analysen. Interventionen* (S. 115–146). Edition Voldemeer/Springer.

Hurrelmann, K. & Albrecht, E. (2020). *Generation Greta. Was sie denkt, wie sie fühlt und warum das Klima erst der Anfang ist.* Beltz.

Jung, T. (2007). *Die Seinsgebundenheit des Denkens. Karl Mannheim und die Grundlegung einer Denksoziologie.* Transcript. https://doi.org/10.1515/9783839406366

Karbach, U. (2010). *Medizinische Leitlinien. Ärztliche Deutungsmuster und Leitlinienkonformität – eine Annäherung* (Organisation und Individuum, Bd. 5). LIT.

Karbach, U., Stamer, M., Holmberg, C., Güthlin, C., Patzelt, C. & Meyer, T. (2012). Qualitative Studien in der Versorgungsforschung. Diskussionspapier, Teil 2: Stand qualitativer Versorgungsforschung in Deutschland – ein exemplarischer Überblick. *Gesundheitswesen, 74*(8–9), 516–525.

Kruse, J. (2015). *Qualitative Interviewforschung. Ein integrativer Ansatz* (2., überarbeitete und ergänzte Aufl.). Beltz Juventa.

Kulbokas, V., Hanson, K.A., Smart, M.H., Mandava, M.R., Lee, T.A. & Pickard, A.S. (2021). Academic detailing interventions for opioid-related outcomes: a scoping review. *Drugs in Context, 10*, 1–20. https://doi.org/10.7573/dic.2021-7-7

Lindquist, L.A. & Ramirez-Zohfeld, V. (2019). Visual abstracts to disseminate geriatrics research through social media. *Journal of the American Geriatrics Society, 67*(6), 1128–1131. https://doi.org/10.1111/jgs.15853

Loos, P. & Schäffer, B. (2001). *Das Gruppendiskussionsverfahren. Theoretische Grundlagen und empirische Anwendungen* (Qualitative Sozialforschung, Bd. 5). Leske + Budrich. https://doi.org/10.1007/978-3-322-93352-2

Luo, J., Dancel, E., Bains, S., Fanikos, P. & Fischer, M.A. (2019). Academic detailing in the new era of diabetes medication management. *Current Diabetes Reports, 19*(12), 140. https://doi.org/10.1007/s11892-019-1252-0

Mannheim, K. (1980a). Eine soziologische Theorie der Kultur und ihrer Erkennbarkeit (Konjunktives und kommunikatives Denken). In D. Kettler, V. Meja & N. Stehr (Hrsg.), *Karl Mannheim. Strukturen des Denkens* (S. 155–303). Suhrkamp.

Mannheim, K. (1980b). Über die Eigenart kultursoziologischer Erkenntnis. In D. Kettler, V. Meja & N. Stehr (Hrsg.), *Karl Mannheim. Strukturen des Denkens* (S. 33–154). Suhrkamp.

Mannheim, K. (2009a). Beiträge zur Theorie der Weltanschauungs-Interpretation. In A. Barboza & K. Lichtblau (Hrsg.), *Klassiker der Sozialwissenschaften* (Schriften zur Wirtschafts- und Kultursoziologie, S. 31–80). VS Verlag für Sozialwissenschaften.

Mannheim, K. (2009b). Das Problem der Generationen. In A. Barboza & K. Lichtblau (Hrsg.), *Klassiker der Sozialwissenschaften* (Schriften zur Wirtschafts- und Kultursoziologie, S. 121–166). VS Verlag für Sozialwissenschaften. https://doi.org/10.1007/978-3-658-41108-4_4

Mannheim, K. (2015). *Ideologie und Utopie* (9. Aufl.). Vittorio Klostermann. https://doi.org/10.5771/9783465142348

Mayring, P. (2022). *Qualitative Inhaltsanalyse: Grundlagen und Techniken* (13., überarbeitete Aufl.). Beltz.

Mey, G. & Mruck, K. (Hrsg.). (2020). *Handbuch Qualitative Forschung in der Psychologie. Band 2: Designs und Verfahren* (2., erweiterte und überarbeitete Aufl.). Springer Fachmedien.

Miethe, I. (2014). Neue Wege in der Biografieforschung: Der Ansatz der theorieorientierten Fallrekonstruktion. *Zeitschrift für Qualitative Forschung, 15*(1–2), 163–179.

Nohl, A.-M. (2017). *Interview und Dokumentarische Methode. Anleitungen für die Forschungspraxis* (5., akualisierte und erweiterte Aufl.). Springer Fachmedien. https://doi.org/10.1007/978-3-658-16080-7

Pohontsch, N.J., Müller, V., Brandner, S., Karlheim, C., Jünger, S., Klindtworth, K., Stamer, M., Höfling-Engels, N., Kleineke, V., Brandt, B., Xyländer, M., Patzelt, C. & Meyer, T. (2018). Gruppendiskussionen in der Versorgungsforschung. Teil 1: Einführung und Überlegungen zur Methodenwahl und Planung. *Gesundheitswesen, 80*(10), 864–870.

Przyborski, A. & Wohlrab-Sahr, M. (2021). *Qualitative Sozialforschung. Ein Arbeitsbuch* (5., überarbeitete und erweiterte Aufl.). De Gruyter Oldenbourg. https://doi.org/10.1515/9783110710663

Scholz, C. (2014). *Generation Z. Wie sie tickt, was sie verändert und warum sie uns alle ansteckt*. Wiley-VCH.

Schröder, M. (2018). Der Generationenmythos. *Kölner Zeitschrift für Soziologie und Sozialpsychologie, 70*(3), 469–494. https://doi.org/10.1007/s11577-018-0570-6

Söling, S., Köberlein-Neu, J., Müller, B.S., Dinh, T.S., Muth, C., Pfaff, H. & Karbach, U. (2020). From sensitization to adoption? A qualitative study of the implementation of a digitally supported intervention for clinical decision making in polypharmacy. *Implementation Science, 15*(1), 82. https://doi.org/10.1186/s13012-020-01043-6

Spicer, J.O. & Coleman, C.G. (2022). Creating effective infographics and visual abstracts to disseminate research and facilitate medical education on social media. *Clinical Infectious Diseases, 74*(Suppl. 3), e14–e22. https://doi.org/10.1093/cid/ciac058

Ullrich, C., Queder, A., Anders, C., Poß-Doering, R. & Nöst, S. (2022). Anwendung und Darstellung qualitativer Methoden in der Versorgungsforschung in Deutschland: ein Scoping Review zu Primärstudien (2010–2019). *Zeitschrift für Evidenz, Fortbildung und Qualität im Gesundheitswesen, 173*, 75–84. https://doi.org/10.1016/j.zefq.2022.03.002

Wieringa, S., Engebretsen, E., Heggen, K. & Greenhalgh, T. (2017). Has evidence-based medicine ever been modern? A Latour-inspired understanding of a changing EBM. *Journal of Evaluation in Clinical Practice, 23*(5), 964–970. https://doi.org/10.1111/jep.12752

Xyländer, M., Kleineke, V., Jünger, S., Klindtworth, K., Karlheim, C., Steffen, H., Müller, V., Höfling-Engels, N., Patzelt, C., Stamer, M., Pastrana, T., Meyer, T. & Pohontsch, N.J. (2020). Gruppendiskussionen in der Versorgungsforschung. Teil 2: Überlegungen zum Begriff der Gruppe, zur Moderation und Auswertung von Gruppendiskussionen sowie zur Methode der Online-Gruppendiskussion. *Gesundheitswesen, 82*(12), 998–1007.

4 Auf dem Weg zur biografischen Narrationsanalyse in der Versorgungsforschung

Maren Stamer, Heidrun Herzberg und Peter Alheit[20]

> „Es ist ja immer ein Abenteuer, wenn man sich ein neues Thema vornimmt. Der Anlass ist eigentlich immer Zweifel – ein Zweifel nämlich, dass Meinungen, die man bisher hatte, vielleicht revidiert, mindestens relativiert werden müssen, dass man nicht einfach immer ... auf der gleichen Schiene weiterdenken kann, sondern dass man die Dinge immer wieder auch anders sehen muss. Also ein Zweifel, ein Nichtwissen ist eigentlich der Anfang und nicht schon ein fertiger Gedanke oder ein fertiger Text“
> (Thürmer-Rohr, 2014, S. 2).

Autobiografisch betrachtet, wäre für mich (Maren Stamer) ein Blick auf andere Forschungsdesigns in der Versorgungsforschung, zum Beispiel mit inhaltsanalytischem Schwerpunkt, an dieser Stelle deutlich naheliegender gewesen. Zumal es zahlreiche Forscher*innen mit umfassenden narrationsanalytischen Erfahrungen und Kompetenzen gibt, die diesen Artikel vermutlich ganz anders geschrieben hätten. Zugleich motiviert es mich, *„die Dinge immer wieder auch anders“* (Thürmer-Rohr, 2014, S. 2) ergründen zu wollen.

Dieser Impuls unserer Mitautorin Maren Stamer ist der Beginn eines „virtuellen Dialogs“ zwischen Einsichten, die ursprünglich der *„qualitativen Inhaltsanalyse“* entstammen (der Maren nahestand und die sie erweitern wollte) und eher „klassisch“ *„biografie- bzw. narrationsanalytischen“* Überlegungen für die Gesundheits- und Versorgungsforschung, den wir (Heidrun Herzberg und Peter Alheit) mit ihr leider nicht gemeinsam haben zu Ende führen können, weil er durch Marens frühen Tod nach schwerer Krankheit jäh unterbrochen wurde. Wir wollen im Folgenden versuchen, die wichtigen Stadien dieses „fiktiven Diskurses“ herauszuarbeiten und dabei Marens Position besonders zu würdigen[21].

Eine Anwendung qualitativer Methodenvielfalt in der Versorgungsforschung weist ein unausgeschöpftes und damit – begrenzt – auch erkennt-

20 Selbstverständlich gibt es anspruchsvolle Narrationsanalysen zumal in der Versorgungsforschung – unabhängig von der sozialwissenschaftlichen Biografieforschung (cf. stellvertretend Lucius-Hoene et al., 2018). Die besondere Beziehung zu einer Verknüpfung dieser beiden Wissenschaftsfelder, die in die Tradition der Arbeiten von Fritz Schütze (1981, 1983, 1984) gehört, hat mit einer neuen Interessenfokussierung von Maren Stamer zu tun, der dieser Beitrag posthum gewidmet ist.

21 Wir werden dabei die Textabschnitte, die eindeutig aus der Perspektive der biografischen Narrationsforschung geschrieben und von Heidrun Herzberg und Peter Alheit verantwortet sind, in blauer Schrift abdrucken. Die authentisch von Maren Stamer stammenden Passagen, die sich ganz bewusst „auf dem Weg zur biografischen Narrationsanalyse“ verstehen, bleiben im normalen Schriftbild. Die in den Schlussabschnitten dieses Kapitels von den Koautor*innen vervollständigten Skizzen Maren Stamers sind durchgängig kursiv gesetzt.

nisgenerierendes Potenzial auf (Karbach et al., 2012; Ullrich et al., 2022, 2023). Diese Begebenheit hat mit dazu beigetragen, mich einem in der qualitativen Versorgungsforschung bisher weniger zur Anwendung gebrachten Vorgehen zuzuwenden und zu hinterfragen, welche Erkenntnischancen in einer Verknüpfung von Biografie- und Versorgungsforschung liegen können. In diesem Sinne ist es für mich auch *„ein Abenteuer"* (Thürmer-Rohr, 2014, S. 2), mich diesem Thema lesend, denkend und schreibend zu nähern.

Diese Neugierde entsteht auch auf unserer Seite, die wir das eingeübt biografie- bzw. narrationsanalytische Vorgehen bei Forschungsproblemen der Gesundheits- und Versorgungsforschung nun unsererseits neu befragen und reflektieren müssen. Vielleicht gelingt es, diesen begonnenen Dialog sinnvoll fortzusetzen und dabei den wechselseitigen Lernprozess deutlicher zu machen.

Zum Gegenstand von Versorgungsforschung gehören Analysen von Prozessen gesundheits- und krankheitsbezogener Versorgung von Personen und auf Ebene der Bevölkerung. Dabei zielt Versorgungsforschung „auf die Organisation, Regulierung und Verbesserung dieser Versorgung und bewegt sich in einem multi- und transprofessionellen Praxisfeld" (Meyer et al., 2012, S. 511). Im Rahmen von Versorgungsforschung richtet sich der Blick auf die sogenannte „letzte Meile" von Versorgung (Pfaff et al., 2008, S. 30), wobei es explizit um alle „Anstrengungen der Akteure im Gesundheitswesen" geht (Schmacke, 2004), Versorgungsqualität – explizit unter Gesichtspunkten zunehmender Teilhabe und Partizipation (z. B. Herzberg, 2020; Stamer, 2020) – fortlaufend zu verbessern.

Im Gegensatz zur eher jüngeren Disziplin der Versorgungsforschung schaut der Bereich der „Biografieforschung [...] als interdisziplinäre Methodologie auf eine lange Geschichte zurück, die sie mit der Erziehungswissenschaft, der Sozialanthropologie, der Sozialen Arbeit und Geschichtswissenschaft, der Politikwissenschaft, mit den Religions- und Gesundheitswissenschaften, mit der Geschlechter-, Migrations- und Diversitätsforschung verbindet" (Lutz et al., 2018, S. 1). Deshalb liegen bereits vielfältige narrationsanalytische Studien in unterschiedlichen Fachgebieten vor, die zwar nicht unter dem Label der Versorgungsforschung entstanden sind, jedoch hohe Relevanz für dieses Gebiet besitzen (z. B. Alheit et al., 2015; Alheit & Herzberg, 2018; Hanses & Richter, 2011; Hanses & Sander, 2012).

Tatsächlich sind die Ergebnisse biografie- und narrationsanalytischer Studien zu verschiedenen Krankheitsverläufen in den 2010er-Jahren für die neuere Versorgungsforschung ausgesprochen interessant, weil „biographisch artikulierte" Krankheitsnarrative – ganz im Sinne der *„biographischen Medizin"* Viktor von Weizsäckers (Weizsäcker, 1955) – die mentale Erfahrungsdisposition für Krankheitsursachen und Krankheitsverlaufe transparenter machen können. Dieser Erkenntnisgewinn rechtfertigt zweifellos den Versuch eines komplementären methodologischen Erfahrungsaustauschs zwischen Biografieforschung und Versorgungsforschung. Gelegentlich ist dabei die in der Regel zu geringe Zahl analysierter Vergleichsfälle kritisiert worden, weil sie eine Generalisierung neu entdeckter Phänomenkonstellationen erschwere. Allerdings hat sich auch die theorieorientierte Samplingstrategie qualitativer Fallstudien *(theoretical sampling)* geöffnet und gezielt größere Fallzahlen zugelassen. So sind etwa in sozialhistorisch interessierten Mentalitäts- und Habitusstudien (stellvertretend Alheit et al., 1999; Alheit et al., 2004) komplexere Samples systematisch ausgewertet worden, die begründete Generalisierungen durchaus zulassen und deren methodische Anlage auch für die Versorgungsforschung anregend sein könnte.

Anhand von *Rückblicken und Einblicken* sollen im Folgenden zentrale methodologische Aspekte zur Biografieforschung erläutert, ggf. aus der

Historie bekannte zentrale Beispielstudien vorgestellt und potenzielle Themenfelder im Rahmen biografisch orientierter Versorgungsforschung erörtert werden. Dem schließen sich Versuche von *Weiterführungen* an, in denen es um Überlegungen zur Umsetzung narrationsanalytischer Designs in der Versorgungsforschung geht: explizit um Gestaltung und Umsetzung der Erhebungsphasen einschließlich der Samplingstrategie, aber auch um Aspekte von Ethik und Datenschutz. Daran anschließend gilt es in Form von *Ausblicken* zu überdenken, welche Art von Erkenntnissen auf diesem Weg bereits gewonnen werden konnte, und am Beispiel von „Forschungswerkstätten" (Dausien, 2019) eine Praxis zu diskutieren, die die Verbindung von Biografie- und Narrationsanalyse mit den Optionen der Versorgungsforschung besonders anschaulich machen könnte.

4.1 Rückblicke und Einblicke

Biografieforschung knüpft an das Konstrukt der Biografie an, d.h. der mit Prozessen der Individualisierung (Beck, 1986) verstärkten Möglichkeit wie Notwendigkeit, das eigene Leben entlang „subjektiv konstruierter Sinndeutungen" (Kruse, 2015, S. 319) zu gestalten. Die demgemäß „zu leistende ‚biographische Arbeit' erfordert", so Lutz und Kolleg*innen, „die Fähigkeit einer Person, sich zu sich selbst ins Verhältnis zu setzen und damit (biographische) Identität zu erzeugen und nachvollziehbar zu kommunizieren" (Lutz et al., 2018, S. 3).

Zweifellos verspricht der Bezug auf symbolisch-interaktionistische Grundlagen zumal für die Versorgungsforschung deutlich größeren Gewinn als z.B. radikal praxeologische Dekonstruktionsversuche des Subjekts, wie sie etwa in den anspruchsvollen Theoriestudien von Andreas Reckwitz (vgl. Reckwitz, 2006, 2017) eine Rolle spielen. Aber ganz unkommentiert sollte man diese Entwicklung nicht lassen, auch weil durch einflussreiche strukturähnliche Diskurse in poststrukturalistischen oder postkolonialen Theorieansätzen (vgl. stellvertretend Pritsch, 2011) Alternativen angeboten werden, die international an Bedeutung gewinnen.

Im Mittelpunkt der dem interpretativen Paradigma verpflichteten Biografieforschung steht nämlich eine Rekonstruktion biografischer Prozesse entlang von Erzählungen, die aufgrund einer wechselseitigen Bedingtheit von Individuen und Gesellschaft sowohl Aussagen über die subjektive wie auch die gesellschaftliche Ebene erlaubt (Fischer, 2019; Jost, 2019; Lutz et al., 2018; Przyborski & Wohlrab-Sahr, 2021). Dabei sei ein wesentliches Ziel von Biografieforschung, so Fischer (2019), ein „bessere[s] Verstehen des genauen Zusammenspiels von Individuum und Gesellschaft mittels biographischer Fallrekonstruktionen" (S. 19) herzustellen. Das bedeutet, dass es einerseits zu ergründen gilt, auf welche Art und Weise sich Individuen sinnstiftend bei der Gestaltung ihrer Lebensgeschichte orientieren, wie sie sich demzufolge innerhalb der Gesellschaft platzieren und damit Gesellschaft auch mitgestalten und weiterentwickeln. Zugleich kommt es darauf an, zu erforschen, inwiefern gesellschaftliche Strukturen Erleben und Handeln von Individuen prägen und damit Einfluss auf lebensgeschichtliche Orientierungen nehmen (vgl. Fischer, 2019) (vgl. Kap. 3, Dokumentarische Methode). Zu beidem wird ein theoretisches Modell der Konstruktions- und Rekonstruktionsprinzipien sozialer Wirklichkeit benötigt, das während der 1970er- und 1980er-Jahre in der qualitativen Sozialforschung entwickelt wurde und dessen Grundzüge im nachfolgenden Exkurs dargestellt werden sollen.

4.1.1 Zum theoriegeschichtlichen Hintergrund

Biografisch-narrative Texte, z.B. autobiografische Stegreiferzählungen, sind subjektive Konstruktionen, in denen „objektive" Bedingungen nur „gebrochen" wiedergegeben werden.

Wenn wir also nicht davon ausgehen können, dass die subjektive Sicht der Dinge die Realität „objektiv“ widerspiegelt – eine Vorstellung, die spätestens die moderne Neurobiologie definitiv widerlegt hat (vgl. stellvertretend Roth, 1997) –, brauchen wir ein Konzept, das überzeugend darstellt, wie die soziale Welt subjektiv angeeignet wird (vgl. Fischer-Rosenthal, 1991) und welche Aspekte die wissenschaftliche Analyse dieses Aneignungsprozesses berücksichtigen muss. Die klassische „Lösung“ des „interpretativen Paradigmas“ (vgl. Wilson, 1973), der sich Vertreter*innen sozialwissenschaftlicher Biografieforschung in ihrer Mehrheit anschließen, lautet: Die Ergebnisse soziologischer Analyse sind „Konstrukte zweiter Ordnung“, die begründet an die lebensweltlichen Konstrukte „erster Ordnung“ anschließen, die von Teilnehmer*innen der Lebenswelt in der alltäglichen interaktiven Herstellung sozialer Wirklichkeit produziert werden (vgl. Schütz, 1971, S. 3–54). Bei der (sekundären) Rekonstruktion lebensweltlicher Konstruktionen müssen also die Regeln der Konstruktionsleistungen *erster* Ordnung von uns als Forschende berücksichtigt werden. Wir müssen die allgemeine Logik subjektiver Konstruktionen kennen oder zumindest ein begründbares „Modell“ davon haben, wenn wir biografische Erzählungen analysieren wollen.

Bei narrativen Konstruktionen geht es nun um einen Spezialfall subjektiver Äußerungen, die eine ganz eigene Beziehung von „erzähltem“ und „gelebtem Leben“ zum Thema machen (vgl. Rosenthal, 1995). Jede biografische Erzählsequenz ist eine Handlung, die an Erfahrungen anknüpft und auf einen übergeordneten Sinnzusammenhang verweist. Sie ist Teil eines Prozesses (*„Prozessualität“*), dessen Ablauflogik ihre besondere Bedeutung festlegt. In einer erzählten Lebensgeschichte ist deshalb nicht nur die jeweilige Erzählsequenz für sich relevant, sondern vor allem ihr Bezug zur *Gesamtgestalt der Lebensgeschichte* (vgl. Rosenthal, 1995; Schütze, 1984).

Wir können uns diese Eigenschaft der Einzelsegmente biografischer Erzählungen am Beispiel der Struktur eines Films deutlich machen: Wie ein Film aus einer Aneinanderreihung verschiedener Filmszenen besteht, so ist auch die biografische Erzählung eine Kette von einzelnen Geschichten, die eine spezifische Abfolge darstellen. Und wie der Film nicht allein durch die bloße Reihung der Einzelszenen, sondern durch ihre sinnvolle Komposition, also eine bestimmte „ästhetische Gestalt“ (*„Gestalthaftigkeit“*), seine Aussagekraft entfaltet, so erhalten auch die erzählten Lebensereignisse ihren Sinn erst durch die Eigenart ihrer Gesamtkomposition (vgl. Dausien, 1996).

Dabei müssen zwei Zeithorizonte unterschieden werden (vgl. Schütze, 1984): der Horizont der Handlungszeit des erzählten Einzelerlebnisses (vergleichbar der Ebene der einzelnen „Filmszene“) und die Dimension der übergeordneten biografischen Zeitperspektive, der lebensgeschichtlichen Dynamik, die sich aus der spezifischen Verknüpfung der Einzelsequenzen zu übergeordneten „Prozessstrukturen“ ergibt (vgl. Schütze, 1981, 1984). Wie beim Film die Kombination der Einzelszenen zu einer Gesamtgestalt von der Kameraeinstellung, dem Drehbuch und der Regie abhängt, so sind Prozessstrukturen der biografischen Narration abhängig vom Blickwinkel der biografischen Erzähler*innen und ihrer „Erfahrungshaltung“ (*„Perspektivität“*) zu einzelnen Erlebnissen ihrer Biografie.

Diese Haltung kann sich im Lauf des Lebens durch den Einfluss sehr unterschiedlicher Erfahrungen verändern. Von besonderer Bedeutung ist dabei auch die konkrete Lebenssituation zum Zeitpunkt des Erzählens. Befinden sich Erzähler*innen in einer schwierigen Lebenslage, werden eher diejenigen Sequenzen ihrer Lebenserfahrung erinnert, die das negative Gefühl in der aktuellen Situation plausibel machen. Wird die Erzählsituation dagegen von einem biografischen Hochgefühl begleitet, werden in der Gesamterzählung in der Regel die positiven Erinnerungen hervorgehoben. Schließlich spielt neben der vergangenen *Erfahrung* und der aktuellen *Gegenwartsperspektive* noch die *Erwartung* an den zukünftigen Fortgang der Lebensgeschichte für die Gestaltung biografischer Konstruktion eine Rolle.

Wenn die Analyse also die Besonderheit einer konkreten biografischen Darstellungsperspektive erfassen soll, muss ein heuristisches Rahmenkonzept zur Verfügung stehen, das sich auf die Prinzipien biografischer (Re-)Konstruktionen bezieht. Mit Schützes Idee der *„kognitiven Figuren des autobiographischen Stegreiferzählens“* (Schütze, 1984) liegt ein theoretischer Entwurf vor, der die angedeuteten Merkmale biografischer Erzählungen – *Prozessualität, Gestalthaftigkeit* und *Perspektivität* – auf der Basis empirischer Forschungen ausgearbeitet hat und deshalb als ein denkbares „Kodierparadigma“[22] für die Analyse biografischer Erzählungen geeignet ist.

4.1.2 Kognitive Figuren des autobiografischen Stegreiferzählens

Schütze geht davon aus, dass der erzählenden Darstellung von Erfahrung Basisregeln zugrunde liegen, die er als *„elementare kognitive Ordnungsprinzipien“* bezeichnet (Schütze, 1984, S. 80). Diese Prinzipien gehen auf interaktive Regeln zurück, die in der Kindheit erworben wurden und bei erwachsenen Erzähler*innen einen Bestandteil der Alltagskompetenz darstellen (Schütze, 1984). Entscheidend ist also, dass die Regeln, die bei der Ordnung biografischer Erfahrung angewendet werden und sich im Erzählprozess wiederfinden, auf kognitiven Schemata beruhen, die auch die Wahrnehmung und das Erleben zum Zeitpunkt der Handlung selbst strukturieren (Schütze, 1984). Das heißt nicht, dass sich die Handlung genau so zugetragen haben muss, wie die Erzählung sie darstellt. Es bedeutet aber, dass eine *Strukturparallele* kognitiver Wahrnehmungspräferenzen zwischen der erlebten und der erzählten Handlung (*„Homologie-These“*) angenommen werden kann (Alheit, 1990).

Für das Kommunikationsschema des Erzählens unterscheidet Schütze vier „kognitive Figuren“ (Schütze, 1984):

1. „Biographie- und Ereignisträger nebst der zwischen ihnen bestehenden bzw. sich verändernden sozialen Beziehungen“;
2. „Ereignis- und Erfahrungsverkettung“;
3. „Situationen, Lebensmilieus und soziale Welten als Bedingungs- und Orientierungsrahmen sozialer Prozesse“ und
4. „die Gesamtgestalt der Lebensgeschichte“ (S. 81).

Dass es sich bei diesen „Figuren“ nicht um praxisfremde Abstraktionen, sondern um Interaktionszwänge handelt, die wir beim Erzählen nicht umgehen können, leuchtet unmittelbar ein, wenn wir uns sehr konkret vorstellen, unsere Lebensgeschichte einer fremden Zuhörer*in zu erzählen.

Wir sind darauf angewiesen, mindestens uns selbst und bestimmte Interaktionspartner*innen, mit denen wir zu tun hatten, zu erwähnen und präziser zu charakterisieren *(erste Figur)*. Wir müssen aber auch die Abläufe von Ereignissen, die uns zugestoßen sind oder die wir selbst angestoßen haben, in ihrer Verkettung plausibel machen. Wann oder warum ist dieses oder jenes geschehen und zu welchem Ende hat es geführt? *(zweite Figur)*.

Schütze unterscheidet dabei vier wichtige *„Prozessstrukturen“* als prinzipielle Haltungen zu den ablaufenden Erfahrungsprozessen (Schütze, 1981, 1984, S. 92ff.): *„biographische Handlungsschemata“*, *„institutionelle Ablaufmuster“*, *„Verlaufskurven“* und *„Wandlungsprozesse“*. Damit werden verschiedene Variationen des Verhältnisses zwischen Innensteuerung und Außensteuerung beschrieben oder, wie Schütze sagt, von „Handlungs- und Erleidensprozessen“. Beispielsweise markieren „biographische Handlungsschemata“ autonome Handlungsperspektiven, während „institutionelle Ablauf-

---

22 Das „Kodierparadigma“ repräsentiert eine konzeptionelle Perspektive, mit der die empirischen Daten (in unserem Fall biografisch-narrative Interviews) durch Bildung von interpretativ gewonnenen „Codes“ gewissermaßen „aufgeschlossen“ werden.

muster“ und vor allem „Verlaufskurven des Erleidens“ (etwa Drogenkarrieren) heteronome Handlungsperspektiven repräsentieren. Und selbst „Wandlungsprozesse“ werden nicht selten von außen angestoßen.

Außerdem müssen wir bei unserer narrativen Darstellung auch die Kontexte deutlich machen, das soziale Milieu, in dem sich die erzählten Ereignisse abspielen, auch die konkrete Situation, auf die sie verweisen *(dritte Figur)*. Schließlich hat eine längere Erzählung über unser Leben eine übergeordnete *Gesamtgestalt*. Es ist „unser“ Leben in seiner Einzigartigkeit, das wir erzählen und in dem die Einzelepisoden durch eine nur dieser Gesamterzählung eigenen Sinnstruktur zusammengehalten werden *(vierte Figur)*.

Ergänzt man diese Ordnungsprinzipien noch durch die „Zugzwänge des Erzählens“ in konkreten Kommunikationssituationen, den *„Gestaltschließungszwang“*, den *„Detaillierungszwang“* und den *„Relevanzfestlegungs- und Kondensierungszwang“* (vgl. Alheit, 1994, S. 3f.; Rosenthal, 1995, S. 141f.; Schütze, 1984, S. 78–83), dann ist ein überzeugendes theoretisches Konzept der (biografischen) Erzählung gefunden, das die „formale Geordnetheit“ einer Stegreiferzählung begründet und damit die methodologische Voraussetzung für eine Interpretation biografisch-narrativer Interviews darstellt (vgl. Dausien, 1996, S. 114f.). Diese zeigt sich vor allem in der sequenziellen Struktur (Segmentierung in selbstständige Erzähleinheiten) und hierarchischen Gliederung des Erzählstroms (dominante vs. rezessive Erzähllinien, Seiten- und Hintergrundkonstruktionen), darüber hinaus aber auch in der höherprädikativen Kennzeichnung der allgemeinen Erfahrungsqualität des Dargestellten (autonome vs. heteronome Selbstpräsentation). Solche Charakterisierungen kommen an bestimmten Stellen der Erzählung, vor allem in Ankündigungs- und Ergebnissicherungspassagen, in Kommentierungen oder eingeschobenen Hintergrundkonstruktionen vor und geben Hinweise auf die Perspektive der Erzähler*innen zu einzelnen Erfahrungspassagen ihrer Biografie, aber auch auf die übergeordnete Gesamtgestalt ihrer Lebensgeschichte (Schütze, 1984, S. 108). Das *Konzept der kognitiven Figuren* liefert somit die allgemeinen konzeptionellen Beobachtungskriterien zur Analyse der konkreten Prozessstrukturen eines narrativ präsentierten Falles.

4.1.3 Zur „Schichtung“ des autobiografischen Gedächtnisses

Wie allerdings der Hinweis auf höherprädikative Aussagen bereits nahelegt, bestehen erzählte Lebensgeschichten in der Regel nicht nur aus explizit narrativen Rekapitulationen, sondern zusätzlich oft aus erlebnisferneren beschreibenden oder argumentativen Passagen, die in Erzählungen eingelagert sind und z. T. anderen kognitiven Basisregeln folgen (vgl. Kallmeyer & Schütze, 1977; Schütze, 1984). Besonders interessant sind dabei theoretische Sequenzen, in denen Erzähler*innen zu sich selbst, ihrer Beziehung zur Welt und zu ihrer Biografie Stellung nehmen. Schütze spricht hier von *„autobiographischer Thematisierung“* (Schütze, 1984, S. 103; vgl. auch Riemann, 1987). Interessant ist dabei übrigens nicht nur die Unterscheidung zwischen verschiedenen *Textsorten* im Hinblick auf die Auswertung, sondern auch die Frage, in welchem Verhältnis autobiografische Erinnerungen an konkrete Erlebnisse zu alltagstheoretischen Deutungen und autobiografischen Selbstinterpretationen stehen. Mit Bezug auf Alheits wissenstheoretisches Modell des „autobiographischen Gedächtnisses“ (Alheit, 1989, S. 140ff.) lassen sich plausibel „Erinnerungsschemata“ und „Deutungsschemata“ unterscheiden: *Erinnerungsschemata* sind ereignisnah und handlungsbezogen. Deshalb passen sie zur Textform der Erzählung. *Deutungsschemata* lösen sich vom Ereignisbezug und präferieren Textformen wie Beschreibung und Erklärung. Interessant ist die Beobachtung, dass diese beiden Wissensmodi eine Art Bedeutungs- bzw. „Macht-Bias“ repräsentieren: Erinnerungsschemata sind eher im kulturellen Horizont unterer

Sozialschichten angesiedelt. Deutungsschemata reproduzieren eher kulturelle Ausdrucksformen gesellschaftlicher Eliten.

Alheit unterscheidet deshalb ein „herrschendes Wissensprofil“, das durch „einen *Deutungsüberhang* und einen äußerst eingeschränkten Erfahrungs- und Handlungsbezug“ ausgezeichnet ist, von einem „mehr oder minder habitualisierte(n) und sedierte(n) Gegenwissensprofil“ (Alheit, 1989, S. 144), das sich in gesellschaftlichen Subkulturen und zumeist in benachteiligten sozialen Milieus entwickelt. Diese Form sozialen *„Gegenwissens“* ist Bestandteil erzählter Erfahrungen, aber auch alltagstheoretischer Deutungen. Sie ist „ereignis- und aktionsnah“ und bleibt relativ eng an konkrete soziale Räume, an unmittelbar geteilte und tradierte Ereignisse gebunden. Sie hat gleichsam einen *Erfahrungsüberhang* (vgl. Alheit, 1989, S. 145). Das unterscheidet sie von den institutionalisierten Deutungssystemen, die gerade durch ihre relative Ereignisferne den Einflussbereich ihrer Macht- und Geltungsambitionen vergrößern können.

4.1.4 Theoretische Rahmenbedingungen der Biografieforschung

Wesentliche sozialtheoretische Grundlagen von Biografieforschung liegen im Symbolischen Interaktionismus, im Pragmatismus, in der Sozialphänomenologie, in der Sprachsoziologie, auch in der Ethnomethodologie (Jost, 2019), auf die an dieser Stelle jedoch nicht vertiefend eingegangen werden kann. Ferner ist auf weitere erzähltheoretische Grundlagen sowie die damit einhergehende Bedeutung von Erzählungen im Kontext von Biografieforschung zu verweisen. Erzählungen, d.h. sogenannte *„small stories“* wie auch sogenannte *„big stories“*, so Fischer, „dienen in jeder Kultur dem Selbst- und Fremdverstehen und leisten einen zentralen Beitrag zum sozialen Zusammenhalt“ (Fischer, 2019, S. 20). Erzählungen rekurrieren in der Regel auf Ereignisse und Prozesse, die in ihrem zeitlichen Ablauf – mit Bezug auf relevante Orte des Geschehens und auf den sachlichen Kontext der dargestellten Handlungen (Kleemann et al., 2013; Rosenthal, 2015) – reproduziert werden. Aufgrund einer erzähltheoretisch angenommenen „Homologie“ von Erleben und Erzählen, die sich nicht zuletzt auf die oben genannten „Zugzwänge des Erzählens“ gründet, eröffnet eine Analyse von Erzählungen also explizit die Möglichkeit einer Rekonstruktion sinnstiftender subjektiver Orientierungen (Przyborski & Wohlrab-Sahr, 2021; Rosenthal, 2015; Schütze, 1984).

Als essenziell ist in diesem Zusammenhang die Unterscheidung zwischen „den beiden Ebenen der erzählten und der erlebten Lebensgeschichte“ (Rosenthal, 2015, S. 203) anzusehen. Über in der Vergangenheit liegende Erlebnisse und sich daraus entwickelnde Erfahrungen zu erzählen, impliziert eine mit der Erzählzeit einhergehende Reinterpretation des Vergangenen auf der Grundlage gegenwärtiger Deutungsmuster (Kruse, 2015). „Jede Repräsentation von Vergangenem – auch und gerade in Gestalt persönlicher, stets an kulturelle und soziale Vokabulare, Schemata, Scripts etc. gebundene Erinnerungen – ist eine (Re-)Konstruktion, die vom Standpunkt und in der Perspektive einer Gegenwart vorgenommen wird“ (Straub, 2010, S. 140). Die Gestaltung von Biografie unterliegt somit einem Kreislauf aus kontinuierlicher Reinterpretation und Erfahrungsaufschichtung (Kruse, 2015), was zugleich die subjektive Disposition erhöht, auch auf nicht erwartbare Situationen vorbereitet zu sein (Fischer, 2019).

Insoweit sind biografische Reflexionen eine wichtige Basiskompetenz, um Handlungsanforderungen in einer zunehmend komplexer werdenden Gesellschaft zu begegnen (Fischer, 2019). Neben den Dimensionen Zeit und Erinnerung ist die Dimension Körper/Leib von wesentlicher Bedeutung im Kontext der Gestaltung von Erzählungen (Fischer, 2019). Die Unterscheidung zwischen Körper und Leib verweist dabei auf die Möglichkeit, sich als „Ich“ dem eigenen Körper gegenüberzustellen, d.h.

den eigenen Körper wahrzunehmen und zu deuten und damit „Leiblichkeit" entstehen zu lassen (Fischer, 2019). „So wird aus dem schlicht gegenwärtigen Körper ‚mein Leib', der mir verfügbar oder formbar ist, der eine Geschichte und eine zeitliche Ausdehnung hat, der spricht, soziale Ordnungen erzeugt und sich ihnen unterwirft. Durch den Leib bin ich in der Welt verankert." (Fischer, 2019, S. 23) Daraus ergibt sich eine kontinuierliche Verwobenheit von kontextuell eingebetteter, eigener Leiblichkeit und eigener Lebensgeschichte (Fischer, 2019; Herzberg, 2018).

Tatsächlich ist die Beziehung von Biografie und „Leiblichkeit" weder eine kreative Option der aktuellen Versorgungsforschung noch eine Entdeckung der jüngeren, an Gesundheit und Krankheit interessierten Biografieforschung. Schon in der ersten Hälfte des 20. Jahrhunderts hat der spätere Begründer der Psychosomatischen Medizin, Viktor von Weizsäcker, die *„biographische Methode"* zur Analyse des subjektiven Krankheitsempfindens von Patient*innen genutzt (vgl. Herzberg, 2018, S. 327f.). Seine zentrale Erkenntnis war: „Wenn man [...] die Einbettung organischer Erkrankungen in die äußere und innere Lebensgeschichte erkundet, so ist man erstaunt, wie oft Krankheit auf dem Gipfel einer dramatischen Zuspitzung auftritt, wie oft sie eine Katastrophe aufhält oder besiegelt, wie regelmäßig sie dem biographischen Verlauf eine neue Wendung gibt." (Weizsäcker, 1955, S. 380)

Die Einsicht, dass Biografie und Gesundheit mehr miteinander zu tun haben als der herrschende medizinische Diskurs nahelegt, ist nie vollständig vergessen worden (ausführlich: Rüger, 2009). Dazu haben auch wichtige empirische Studien beigetragen. Die interessanteste ist vielleicht die Langzeitstudie *„Adaptation to Life"* von George E. Vaillant, die Krankheitsverläufe über 40 Jahre verfolgt hat (Vaillant, 1977). Ihre Ergebnisse scheinen zumindest den mittelbaren Einfluss der Biografie auf das Gesundheitsgeschehen von Individuen zu belegen. Vergleichbare Erkenntnisse stammen auch aus der prominenten Untersuchung von Aaron Antonovsky zur Gesundheit von Holocaust-Überlebenden (Antonovsky, 1987). Aber selbstverständlich griffe die Behauptung eines simplen Direkteinflusses der Biografie auf Gesundheit und Krankheit zu kurz. Interessanter ist vielmehr ein Verstehen der komplexen Einflussvarianten, die in der Beziehung von Leib und Biografie eine Rolle spielen.

Im Rahmen von Biografieforschung gilt es – unter Berücksichtigung von Dimensionen wie Zeit, Erinnerung und Körper/Leib –, explizit biografische Strukturen zu rekonstruieren. Im Kreislauf von Erinnerung und Erwartung, von Reinterpretation und Erfahrungsaufschichtung können Strukturen zum einen als Handlungsvorgabe angesehen werden, zum anderen aber auch durch Handlung reproduziert, transformiert und neu entwickelt werden (Fischer, 2019). „Hierbei fließen über kulturspezifische Narrative und Diskurse Vorstellungen vom ‚richtigen' und ‚wünschbaren' Leben, vom Umgang mit Grenzerfahrungen wie Geburt, Krankheit und Tod, sich im sozialen Wandel verändernde institutionelle Vorgaben von Normalbiografien und schließlich die kollektiv-diskursive Verarbeitung großer gesellschaftlicher Ereignisse (z. B. Migrationen, Staatsbildungen, Kriege) ein, die sich auf biografisch relevante Entscheidungen und somit mögliche Lebensabläufe auswirken." (Fischer, 2019, S. 27). Vor diesem Hintergrund „ist das Ziel der biographischen empirischen Forschung die Erschließung und Funktionsanalyse solcher biographischer Strukturen in ihrem aktuellen Auftreten und ihrer nachhaltigen Geltung" (Fischer, 2019, S. 28). Es leuchtet unmittelbar ein, dass solche Beziehungen von historisch-strukturellen Bedingungen zu höchst individuellen Erfahrungszuständen für die Versorgungsforschung von zentraler Bedeutung sind (vgl. Kap. 3, Dokumentarische Methode).

Da die in Erzählungen verborgenen biografischen Strukturen Akteur*innen in der Regel nicht als manifestes Wissen zur Verfügung stehen, bedarf es einer Rekonstruktion latenter Sinnstrukturen entlang sogenannter Fallrekonstruktionen (Fischer, 2019; Jost, 2019). Fischer erklärt diese Beziehung mithilfe einer Analogie zur Grammatik. So sei es nicht unüblich, dass Menschen in ihrer sogenannten Muttersprache – die Grammatik betreffend – „korrekt" sprechen, internalisierte grammatische Regeln jedoch nicht im Einzelnen explizieren können. „Solche Rekonstruktionen machen Aussagen über biographische Strukturen und gehen über das explizite Wissen der Akteure hinaus, weil diese in ihrer Lebenspraxis zwar Strukturen folgen, sie aber nicht ohne Weiteres beschreiben und erkennen können bzw. den individuellen limitierenden Bedingungen ihrer Selbstbeschreibungen unterliegen." (Fischer, 2019, S. 28). Letztlich ermögliche ein fallrekonstruktives Forschungsvorgehen theoretische Verallgemeinerungen gleichermaßen auf individueller wie auch gesellschaftlicher Ebene (Fischer, 2019; Jost, 2019).

Ursula Apitzsch (2019) beschreibt die Zielsetzung soziologischer Biografieforschung mit folgenden Worten: „Die soziologische Biographieforschung entwickelt keine Lösungen für Probleme der Praxis, sondern sie versucht, soziales Handeln als biographische Lösung jeweils zugrunde liegender spezifischer individueller und auf die Gruppe bezogener Probleme zu begreifen, die den Forscher*innen nicht evident ist, sondern oft kontraintuitiv durch die Rekonstruktion der Lebensgeschichten hindurch zu einer neuen Hypothese zusammengefasst und möglicherweise für soziale Policies relevant werden kann." (Apitzsch, 2019, S. 48). Ausgehend davon, dass Versorgungswissenschaften als handlungspraxisorientiertes Wissenschaftsgebiet schwerpunktmäßig auf die Suche nach bestmöglichen Versorgungslösungen fokussiert sind (Schrappe & Pfaff, 2017), stellt sich die Frage nach der Bedeutsamkeit von Biografieforschung für das Gebiet der Versorgungswissenschaften. Um dieser Frage vertiefend nachzugehen, sei zunächst ein Blick auf ausgewählte Forschungsfelder von Biografieforschung, explizit die Bereiche Biografie und Gesundheit (Herzberg, 2018), aber auch die Bereiche Biografie und Migration, Biografie und Geschlechter/Gender, Biografie und Arbeit, Professionen und Institutionen (Jost, 2019; Lutz et al., 2018) gelegt, die alle bedeutsam erscheinen hinsichtlich der Gestaltung von Prozessen im Gesundheitswesen.

Für die Bereiche Migration und Gesundheit sei exemplarisch auf eine aktuelle biografieanalytische Studie von Trevisan (2020) verwiesen, in der sie Krankheitserfahrungen migrierter Frauen in der Schweiz untersucht. Für den Bereich Biografie und Profession sei ebenso exemplarisch eine kombinierte biografie- und konversationsanalytische Untersuchung von Witte (2010, 2012) erwähnt, in deren Rahmen u.a. biografische Strukturen im Handeln niedergelassener Ärzt*innen fallanalytisch rekonstruiert werden. Das mittels dieser – und weiterer – Untersuchungen generierte Wissen kann u.a. zu einem besseren Verständnis von Kommunikations- und Interaktionsprozessen zwischen verschiedenen Akteur*innen im Gesundheitswesen und damit perspektivisch – auch unter Gesichtspunkten von Partizipation – zu einer Erhöhung von Versorgungsqualität beitragen.

Besonders bedeutsam bei dieser Beziehung von Biografie zu bestimmten sozialen Feldern ist, dass einer Pauschalisierung der jeweiligen Feldeinflüsse auf die Biografie vorgebeugt wird. Unbestreitbar prägt eine Migrationserfahrung unsere Biografie ebenso wie eine bestimmte Arbeits- oder Berufserfahrung, wie unser Geschlecht oder eine dominante Institution, die unser Leben rahmt. Aber jede dieser sozialen Dimensionen – und dieser Aspekt ist für eine biografisch sensible Versorgungsforschung von zentraler Bedeutung – hat ganz unterschiedliche Einflusseffekte auf die je einzelnen Biografien. Und genau diese Unterschiede sind in der Praxis der Versorgungsforschung von Bedeutung.

„Menschen machen ihre eigene [Biografie], aber sie machen sie nicht aus freien Stücken, nicht unter selbstgewählten, sondern unter unmittelbar vorgefundenen, gegebenen und überlieferten Umständen." Dieses nur in einem Wort veränderte Marx-Zitat aus dem *18. Brumaire des Louis Bonaparte* (Marx & Engels, 1960, S. 117) sensibilisiert auf erstaunliche Weise für die Struktur, die biografische Lernprozesse kennzeichnet. Wir verfügen über ein Gestaltungspotenzial unserer eigenen Lebensgeschichte, das uns ermöglicht und zugleich zwingt, unsere Biografie ununterbrochen selbst zu „gestalten". Material dieser Gestaltungsnotwendigkeit ist das, was uns zustößt, was wir erfahren und – in einem umfassenden Sinn – „lernen". In einem Prozess der Aneignung äußerer Einflüsse nach einer unverwechselbar eigenen „inneren Logik" verarbeiten wir die sozialen Erfahrungen, die das Leben an uns heranträgt – eine Kompetenz, die als *„Biographizität"* gelabelt wurde (stellvertretend zuletzt: Alheit, 2025).

„Biographizität" ist zunächst die Fähigkeit, neue Eindrücke und Lernimpulse mit einer impliziten Eigenlogik an bereits vorhandene biografische Erfahrungen anzuschließen. Hinter dieser vergleichsweise einfachen Idee verbirgt sich eine Reihe von komplizierten theoretischen Problemen. Was beispielsweise ist mit „impliziter Eigenlogik" gemeint und wie kommt sie zustande? Wir machen ja keine beliebigen Erfahrungen im Laufe unserer Biografie. Die Zeit, in der wir leben, das Milieu, in dem wir aufwachsen, die kulturellen und mentalen Hintergründe, unser Geschlecht oder unsere Ethnizität begrenzen und bestimmen den „Erfahrungsschatz", den wir aufnehmen. Ähnlich wie beim Erwerb einer Sprache entwickeln wir dabei eine Basiskompetenz des Verstehens für jeweils neue Situationen. Wir kreieren intuitiv eine Art „Erfahrungscode", mit dem wir neue Erfahrungen entziffern. Aber wir machen zugleich *nicht alle* Erfahrungen unserer Zeit, unserer sozialen Schicht, unseres Geschlechts oder unserer Ethnizität, sondern eben „unsere" Erfahrungen. Das heißt, die „generative Erfahrungsgrammatik" (Alheit, 2025), die wir ausbilden, ist spezifisch und hat mit uns selbst zu tun. Das „innere Bild" von der Gesellschaft, die uns umgibt – und die selbstverständlich die Voraussetzung war, ein solches Bild überhaupt entstehen zu lassen – ist eine „individuell-biografische Konstruktion". Diese intuitive Vorstellung gerade unseres Lebens, die sich natürlich „driftend" mit neuen Erfahrungen auch verändern kann, ist die Basis unseres Zurechtfindens in der uns verfügbaren sozialen Welt – wenn man so will: das *organisierende Zentrum* lebenslangen Lernens.

Nun kommt allerdings ein weiterer theoretisch relevanter Aspekt hinzu: Unser „Erfahrungscode" ist komplex und wird im Laufe des Lebens komplexer. Neue, zumal irritierende Erfahrungen können wir womöglich nicht „eindeutig" zuordnen. Sie sind aber so relevant, dass sie im Horizont der Verfügbarkeit bleiben. Unsere „Erfahrungsgrammatik" enthält deshalb einen *Sinnüberschuss* denkbarer Optionen der Verarbeitung. Dieses Surplus an Sinn ist immer ein kontingentes Potenzial zur Modalisierung von Selbst- und Weltreferenzen. Unerwartet wird eine gleichsam „zurückgestellte" Erfahrung brisant, weil sie mit neuen Erfahrungen verknüpft werden kann. Das heißt, gerade aufgrund unserer Erfahrungen sind wir in der Lage, uns selbst und die uns umgebende Welt auch zu *verändern*, in einem sehr grundlegenden Sinn also zu „lernen". „Biographizität" ist deshalb die Basis gerade unserer Lernfähigkeit.

Aber diese zentrale Kompetenz widersetzt sich der Pauschalisierung, dass etwa Migration oder Beruf, Geschlecht oder Milieu bestimmte prognostizierbare Reaktionen in unserer Biografie verursachen könnten. Jede und jeder von uns reagiert auf diese „Großvariablen" auf eigensinnige Weise, und gerade dieser Eigensinn ist für die Versorgungsforschung herausfordernd. Er macht transparent, dass Versorgungsleistungen *individuelle* Abnehmer*innen haben und nur dann ihren Zweck erfüllen können, wenn sie auf deren spezifische Bedürfnisse „antworten".

Auffällig im Hinblick auf vorliegende biografieanalytische Studien im Bereich der Versorgungsforschung ist die quantitative Dominanz von Untersuchungen, die sich auf den Bereich von Krankheitserleben beziehen. Studien zum

Arbeitserleben sind demgegenüber unterrepräsentiert (vgl. von Kutzleben et al., 2023). Es wäre natürlich interessant, der Frage auf die Spur zu kommen, was biografieanalytisch fundierte Untersuchungen zum Arbeitserleben von Akteur*innen im Gesundheitswesen zugunsten der Durchführung von Studien mit einem Design verhindert, das inhaltsanalytische Auswertungen von Expert*inneninterviews vorsieht. Der mögliche Erkenntnisgewinn einer differenzierteren Erfahrung mit narrationsanalytischen Studien für die Versorgungswissenschaft ist jedenfalls noch keineswegs angemessen genutzt.

4.2 Weiterführungen

Im Fokus dieses Abschnittes steht zunächst eine Auseinandersetzung mit dem biografisch-narrativen Interview – verbunden mit der Frage einer Anwendung dieser Methodenkombination in der Versorgungsforschung. Bezogen auf den deutschsprachigen Raum geht die Entwicklung des narrativen Interviews, wie bereits angedeutet, auf Fritz Schütze zurück, der diese Interviewform im Rahmen eines Projektes zu kommunalpolitischen Entscheidungsstrukturen entwickelt hat (vgl. Schütze, 1978). Im weiteren Verlauf ist aus dieser Interviewform dann das biografisch-narrative Interview hervorgegangen (Heiser, 2018; Kruse, 2015; Mey & Mruck, 2020; Przyborski & Wohlrab-Sahr, 2021; Rosenthal, 2015; Schütze, 1983, 1984). Partiell werden die beiden Begriffe, narratives und biografisch-narratives Interview, auch synonym verwendet. Diese synonyme Begriffswahl wird jedoch auch kritisch betrachtet, weil selbst leitfadengestützte Interviews mehr oder weniger umfangreiche narrative Anteile enthalten können, ohne explizit biografisch angelegt zu sein (Kruse, 2015). Das biografisch-narrative Interview wird als ein zentrales Erhebungsinstrument im Kontext qualitativer Biografieforschung, aber auch im Kontext historisch orientierter Zeitzeug*innenforschung angesehen (Strübing, 2018).

4.2.1 Gegenstandsangemessenheit biografisch-narrativer Interviews

Anknüpfend an die theoretischen Überlegungen zu biografisch-narrativen Interviews ist zu überlegen, welche Themen als gegenstandsangemessen im Hinblick auf die Anwendung dieser Interviewform anzusehen sind. Ein Einsatz von Interviews erscheint, so Mey und Mruck (2020), zunächst dort angemessen, wo „es um persönliche Narrationen bzw. um sensitive Themen geht“ (S. 318). Wichtig ist ferner, dass sich das Interesse auf das Erzählen selbst erlebter, d.h. autobiografischer Geschichten richtet – in Verbindung mit einem Forschungsgegenstand, der eine „Prozessstruktur“ hat (Rosenthal, 2015, S. 82). Entsprechend weniger geeignet ist für dieses Erhebungsinstrument das Ergründen von Routinen – z.B. von beruflichen Routinen (vgl. Przyborski & Wohlrab-Sahr, 2021; Rosenthal, 2015). Anders ausgedrückt: „Erzählen lassen sich nur Prozesse, nicht Zustände, Haltungen, Ansichten, Theorien“ (Rosenthal, 2015, S. 82), wobei sich (siehe den Exkurs zu Beginn unserer Ausführungen, Kap. 4.1) in Erzählungen auch *„Deutungsmuster“* (vgl. Alheit, 1989, S. 140; Mey & Mruck, 2020, S. 318) und damit auch Haltungen rekonstruieren lassen. „Der entscheidende Vorteil der Narration in der Stegreiferzählung liegt darin, dass sie die Informanten dazu anhält, nicht nur alle Sachverhalte zu benennen, sondern vor allem die ‚Ablauflogik eines Prozesses‘ zu rekonstruieren und die eigenen Ordnungsstrukturen und Orientierungen gegenüber der Welt darzustellen. Dabei wird diese Ablauflogik im Erzählen zweifach rekonstruiert, zum einen in Form der Zusammenhänge der historischen Ereignisse, die in der Erzählung kausal und zufällig verknüpft sind, sowie zum anderen in der Form der Beziehungen, in denen die Erzählperson zu diesen Ereignissen steht.“ (Strübing, 2018, S. 111)

Im beruflichen Kontext können Prozesse zum Beispiel auf das Erleben von Betriebsstillegungen fokussiert sein (Przyborski & Wohlrab-Sahr, 2021; Rosenthal, 2015), wobei dieses Beispiel zugleich die Verwobenheit von individuellen und gesellschaftlichen Perspektiven veranschaulicht (Fischer, 2019). Nicht zuletzt impliziert das Erzählen über ein spezifisches prozessuales Ereignis durch verschiedene Erzählpersonen auch die Möglichkeit einer interpretativen, vergleichenden Rekonstruktion verschiedener Perspektiven zum selben Prozess (Rosenthal, 2015).

Bezogen auf die Versorgungsforschung zeigen sich als naheliegend zu ergründende Prozesse zum einen die des Krankheits- und *Versorgungs*erlebens (insbesondere im Hinblick auf den Verlauf chronischer Erkrankungen), zum anderen aber auch Prozesse des *Arbeits*erlebens. Wie erleben Patient*innen sowie An- und Zugehörige beispielsweise den Beginn einer als mehr oder weniger progredient eingeschätzten Erkrankung, den weiteren Verlauf derselben, die weitere Gestaltung des Lebens wie auch den Prozess gesundheits- und krankheitsbezogener Versorgung? Neben einem Ergründen von Berufsbiografien und daraus resultierenden aktuellen (beruflichen) Haltungen erscheint es – wiederum mit Blick auf das Versorgungssystem – auf der beruflichen Ebene auch denkbar zu sein, spezifische Prozesse wie zum Beispiel das Zusammenlegen von Intensivstationen, die Privatisierung von Krankenhäusern, die Implementierung neuer Versorgungsangebote (z.B. im Bereich von Palliative Care oder im Bereich aufsuchender ambulanter Versorgung), die Verschiebung von Aufgabenfeldern von einer Profession zu einer anderen oder auch eine Weiterentwicklung der Zusammenarbeit von Akteur*innen unterschiedlicher Professionen auf der Basis von Akademisierungsprozessen narrationsanalytisch zu erforschen.

Allerdings ist auch hier wieder von zentraler Bedeutung, dass die Aufmerksamkeit für bestimmte Bereichserfahrungen – etwa die Veränderung professioneller Organisationsbedingungen – mit der jeweils *individuellen* Betroffenheit der aktiv Tätigen abgeglichen werden muss. Nicht jede organisatorische Innovation wird von allen Betroffenen auf die gleiche Weise verarbeitet. Sie mag Personen am Ende ihrer Berufsbiografie härter treffen als professionelle Anfänger*innen. Sie kann persönliche Karrierepläne beflügeln oder behindern. Individuen reagieren auf die ihnen aufgezwungenen Wechsel professioneller Rahmenbedingungen motiviert oder irritiert. Sie müssen sie jedenfalls mit der „inneren Logik" ihrer eigenen biografischen Erfahrungen in Einklang bringen. Und die sind höchst unterschiedlich.

4.2.2 Durchführung biografisch-narrativer Interviews

Auf Stegreiferzählungen zielende biografisch-narrative Interviews beginnen üblicherweise mit einer „autobiographisch orientierte(n) Erzählaufforderung" (Schütze, 1983, S. 285), an die sich eine Nachfrage- sowie eine Bilanzierungsphase anschließen (Mey & Mruck, 2020). Idealerweise sollte die Haltung der Interviewer*innen durch *aktives Zuhören* geprägt sein. Ferner ist es bedeutsam, die Einstiegserzählung als Interviewer*in nicht durch Zwischenfragen zu unterbrechen, da eine solche Unterbrechung als Intervention im Hinblick auf die Relevanzsetzungen der Erzählperson anzusehen ist (Mey & Mruck, 2020; Przyborski & Wohlrab-Sahr, 2021; Rosenthal, 2015; Strübing, 2018). „Die ForscherInnen verzichten entsprechend dem Prinzip der Offenheit konsequent auf eine hypothesengeleitete Datenerhebung und orientieren sich zunächst an den Relevanzen der GesprächspartnerInnen und deren alltagsweltlichen Konstruktionen." (Rosenthal, 2015, S. 163). Gründe für eine Intervention im Verlauf der Einstiegserzählung können gleichwohl sein, Interviewpartner*innen quasi Regiehinweise zu geben, zum Beispiel sie zu bitten, sich nicht auf Beschreibungen und Argumentationen, sondern auf Erzählungen zu fokussieren. Ebenso wird empfohlen, um erläuternde Erklärungen zur Erzählung zu bitten, wenn diese quasi nicht verstehbar erscheint (Przyborski & Wohlrab-Sahr, 2021).

Erzählaufforderungen umfassen in der Regel eine spezifische, auf das jeweilige Forschungsthema zugeschnittene Formulierung sowie eine allgemein gehaltene Ergänzung, wie sie beispielsweise Rosenthal (2015) formuliert: „‚Sie können all die Erlebnisse erzählen, die Ihnen dazu einfallen. Sie können sich dazu so viel Zeit nehmen, wie Sie möchten. Ich werde Sie erst einmal nicht unterbrechen, mir nur einige Notizen machen und später noch darauf zurückkommen.'" (S. 171). Hinsichtlich eingeschränkter Erzählaufforderungen, d.h. der Bitte an eine Erzählperson, sich z.B. allein auf die Krankheits- und nicht die gesamte Lebensgeschichte zu konzentrieren, gibt Rosenthal (2015) zu bedenken, dass ein solches Vorgehen unterschiedliche Folgen haben könne, beispielsweise das Gefühl einer Reduktion auf die Krankheitsgeschichte. Empfohlen wird, sich während der Einstiegserzählung chronologisch Notizen zu machen, idealerweise in der Sprache der Erzählperson, um darauf aufbauend den Nachfrageteil des Interviews zu gestalten (Rosenthal, 2015). Üblicherweise wird die Einstiegserzählung mit einer abschließenden Formulierung *(Erzählkoda)* wie „Ja, das ist so im Großen und Ganzen alles gewesen" beendet (Przyborski & Wohlrab-Sahr, 2021).

Basierend auf den Notizen der Interviewer*innen folgen im Nachfrageteil des Interviews chronologisch orientierte erzählinterne und -externe Fragen. Grundsätzlich wird mit dem Nachfrageteil Interesse an der Erzählung signalisiert – verbunden mit dem Ziel, weitere Erzählungen zu befördern, die in der Regel bedeutsam für die Interpretation der Gesamtstruktur des Textes sind. Unterschieden wird dabei zwischen Fragen, die an bereits Erzähltes anknüpfen, Fragen, die sich auf Themen beziehen, die ganz weggelassen worden sind (beim Thema Krankheitserleben z.B. Ereignisse in der Diagnosephase) sowie abschließende bilanzierende und selbstevaluative Fragen, die die Erzählperson u.a. zum Entwerfen von Theorien über den Verlauf des eigenen Lebens anregen sollen (Mey & Mruck, 2020; Przyborski & Wohlrab-Sahr, 2021; Rosenthal, 2015; Strübing, 2018).

Im Gegensatz zum leitfadengestützten Interview kann die inhaltliche Formulierung potenzieller Nachfragen nicht vorbereitet werden, da sich diese erst aus der Einstiegserzählung ergeben. Rosenthal betont, dass es wichtig sei, gerade auch an belastend erscheinende Themen mithilfe von Nachfragen anzuschließen, um zu verdeutlichen, dass die Interviewperson Interesse an allen angesprochenen Themen hat und auch Erzählungen zu schwierigen Themen empathisch begleiten und „aushalten" kann. Bei Bedarf wird die Wahl vorsichtiger Formulierungen empfohlen, z.B. mithilfe des Konjunktivs oder durch Widerspiegeln erzählter Inhalte (Rosenthal, 2015). Hilfreich könne in diesem Zusammenhang auch eine Aufteilung des Interviews auf zwei Interviewtermine sein, wobei im Rahmen des zweiten Termins u.a. auch über das Erleben des bisherigen Interviews gesprochen werden kann (Rosenthal, 2015). Anders als bei den im Rahmen qualitativer Versorgungsforschung vorrangig üblichen leitfadengestützten Interviews zeigt sich anhand der Ausführungen zu biografisch-narrativen Interviews, dass diese in einem noch stärkeren Umfang ein gleichermaßen störungsfreies wie vertrauensvolles Ambiente benötigen, unabhängig davon, ob es sich um Interviews mit Patient*innen, An- und Zugehörigen oder im Gesundheitssystem Beschäftigten handelt.

Auch hier wird deutlich, dass es – anders als bei der „qualitativen Inhaltsanalyse" – nicht nur um eine Konzentration auf den „sachlichen Kern" der erhobenen Erfahrungskontexte geht, sondern um die höchst persönliche Binnensicht der befragten Subjekte, um ihren je eigenen „Erfahrungscode" (s.o.).

4.2.3 Risiken der Stichprobenbildung

Die Gestaltung der Stichproben- oder Samplebildung stellt einen zentralen Kern qualitativer Forschungsprozesse dar, dem wesentliche Auswahlentscheidungen im Forschungsprozess inhärent sind (Flick, 2019). Ihr liegt die Frage zugrunde, was, d. h. welche Regionen, Institutionen und Dokumente, und wer, d. h. welche Personen, Personengruppen und sozialen Verbände, in das jeweilige Forschungsprojekt einbezogen werden können und sollen, um in Verbindung damit entsprechende Erhebungen, zum Beispiel Interviews, Beobachtungen oder Gruppendiskussionen durchführen zu können (Flick, 2019; Meyer et al., 2012; Przyborski & Wohlrab-Sahr, 2021; Rosenthal, 2015; Stamer et al., 2015). In Abgrenzung zu quantitativen Forschungsvorhaben, deren Ziel die statistische Verallgemeinerung ist, geht der Prozess der Stichprobenbildung im Kontext qualitativer Forschungsvorhaben mit dem Ziel einer theoretischen Verallgemeinerung der Forschungsergebnisse einher (Przyborski & Wohlrab-Sahr, 2021). Um dieses Ziel zu erreichen, wird angestrebt, die Stichprobe variationsreich, d. h. möglichst heterogen zusammenzusetzen (Flick, 2019; Helfferich, 2011). Patton spricht in diesem Zusammenhang von einem sogenannten „purposeful sampling“ (Patton, 2015, S. 264), d. h. einer absichtsvollen, zielgerichteten Art und Weise der Stichprobenbildung. Übergeordnet betrachtet, „geht [es] um die Frage, welche unterschiedlichen Antworten sich auf ein bestimmtes soziales Problem finden lassen“ (ebd.), bezogen auf einen „historisch und geographisch begrenzten Bereich“ (Rosenthal, 2015), und welche Personen demgemäß in eine Erhebung einbezogen werden sollten, um möglichst viele verschiedene Antworten zu erhalten. Bezogen auf ein Forschungsdesign mit biografisch-narrativen Interviews bedeutet dies, zu ergründen, mit wem Interviews geführt werden sollten, um ein größtmögliches Spektrum an Perspektiven, Haltungen und Vorstellungen, bezogen auf das zu erforschende Phänomen, rekonstruieren zu können.

Im Rahmen qualitativer Stichprobenbildung wird grob zwischen zwei Stilen, dem auf Glaser und Strauss (2008) zurückzuführenden *Theoretical Sampling* und einem sogenannten „Vorab-Sampling“ unterschieden, d. h. einer Orientierung an Auswahlkriterien, die vor der Erhebung festgelegt werden (Przyborski & Wohlrab-Sahr, 2021). „Beim Theoretical Sampling werden die zu untersuchenden Fälle nicht gleich zu Beginn der Forschung festgelegt, sondern sukzessive im Wechsel von Erhebung, Entwicklung theoretischer Kategorien und weiterer Erhebung ausgesucht“ (Przyborski & Wohlrab-Sahr, 2021, S. 233). Wegweisend für dieses Vorgehen ist die Überlegung, im Vorfeld qualitativer Forschung nicht zu wissen, entlang welcher Kriterien – z. B. unterschiedliches Alter und unterschiedlich umfangreiche Berufserfahrungen – eine Vielfalt an Perspektiven, Haltungen und Vorstellungen ergründbar ist, sondern diese Kriterien erst im und durch den Forschungsprozess herauszuarbeiten und dann nach und nach im Prozess der Stichprobenbildung anzuwenden. Das Vorgehen korrespondiert mit einer größtmöglichen Offenheit als zentralem Kriterium qualitativer Forschung (Flick, 2019). Auf der Ebene der Umsetzung geht das Vorgehen mit einer Parallelität von Erhebung und Auswertung einher, wobei die Auswahl nächster Interviewpartner*innen auf der Analyse vorheriger Interviewtranskripte beruht. Bei der Auswahl wird auf Prinzipien minimaler und maximaler Kontrastierung Bezug genommen, d. h. es werden Interviewpartner*innen gesucht, die sich – bezogen auf herausgearbeitete theoretische Konstrukte – lediglich minimal oder aber maximal unterscheiden. Beide Kontrastierungsarten sollen idealerweise zu einem vertieften analytischen Erkenntnisgewinn beitragen (Rosenthal, 2015). Der Prozess der Samplebildung und damit verbundener Erhebung und Auswertung endet mit einer theoretischen Sättigung, die erreicht ist, wenn weder durch maximale noch durch minimale Kontrastierung neue Erkenntnisse hinzukommen (Przyborski & Wohlrab-Sahr, 2021; Rosenthal, 2015).

Im Gegensatz zum *Theoretical Sampling* werden bei einer sogenannten Vorab-Stichprobenbildung vor Beginn der Erhebung, basierend auf bereits zum Thema vorliegenden Studien, Kriterien, wie z. B. Alter, Geschlecht, berufliche Qualifikation, Tätigkeitsfeld, festgelegt, die als relevant im Hinblick auf die Konstituierung einer möglichst heterogenen Stichprobe angesehen werden. Die Erhebung wird dann auf der Basis des vorab festgelegten Stichprobenplans realisiert (Flick, 2019; Przyborski & Wohlrab-Sahr, 2021). Wenngleich gerade im Rahmen zeitlich eng befristeter Forschungsprojekte leichter realisierbar, ist der Vorab-Stichprobenbildung durch vorgegebene Auswahlkriterien eine begrenzte Offenheit inhärent, die wiederum eine Einschränkung theoretischer Verallgemeinerbarkeit nach sich zieht. Insoweit ist auch das Konzept theoretischer Sättigung in Verbindung mit einer Vorab-Stichprobenbildung nicht angemessen, da sich die Sättigung allein auf die bereits im Vorfeld festgelegten Kriterien und nicht auf eine im qualitativen Sinne offengehaltene Beantwortung der zu bearbeitenden Forschungsfrage beziehen kann.

Versorgungsforschungsprojekte sind nicht selten durch knapp bemessene Forschungszeiten gekennzeichnet, was die Gestaltung eines Theoretical Sampling u.U. begrenzt. So besteht bei diesem Vorgehen nicht nur die Schwierigkeit, entsprechende Konstrukte für minimale und maximale Kontraste entlang der Analyse zu rekonstruieren, sondern auch die – auf der Grundlage jener Konstrukte – entsprechenden Personen für die nächsten Interviews zu finden. Vor diesem Hintergrund erscheint eine Kombination aus beiden Vorgehensweisen – Vorab-Stichprobenbildung und Theoretical Sampling – denkbar. Zum Beispiel durch eine Vorab-Stichprobenbildung auf geografischer und/oder institutioneller Ebene (Auswahl von Orten und Institutionen wie z.B. Krankenhäusern für die Erhebung) und einem Theoretical Sampling auf personenbezogener Ebene. Von hoher Relevanz bei der Stichprobenbildung im Kontext von Versorgungsforschungsprojekten ist zudem die Beachtung von Abhängigkeiten im Versorgungskontext, explizit im Hinblick auf eine Suche nach potenziellen Interviewpartner*innen über den Weg der Anbieter*innen von Versorgungsleistungen, z.B. die Rekrutierung von Patient*innen über ihre Ärzt*innen.

Um sowohl die Struktur eines Forschungsfeldes abzubilden als auch den Eigensinn der untersuchten Akteur*innen ernst zu nehmen, sind die schon erwähnten Erfahrungen mit komplexeren Samples in qualitativen Studien hilfreich (vgl. exemplarisch noch einmal Alheit et al., 1999). Hier führt die Mixtur aus Vorabstichprobenbildung und theoretischem Sampling durch die systematische Nutzung archivalischer und statistischer Strukturinformationen (z.B. über relationale Beziehungen zwischen relevanten Akteursgruppen in dem untersuchten Problemfeld) und der Fokussierung auf exponierte Akteursprofile (ggf. Akteur*innen*typen*), die Besonderheiten des Problemfeldes fokussieren, zu interessanten Zwischenergebnissen, die vielleicht eine theoretisch begründete, gezielte Erweiterung des Samples sinnvoll machen. Die Spannung zwischen makrostrukturellen Mustern und mikrosozialen Abweichungen erlaubt einen Blick auf die kontingente Dynamik des Feldes und führt zu einem sensibleren Verstehen der ins Auge gefassten Problemlagen.

Und doch gibt es gerade bei dezidiert qualitativen Samplingstrategien auch Risiken. Der namentlich von Barney Glaser im Kontext des Theoretical Sampling der *Grounded Theory* immer wieder geforderte „Maximalvergleich" (Glaser, 1965) konzentriert die Aufmerksamkeit der Forschenden gewissermaßen notorisch auf abweichende und auffällige Konstellationen im Feld. Dieser „Blick" kann gelegentlich zur Überfokussierung von Abweichungen führen und zur Ausblendung von gehäufter „Normalität". Das ist gewiss keine notwendige Konsequenz des theoretischen Sampling, das ja auch sorgfältige Minimalvergleiche einschließt (vgl. noch einmal Glaser, 1965), aber es ist zweifellos ein methodisches Risiko.

Wenn beispielsweise in einer „*Mixed Methods*"-Studie im quantitativen Untersuchungsteil die Hälfte der Befragten in zwei Cluster eingeordnet werden, die von der gewiss interessanten qualitativen Typologie nicht oder allenfalls latent erfasst werden (vgl. Alheit et al., 2008), dann ist die Hypothese nicht ganz abwegig, dass hier eine Art „*Creaming-Effekt*“ in Richtung des Außergewöhnlichen oder Auffälligen der Fall sein könnte und die zwar erfolgreiche, aber unauffällige „Normalität“ tendenziell eher „unterbelichtet“ bleibt. Wie betont, dies ist keine logische Konsequenz qualitativer Forschung, aber doch eine gewisse Gefahr. Man könnte sie als reflexiv überwindbares „Mittelmäßigkeits-Dilemma“ qualitativer Methodologie bezeichnen (vgl. Alheit et al., 2008, S. 598). Oft ist das Setting einer quantitativen Paralleluntersuchung deshalb als kritisches Korrektiv nützlich – ein Design, das auch für die Versorgungsforschung attraktiv wäre.

4.2.4 Forschungsethische Herausforderungen biografie- und narrationsanalytischer Studien

*In den vergangenen 20 Jahren hat die Aufmerksamkeit für forschungsethische Fragen deutlich zugenommen. Dabei handelt es sich nicht in erster Linie um verfahrensethische Fragen, die sich auf einen „Informed Consent“, ein auf bestimmten Prinzipien beruhendes Einverständnis, berufen, das in der Regel von Ethik-Komitees eingefordert wird. Vielmehr geht es um eine „ethics in practice“, eine „Mikroethik“, um Herausforderungen ethischer Dilemmata, die sich im Forschungsalltag ungeplant einstellen können. Das prominente „Sonia“-Beispiel von Guillemin und Gillam (2004, S. 261) macht eine Situation zum Thema, die vielen qualitativen Forscher*innen durchaus nicht unvertraut ist: In einem Interview mit der herzkranken Bäuerin „Sonia“ passiert es, dass die Interviewte völlig überraschend über den seit Jahren andauernden Missbrauch ihrer pubertierenden Tochter durch ihren Vater spricht.*

*Vergleichbare Dilemmata stellen qualitativ Forschende vor beträchtliche Entscheidungsprobleme. Wie kann man angemessen auf diese Information reagieren? Ist der Vorschlag, fremde Hilfe zu suchen, sinnvoll oder vielleicht übergriffig? Besteht nicht die Verpflichtung, die Polizei einzuschalten? Oder hat womöglich die eigene Fragestrategie zur Preisgabe dieser verstörenden Information beigetragen? Solche und ähnliche Situationen werden nicht durch den Bezug auf allgemeine ethische Prinzipien gelöst, z. B. dass unser Vorgehen aufmerksam und sensibel sein muss, dass die erhaltenen Informationen dem Datenschutz unterliegen, dass wir unseren Forschungsteilnehmer*innen keinen Schaden zufügen dürfen und dass wir immer ihre Autonomie zu respektieren haben.*

Das Konzept der Mikroethik, d. h. das Umgehen mit ethischen Problemen in konkreten Situationen, für die es keine vorgegebenen Lösungen (Makroethik) gibt, ist ein wertvolles diskursives Instrument, das es uns ermöglicht, über ethisch wichtige Momente in der Forschungspraxis zu sprechen, sie zu validieren und besser zu verstehen. Sie ist jedoch begrenzt, wenn es darum geht, Orientierungshilfen für den Umgang mit diesen ethischen Ereignissen zu geben. Bourdieu hat vorgeschlagen, im Forschungsprozess „reflexiv“ zwei Schritte zurückzutreten: Der erste Schritt zurück konzentriert sich auf eine „objektive Beobachtung“ des Forschungsgegenstandes, der zweite Schritt fokussiert die Reflexion der Beobachtung selbst (Guillemin & Gillam, 2004). Guillemin und Gillam ziehen daraus folgende Konsequenz:

> „Reflexivity involves critical reflection of how the researcher constructs knowledge from the research process – what sorts of factors influence the researcher's construction of knowledge and how these influences are revealed in the planning, conduct, and writing up of the research. A reflexive researcher is one who is aware of all these potential influences and is able to step back and take a critical look at his or her own role in the research process. The goal of being reflexive in this sense has to do with improving the quality and validity of the research and recognizing the limitations of the knowledge that is produced […]“
> (Guillemin & Gillam, 2004, S. 275)

*Die Einschränkung, die mikroethisches Vorgehen charakterisiert, kann also durch Reflexivität ausgeglichen werden. Reflexivität ist etwas, dessen sich die meisten qualitativen Forscher*innen bewusst* *sind und das sie in ihre Forschungspraxis integrieren; es ist kein neues Konzept. Und doch erscheint es sinnvoll, seine Bedeutung zu erweitern, sodass Reflexivität als eine Möglichkeit betrachtet und umgesetzt wird, nicht nur eine sorgfältige Forschungspraxis, sondern auch eine ethische Forschungspraxis sicherzustellen. Reflexiv im ethischen Sinne zu sein bedeutet, die mikroethischen Dimensionen der Forschungspraxis anzuerkennen (s.o.), dafür zu sensibilisieren und dabei im Umgang mit den auftretenden ethischen Spannungen wachsam zu sein. Reflexivität schreibt keine spezifischen Arten von Reaktionen auf Forschungssituationen vor; vielmehr handelt es sich um eine sensibilisierende Vorstellung, die ethische Praxis in der Komplexität und Fülle der Sozialforschung ermöglichen kann.*

4.2.5 Versorgungsstrategien für bisher eher ignorierte soziale Gruppen

Die Verbindung von Reflexivität und Forschungsethik darf allerdings nicht auf den isolierten Forschungsprozess allein beschränkt bleiben. Sie schließt auch forschungsethische Verantwortung für diejenigen gesellschaftlichen Gruppen ein, die versorgungspolitisch eher benachteiligt oder sogar ignoriert werden. Zweifellos betrifft dies primär soziale Gruppen in prekären Lebenslagen (und hier besonders Kinder), aber es bezieht sich – bei genauerem Hinsehen – auch auf eine durchaus privilegierte Gruppe, die selbst bei überdurchschnittlichem Bildungsstand, relativ gutem Einkommen und trotz einer Reihe von gesetzlichen Verbesserungen in den vergangenen 30 Jahren versorgungspolitisch vernachlässigt wird: Menschen, die sich zur LGBTQI-Community[23] zählen.*

Das versorgungspolitisch Besondere bei dieser Gruppe – und namentlich bei der Untergruppe der Transsexuellen (inklusiv: „trans Menschen") – ist das vergleichsweise hohe Leidensniveau an der nicht nur vom sozialen Kontext diskriminierten Normabweichung gerade bei trans Menschen, sondern vor allem eine die eigene Identität gefährdende Geschlechtsdysphorie bzw. Geschlechtsinkongruenz (vgl. Nieder et al., 2017). Das heißt, versorgungspolitisch ist besonders bei trans Menschen nicht allein ein vordergründiges Versorgungsproblem zu lösen, auch keine naheliegende therapeutische Intervention, sondern eine sensible Rekonstruktion der psycho-biografischen Gesamtdisposition. Dabei geht es eben nicht um „Krankheitsnarrative", sondern um die Vorbereitung komplexer psychosozialer Transitionen, die nur gelingen, wenn ein ausführliches Wissen über die bisherige Biografie vorliegt. Und exakt hier ist die Schnittfläche zwischen Versorgungsforschung und biografischer Narrationsforschung.

Eine bemerkenswerte Anzahl von einschlägigen Forschungsstudien belegt, dass LGBTQI-Menschen in vielen Lebensbereichen, zum Beispiel im Berufsleben, diskriminierende Erfahrungen machen (vgl. Ahmed et al., 2013; De Vries et al., 2020; Frohn, 2014). Internationale Forschungsergebnisse verdichten sich in dem Befund, dass das Aushalten von wiederholter Ablehnung und Benachteiligung im Alltag mit psychischen Belastungen verbunden ist, die sich negativ auf den allgemeinen Gesundheitszustand auswirken (vgl. Lippl et al., 2012; Meyer, 2003). Und es führt in dieser Gruppe zu einem deutlich ansteigenden Risiko, an Depressionen, Angststörungen und Suizidalität zu leiden (vgl. Boehmer et al., 2019; Lewis, 2009; Marshal et al., 2011).*

Auch neuere Forschungsergebnisse aus Deutschland belegen, dass Individuen, die sich der LGBTQI-Gruppe zugehörig fühlen, mit gehäufter Alltagsdiskriminierung und sogar mit Gewalt rechnen müssen (vgl. Fütty et al., 2020; Lippl et al., 2012). Der chronische Stress, der mit solchen Erfahrungen verbunden ist, führt nachweislich z. T. zu schweren körperlichen Erkrankungen (Heylens et al., 2014; Pöge et al., 2020; Sattler et al., 2016; Sattler et al., 2017). Systematische Vergleiche der spezifischen Versorgungsbedürfnisse von*

23 Das Akronym LGBTQI* (englisch für lesbian, gay, bisexual, trans, queer und inter) wird verwendet, um verschiedene sexuelle und geschlechtliche Selbstbeschreibungen zusammenzufassen. Das Sternchen weist darauf hin, dass diese Bezeichnung auch weitere sexuelle Orientierungen und Geschlechtsidentitäten einschließt, die nicht explizit im Akronym enthalten sind.

LGBTQI-Menschen mit der Gruppe der cis-Personen*[24] *fehlen zweifellos noch.*

Bei einer differenzierten Betrachtung der Unterschiede zwischen cis-Personen und Mitgliedern der LGBTQI-Community zeigen sich markante Befunde bei Depressionen und Burn-out, bei ausgeprägten Gefühlen der sozialen Einsamkeit (besonders bei trans Menschen) sowie bei häufigen Ambivalenzgefühlen zu ihrer Herkunftsfamilie, dafür aber – kontrastiv im Unterschied zu cis-Personen – auch deutlich höhere Aktivitäten im Freundes- und Bekanntenkreis sowie in der Nachbarschaft (vgl. Kasprowski et al., 2021).*

Dies sind zweifellos anregende, aber noch äußerst spärliche Hinweise über die Versorgungslage von LGBTQI-Menschen. Über die Versorgungssituation namentlich von trans Menschen und – grundlegend – über diversitätssensible Versorgungspraxis fehlen systematische Kenntnisse. In der Altersversorgung (z.B. in Pflegeheimen) wird die Existenz von LGBTQI*-Menschen vorläufig noch weitgehend ignoriert. Bekannt ist, dass auch hier Ausgrenzungs- und Diskriminierungserlebnisse vorkommen und selbstverständlich negative Folgen für die Gesundheit der Betroffenen haben. In Kombination mit einer durchschnittlich weniger guten Versorgungslage verschärft dies die Gesamtsituation.*

*Biografisch-narrative Interviews mit Bewohner*innen von Altenheimen zu führen sowie auch mit Beschäftigten im Gesundheitswesen, die sich der LGBTQI*-Community zugehörig fühlen, zu sprechen, könnte zum einen bedeuten, Einblicke in eine Art soziales Dunkelfeld zu bekommen, zum anderen aber auch Informationen über (ggf. fehlende) Teilhabe dieser Betroffenen an der Gesellschaft zu erhalten. Das wäre gewiss eine Chance, diese Gruppe auch versorgungswissenschaftlich ernster zu nehmen. Es handelt sich zweifellos um eine Minderheit – allerdings zugleich um eine Gruppe, in der biografisch-narrative Forschungen geradezu der methodische „Königsweg" wären.*

24 cis (von lat. „diesseits") bezeichnet Personen, bei denen das bei Geburt zugewiesene Geschlecht mit der Selbstzuschreibung übereinstimmt.

4.3 Ausblicke

Für eine zukunftsoffene Verbindung von biografischer Narrationsanalyse mit der Versorgungsforschung soll abschließend über eine Forschungs- und Lernform intensiver nachgedacht werden, die verschiedene Dimension dieser aussichtsreichen Kooperation berührt und zugleich eine konkrete Praxis repräsentiert: die „Forschungswerkstatt". *Seit Beginn der 1970er-Jahre hat sich – vor allem im Umkreis der Grounded Theory und gebunden an die Person von Anselm Strauss – eine Tradition der Arbeit in Forschungswerkstätten entwickelt (vgl. Strauss, 1991), an die auch in Deutschland, zunächst in Bielefeld, später in Bremen und Magdeburg (vgl. stellvertretend Dausien, 2019; Reichertz, 2013; Riemann, 2011), angeschlossen wurde.*

Gerade in der Biografieforschung hat sich die Werkstattarbeit bewährt und, wie Dausien (2019) einleuchtend beschreibt, haben sich en passant drei Bedingungen zur Voraussetzung funktionierenden Arbeitens etabliert: „geteilte methodologische Grundannahmen, die Entwicklung einer gemeinsamen, gewissermaßen ‚routinierten' Praxis und die Herstellung einer demokratischen Kommunikationsstruktur und eines kooperativen Arbeitsstils" (Dausien, 2019, S. 265). Was die methodologischen Grundannahmen von Forschungswerkstätten betrifft, ist eine Orientierung am „interpretativen Paradigma" (Blumer, 1969; Keller, 2012) und an den Perspektiven der rekonstruktiven Sozialforschung (Schütz, 1971) hilfreich. Dies bedeutet, dass die untersuchten Sachverhalte keine „objektiven" Tatbestände, sondern soziale Sinnkonstruktionen sind, die mehrdeutig sein können und deshalb auslegungsbedürftig bleiben. Es geht dabei also um die Rekonstruktion von sozialem Sinn:

> „Dieser entsteht – so die grundlegende These – nicht primär im Bewusstsein von Individuen, sondern in Interaktion und Kommunikation zwischen sozialen Akteuren. Dieser Sinn ist – so eine weitere Annahme – in großen Teilen implizit, eingelagert in interaktives Handeln und dessen institutionalisierte Formen, Regeln, Zeichensysteme und auch materialisierte

Strukturen. Das aber bedeutet, dass impliziter Sinn erschlossen und expliziert werden muss."
(Dausien, 2019, S. 265)

Forschungswerkstätten konkretisieren genau diese interaktive Praxis. In ihren kommunikativ validierten Interpretationsergebnissen wird impliziter Sinn erschlossen. An der mit Blick auf die LGBTQI-Community eingeführten Zielgruppe der trans Menschen lässt sich dieser Vorgang für die Versorgungsforschung noch einmal konkretisieren. Versorgungsforscher*innen hätten sensibel etwa an biografisch-narrativem Datenmaterial zu rekonstruieren, inwiefern sich trans Personen entweder mit einer binären Geschlechtszugehörigkeit innerhalb der normativen Zweigeschlechtlichkeit wiederfinden (z.B. als Frau mit einer männlichen Geschlechtsidentität) oder sich mit einer nonbinären Geschlechtsidentität außerhalb des Systems exklusiver Zweigeschlechtlichkeit verorten (z.B. als genderqueer oder agender). Das bedeutet, sie müssten den impliziten Sinn der biografischen trans Erzählungen zu explizieren lernen.*

Die zweite Bedingung richtet sich nicht auf den Forschungsgegenstand und seine zu explizierende Sinnstruktur, sondern auf die Forschungspraxis und ihre Routinen im engeren Sinn. Dazu gehören zwei Prinzipien: das sequenzielle und das offen rekonstruktive Vorgehen (Dausien, 2019). Daten werden nicht interpretiert, indem ein dominantes Theorieinteresse sich diejenigen Aspekte auswählt, die den Theorierahmen reproduzieren, sondern nach dem einfachen Prinzip des „line by line". Dann nämlich bleibt die Rekonstruktion offen, kann sich in gewisser Weise überraschen lassen, vergleichbar der ethnografischen Disposition des "What the hell is going on here" (Geertz, 1983, zitiert nach Amman & Hirschauer, 1997, S. 20). Diese Fähigkeit des Befremdens, die scheinbar Bekanntes hat, die Fähigkeit zu „Nicht-Wissen", das bereit ist für Neuentdeckungen, könnte zu einer innovativen professionellen Haltung auch der qualitativen Versorgungsforschung werden – gerade in den Dunkelfeldern ihrer Zielpraxis.

*So wichtig die dritte Bedingung einer Etablierung demokratischer Kommunikationsstrukturen ist und so sehr sie den kritischen Gedanken aus dem Diskurs über das mögliche „Ignoranz-Problem" der Versorgungsforschung aufnimmt, bleibt eine Selbstkritik an der Realisierbarkeit herrschaftsfreier Kommunikation in hierarchisierten institutionellen Strukturen zurück. Auch eine biografie- und narrationssensible Versorgungsforschung ist bestimmten Rahmenbedingungen unterworfen, die weder eine ideale demokratische Kommunikationssituation innerhalb der Forscher*innen-Community noch zwischen Forscher*innen und ihren Zielgruppen zulassen.*

*Was allerdings möglich und erstrebenswert sein könnte, ist tatsächlich eine neue Einstellung von Forscher*innen zu ihrem Forschungsgegenstand, den Lebenserzählungen ihrer Zielgruppen. Um es – losgelöst von der eingeführten Lernform der „Forschungswerkstatt" – ein wenig allgemeiner für qualitative Biografie- und Narrationsforschung mit einem Zitat von Gabriele Rosenthal auszudrücken, das Maren Stamer wichtig war und dessen sinnhafte Übertragung auf aktuelle Probleme der Versorgungsforschung ihr in den letzten Monaten ihres Lebens zum wirklichen Herzensanliegen wurde:*

„Wenn wir uns nicht damit zufrieden geben wollen, nur etwas über die übersituativen Einstellungen und Alltagstheorien der Befragten zu erfahren, die von den Erlebnissen und Erinnerungen abgehoben sind, wenn wir nicht den in den Sozialwissenschaften verbreiteten Dualismus von Denken und Handeln vertiefen wollen, sondern wenn wir rekonstruieren wollen, was Menschen im Laufe ihres Lebens erlebt haben, und wie dieses Erleben ihre gegenwärtigen Perspektiven und Handlungsorientierungen konstituiert, dann empfiehlt es sich, Erinnerungsprozesse und deren sprachliche Übersetzung in Erzählungen hervorzurufen."
(Rosenthal, 2015, S. 167)

Die Überwindung des „Dualismus von Denken und Handeln" durch das ernsthafte Interesse an Erzählungen von Menschen über ihr eigenes Leben und die Probleme und Risiken, die ihnen in ihrem Alltag begegnen, ist eine Ressource qualitativ orien-

tierter Versorgungsforschung, die das Potenzial biografie- und narrationsanalytischer Methoden sinnvoll zu nutzen gelernt hat.

Literatur

Ahmed, A.M., Andersson, L. & Hammarstedt, M. (2013). Are gay men and lesbians discriminated against in the hiring process? *Southern Economic Journal, 79*(3), 565–585. https://doi.org/10.4284/0038-4038-2011.317

Alheit, P. (1989). Erzählform und „soziales Gedächtnis": Beispiel beginnender Traditionsbildung im autobiographischen Erinnerungsprozeß. In P. Alheit & E.M. Hoerning (Hrsg.), *Biographisches Wissen. Beiträge zu einer Theorie lebensgeschichtlicher Erfahrung* (S. 123–147). Campus.

Alheit, P. (1990). *Alltag und Biographie. Studien zur gesellschaftlichen Konstitution biographischer Perspektiven* (Forschungsreihe des Forschungsschwerpunkts Arbeit und Bildung, Bd. 4). Universität Bremen.

Alheit, P. (1994). *Das narrative Interview. Eine Einführung* (Reprint in: Voksenpaedagogisk Teoriudvikling. Arbeidstekster, nr.11). Roskilde University Press.

Alheit, P. (2025). *Biographizität. Zur Grammatik von Selbstbildungsprozessen in der späten Moderne.* Campus.

Alheit, P., Bast-Haider, K. & Drauschke, P. (2004). *Die zögernde Ankunft im Westen. Biographien und Mentalitäten in Ostdeutschland.* Campus.

Alheit, P., Haack, H., Hofschen, H.-G. & Meyer-Braun, R. (1999). *Gebrochene Modernisierung – Der langsame Wandel proletarischer Milieus. Eine exemplarische Vergleichsstudie ost- und westdeutscher Arbeitermilieus in den 1950er Jahren* (2 Bde). Donat.

Alheit, P. & Herzberg, H. (2018). Geteilte Entscheidungsprozesse? Konkurrierende Wissensordnungen in der Arzt-Patienten-Beziehung. In P. Hensen & M. Stamer (Hrsg.), *Professionsbezogene Qualitätsentwicklung im interdisziplinären Gesundheitswesen* (S. 253–269). Springer VS. https://doi.org/10.1007/978-3-658-17853-6_11

Alheit, P., Page, K. & Smilde, R. (2015). *Musik und Demenz. Das Modellprojekt „Music for Life" als innovativer Ansatz der Arbeit mit Demenzkranken.* Psychosozial Verlag. https://doi.org/10.30820/9783837969382

Alheit, P., Rheinländer, K. & Watermann, R. (2008). Zwischen Bildungsaufstieg und Karriere. Studienperspektiven „nicht-traditioneller Studierender". *Zeitschrift für Erziehungswissenschaft, 11*(4), 577–606. https://doi.org/10.1007/s11618-008-0051-1

Antonovsky, A. (1987). *Unravelling the mystery of health – How people manage stress and stay well.* Jossey-Bass.

Apitzsch, U. (2019). Geschichte der Biographieforschung. In G. Jost & M. Haas (Hrsg.), *Handbuch zur soziologischen Biographieforschung. Grundlagen für die methodische Praxis* (S. 41–57). Barbara Budrich.

Beck, U. (1986). *Risikogesellschaft. Auf dem Weg in eine andere Moderne.* Suhrkamp.

Blumer, H. (1969). *Symbolic Interactionism. Perspective and Method.* Prentice Hall.

Boehmer, U., Clark, M.A., Lord, E.M. & Fredman, L. (2019). Caregiving status and health of heterosexual, sexual minority, and transgender adults: Results from select US regions in the Behavioral Risk Factor Surveillance System 2015 and 2016. *Gerontologist, 59*(4), 760–769. https://doi.org/10.1093/geront/gny109

Dausien, B. (1996). *Biographie und Geschlecht. Zur biographischen Konstruktion sozialer Wirklichkeit in Frauenlebensgeschichten.* Donat.

Dausien, B. (2019). „Doing reflexivity": Interpretations- und Forschungswerkstätten. Überlegungen und Fragen (nicht nur) aus der Perspektive von „Anfänger*innen" in der Biographieforschung. In G. Jost & M. Haas (Hrsg.), *Handbuch zur soziologischen Biographieforschung. Grundlagen für die methodische Praxis* (S. 257–276). Barbara Budrich.

De Vries, L.K., Fischer, M., Kasprowski, D., Kroh, M., Kühne, S., Richter, D. & Zindel, Z. (2020). LGBTQI*-Menschen am Arbeitsmarkt: hoch gebildet und oftmals diskriminiert. *DIW Wochenbericht, 36*, 619–627.

Fischer, W. (2019). Der „Gegenstand" biographischer Fallrekonstruktionen: biographische Strukturen. In G. Jost & M. Haas (Hrsg.), *Handbuch zur soziologischen Biographieforschung. Grundlagen für die methodische Praxis* (S. 19–39). Barbara Budrich.

Fischer-Rosenthal, W. (1991). Zum Konzept der subjektiven Aneignung von Gesellschaft. In U. Flick, E. von Kardorff, H. Keupp, L. von Rosenstiel & S. Wolff (Hrsg.), *Handbuch Qualitative Sozialforschung. Grundlagen, Konzepte, Methoden und Anwendungen* (S. 78–89). Beltz/PsychologieVerlagsUnion.

Flick, U. (2019). *Qualitative Sozialforschung. Eine Einführung* (9. Aufl.). Rowohlt.

Frohn, D. (2014). Die Arbeitssituation von LSBT*-Beschäftigten: Reanalyse einer Online-Befragung unter differenzieller Perspektive. *Zeitschrift für Sexualforschung, 27*, 328–351. https://doi.org/10.1055/s-0034-1385658

Fütty, T.J., Höhne, M.S. & Caselles, E.L. (2020). *Geschlechterdiversität in Beschäftigung und Beruf. Bedarfe und Umsetzungsmöglichkeiten von Antidiskriminierung für Arbeitgeber_innen*. Antidiskriminierungsstelle des Bundes.

Glaser, B.G. (1965). The constant comparative method of qualitative analysis. *Social Problems, 12*, 436–445. https://doi.org/10.2307/798843

Glaser, B.G. & Strauss, A.L. (2008). *Grounded Theory: Strategien qualitativer Forschung*. Huber.

Guillemin, M. & Gillam, L. (2004). Ethics, reflexivity, and „ethically important moments" in research. *Qualitative Inquiry, 10*(2), 261–280. https://doi.org/10.1177/1077800403262360

Hanses, A. & Richter, P. (2011). Die soziale Konstruktion von Krankheit. Analysen biographischer Selbstthematisierungen an Brustkrebs erkrankter Frauen und ihre Relevanz für eine Neubestimmung professioneller Praxis. In G. Oelerich & H.-U. Otto (Hrsg.), *Soziale Arbeit und Empirische Forschung. Ein Studienbuch* (S. 137–159). Springer VS. https://doi.org/10.1007/978-3-531-92708-4_8

Hanses, A. & Sander, K. (Hrsg.). (2012). *Interaktionsordnungen: Gesundheit als soziale Praxis*. Springer VS.

Heiser, P. (2018). *Meilensteine der qualitativen Sozialforschung. Eine Einführung entlang klassischer Studien*. Springer VS. https://doi.org/10.1007/978-3-658-18557-2

Helfferich, C. (2011). *Die Qualität qualitativer Daten. Manual für die Durchführung qualitativer Interviews* (4. Aufl.). Springer VS. https://doi.org/10.1007/978-3-531-92076-4

Herzberg, H. (2018). Biographie und Gesundheit. In S. Lutz, M. Schiebel & E. Tuider (Hrsg.), *Handbuch Biographieforschung* (S. 327–337). Springer VS.

Herzberg, H. (2020). Partizipation im Gesundheitswesen. Die Perspektive von Patientinnen und Patienten. In Netzwerk Qualitative Gesundheitsforschung (Hrsg.), *Perspektiven qualitativer Gesundheitsforschung* (S. 26–36). Beltz Juventa.

Heylens, G., Elaut, E., Kreukels, B.P., Paap, M.C., Cerwenka, S., Richter-Appelt, H., Cohen-Kettenis, P.T., Haraldsen, I.R. & De Cuypere, G. (2014). Psychiatric characteristics in transsexual individuals: multi-centre study in four European countries. *British Journal of Psychiatry, 204*(2), 151–156. https://doi.org/10.1192/bjp.bp.112.121954

Jost, G. (2019). Konturen soziologischer Biographieforschung: methodologische Grundlagen und thematische Ausrichtungen. In G. Jost & M. Haas, (Hrsg.), *Handbuch zur soziologischen Biographieforschung. Grundlagen für die methodische Praxis* (S. 59–80). Barbara Budrich. https://doi.org/10.36198/9783838551500

Kallmeyer, W. & Schütze, F. (1977). Zur Konstitution von Kommunikationsschemata der Sachverhaltsdarstellung. In D. Wagner (Hrsg.), *Gesprächsanalysen* (S. 159–274). Buske.

Karbach, U., Stamer, M., Holmberg, C., Güthlin, C., Patzelt, C. & Meyer, T. (2012). Qualitative Studien in der Versorgungsforschung. Diskussionspapier, Teil 2: Stand qualitativer Versorgungsforschung in Deutschland – ein exemplarischer Überblick. *Gesundheitswesen, 74*(08/09), 516–525.

Kasprowski, D., Fischer, M., Chen, X., de Vries, L., Kroh, M., Kühne, S., Richter, D. & Zindel, Z. (2021). Geringe Chancen auf ein gesundes Leben für LGBTQI*-Menschen. *DIW Wochenbericht, 61*, 79–88.

Keller, R. (2012). *Das Interpretative Paradigma. Eine Einführung. Grundlegende Einführung in eines der meist diskutierten Paradigmen in den Sozialwissenschaften*. Springer VS. https://doi.org/10.1007/978-3-531-94080-9

Kleemann, F., Krähnke, U. & Matuschek, I. (2013). *Interpretative Sozialforschung. Eine Einführung in die Praxis des Interpretierens* (2. Aufl.). Springer VS. https://doi.org/10.1007/978-3-531-93448-8

Kruse, J. (2015). *Qualitative Interviewforschung. Ein integrativer Ansatz* (2. Aufl.). Beltz Juventa.

Kutzleben, M. von, Baumgart, V., Fink, A., Harst, L., Wicking, N., Tsarouha, E., Pohontsch, N.J. & Schunk, M. (2023). Mixed Methods-Studien in der Versorgungsforschung: Anforderungen, Herausforderungen und die Frage der Integration – ein Diskussionspapier aus der Perspektive qualitativ Forschender. *Gesundheitswesen, 85*(08/09), 741–749.

Lewis, N. (2009). Mental health in sexual minorities: recent indicators, trends, and their relationships to place in North America and Europe. *Health and Place, 15*(4), 1029–1045. https://doi.org/10.1016/j.healthplace.2009.05.003

Lippl, B., Abou-Chadi, T. & Fedkenheuer, M. (2012). *Homophobe Anfeindungen aus Sicht von Schwulen,*

Bisexuellen und Trans Personen (GBT). Strategien und Maßnahmen zu Schutz, Aufklärung und Prävention.* MANEO.

Lucius-Hoene, G., Holmberg, C. & Meyer, T. (Eds.). (2018). *Illness narratives in practice: potentials and challenges of using narratives in health-related contexts.* Oxford University Press. https://doi.org/10.1093/med/9780198806660.001.0001

Lutz, S., Schiebel, M. & Tuider, E. (2018). Einleitung: Ein Handbuch der Biographieforschung. In S. Lutz, M. Schiebel, & E. Tuider (Hrsg.), *Handbuch Biographieforschung* (S. 1–8). Springer VS.

Marshal, M.P., Dietz, L.J., Friedman, M.S., Stall, R., Smith, H.A., McGinley, J., Thoma, B.C., Murray, P.J., D'Augelli, A.R. & Brent, D.A. (2011). Suicidality and depression disparities between sexual minority and heterosexual youth: a meta-analytic review. *Journal of Adolescent Health, 49*(2), 115–123. https://doi.org/10.1016/j.jadohealth.2011.02.005

Marx, K. & Engels, F. (1960). *„Der achtzehnte Brumaire des Louis Bonaparte"* (Werke, Bd. 8, S. 111–207). Berlin/DDR: Dietz.

Mey, G. & Mruck, K. (2020). Qualitative Interviews. In G. Mey & K. Mruck (Hrsg.), *Handbuch Qualitative Forschung in der Psychologie. Band 2: Designs und Verfahren* (2. Aufl., S. 315–335). Springer.

Meyer, I.H. (2003). Prejudice, social stress, and mental health in lesbian, gay, and bisexual populations: conceptual issues and research evidence. *Psychological Bulletin, 129*(5), 674–697. https://doi.org/10.1037/0033-2909.129.5.674

Meyer, T., Karbach, U., Holmberg, C., Güthlin, C., Patzelt, C. & Stamer, M. (2012). Qualitative Studien in der Versorgungsforschung. Diskussionspapier, Teil 1: Gegenstandsbestimmung. *Gesundheitswesen, 74*(08/09), 510–515.

Nieder, T.O., Köhler, A., Eyssel, J. & Briken, P. (2017). Qualitätsentwicklung in der interdisziplinären Trans-Gesundheitsversorgung. Ergebnisse und Implikationen partizipativer Versorgungsforschung. *Bundesgesundheitsblatt Gesundheitsforschung Gesundheitsschutz, 60*(9), 999–1008. https://doi.org/10.1007/s00103-017-2599-5

Patton, M.Q. (2015). *Qualitative research & evaluation methods* (4th ed.). Sage.

Pfaff, H., Ommen, O., Neumann, M., Ernstmann, N., Steffen, P., Driller, E. & Janssen, C. (2008). Organisationssoziologische Aspekte der medizinsoziologischen Versorgungsforschung. In A. Weber (Hrsg.), *Gesundheit - Arbeit - Rehabilitation. Festschrift für Wolfgang Slesina* (S. 29–48). Roderer.

Pöge, K., Dennert, G., Koppe, U., Güldenring, A., Matthigack, E.B. & Rommel, A. (2020). Die gesundheitliche Lage von lesbischen, schwulen, bisexuellen sowie trans- und intergeschlechtlichen Menschen. *Journal of Health Monitoring, 5*(S1), 1–30.

Pritsch, S. (2011). Rhetorik als Selbsttechnologie: Postmoderne Figuren des Subjekts zwischen „Sagen" und „Tun". In P.L. von Oesterreich & M. Mülke (Hrsg.), *Rhetorik und Subjektivität* (Rhetorik, Bd. 30) (S. 96–108). De Gruyter. https://doi.org/10.1515/9783110236385.96

Przyborski, A. & Wohlrab-Sahr, M. (2021). *Qualitative Sozialforschung. Ein Arbeitsbuch* (5. Aufl.). Oldenbourg. https://doi.org/10.1515/9783110710663

Reckwitz, A. (2006). *Das hybride Subjekt. Eine Theorie der Subjektkulturen von der bürgerlichen Moderne zur Postmoderne.* Velbrück Wissenschaft.

Reckwitz, A. (2017). *Die Gesellschaft der Singularitäten. Zum Strukturwandel der Moderne.* Suhrkamp.

Reichertz, J. (2013). *Gemeinsam interpretieren. Die Gruppeninterpretation als kommunikativer Prozess.* Springer VS. https://doi.org/10.1007/978-3-658-02534-2

Riemann, G. (1987). *Das Fremdwerden der eigenen Biographie. Narrative Interviews mit psychiatrischen Patienten.* Fink.

Riemann, G. (2011). „Grounded Theorizing" als Gespräch. Anmerkungen zu Anselm Strauss, der frühen Chicagoer Soziologie und der Arbeit in Forschungswerkstätten. In G. Mey K. Mruck (Hrsg.), *Grounded Theory* (2. aktualisierte und erweiterte Aufl., S. 405–426). Springer VS.

Rosenthal, G. (1995). *Erlebte und erzählte Lebensgeschichte. Gestalt und Struktur biographischer Selbstbeschreibungen.* Campus.

Rosenthal, G. (2015). *Interpretative Sozialforschung. Eine Einführung* (5. Aufl.). Beltz Juventa.

Roth, G. (1997). *Das Gehirn und seine Wirklichkeit. Kognitive Neurobiologie und ihre philosophischen Konsequenzen.* Suhrkamp.

Rüger, U. (2009). *Krankengeschichte und Lebensgeschichte. Die biographische Dimension im Menschenbild der Medizin.* Universitätsverlag Göttingen. https://doi.org/10.17875/gup2009-393

Sattler, F.A., Franke, G.H. & Christiansen, H. (2017). Mental health differences between German gay and bisexual men and population-based controls. *BMC Psychiatry, 17*(1), 267. https://doi.org/10.1186/s12888-017-1435-7

Sattler, F.A., Wagner, U. & Christiansen, H. (2016). Effects of minority stress, group-level coping, and social support on mental health of German gay men. *PLoS One, 11*(3), e0150562. https://doi.org/10.1371/journal.pone.0150562

Schmacke, N. (2004). Versorgungsforschung – auf dem Weg zu einer Theorie der „letzten Meile". *Gesundheitsökonomie & Qualitätsmanagement, 9*, 167–171.

Schrappe, M. & Pfaff, H. (2017). Einführung in Konzept und Grundlagen der Versorgungsforschung. In H. Pfaff, E. Neugebauer, G. Glaeske, & M. Schrappe (Hrsg.), *Lehrbuch Versorgungsforschung. Systematik – Methodik – Anwendung* (2. vollständig überarbeitete Aufl., S. 1–76). Schattauer.

Schütz, A. (1971). *Gesammelte Aufsätze. Band 1: Das Problem der sozialen Wirklichkeit*. Nijhoff.

Schütze, F. (1978). *Die Technik des narrativen Interviews in Interaktionsfeldstudien – dargestellt an einem Projekt zur Erforschung von kommunalen Machtstrukturen* (Fakultät für Soziologie. Arbeitsberichte und Forschungsmaterialien Nr. 1). Universität Bielefeld.

Schütze, F. (1981). Prozeßstrukturen des Lebensablaufs. In J. Matthes (Hrsg.), *Biographie in handlungswissenschaftlicher Perspektive* (S. 67–156). Verlag der Nürnberger Forschungsvereinigung.

Schütze, F. (1983). Biographieforschung und narratives Interview. *Neue Praxis, 3*, 283–293.

Schütze, F. (1984). Kognitive Figuren des autobiographischen Stegreiferzählens. In M. Kohli & G. Robert (Hrsg.), *Biographie und soziale Wirklichkeit. Neue Beiträge und Forschungsperspektiven* (S. 78–117). Metzler. https://doi.org/10.1007/978-3-476-03188-4_5

Stamer, M. (2020). Vorstellungen von Partizipation in der Gesundheitsversorgung aus der Perspektive von Mitarbeiter_innen. In Netzwerk Qualitative Gesundheitsforschung (Hrsg.), *Perspektiven qualitativer Gesundheitsforschung* (S. 37–48). Beltz Juventa.

Stamer, M., Güthlin, C., Holmberg, C., Karbach, U., Patzelt, C. & Meyer, T. (2015). Qualitative Studien in der Versorgungsforschung. Diskussionspapier, Teil 3: Qualität qualitativer Studien. *Gesundheitswesen, 77*, 966–975. https://doi.org/10.1055/s-0035-1565235

Straub, J. (2010). Erzähltheorie/Narration. In G. Mey & K. Mruck (Hrsg.), *Handbuch Qualitative Forschung in der Psychologie* (S. 136–150). VS Verlag für Sozialwissenschaften. https://doi.org/10.1007/978-3-531-92052-8_9

Strauss, A.L. (1991). *Grundlagen Qualitativer Sozialforschung. Datenanalyse und Theoriebildung in der empirischen soziologischen Forschung*. Fink.

Strübing, J. (2018). *Qualitative Sozialforschung. Eine komprimierte Einführung*. De Gruyter Oldenbourg. https://doi.org/10.1515/9783110529920-001

Thürmer-Rohr, C. (2014). *„anfangen". Christina Thürmer-Rohr. Filmportrait von Gerd Conradt* (Filmprotokoll). Berlin: kinoglas-films.

Trevisan, A. (2020). *Depression und Biographie. Krankheitserfahrungen migrierter Frauen in der Schweiz*. transcript.

Ullrich, C., Jünger, S., Kremeike, K., Xyländer, M. & Preiser, C. (2023). „Das ist vorher gar nicht absehbar"? – Forschungsethische Fragen in der qualitativen Versorgungsforschung. Eine Befragungsstudie mit Forschenden. *Gesundheitswesen, 85*(04), 395–402.

Ullrich, C., Quedera, A., Anders, C., · Poß-Doeringa, P., Nöst, S. (2022). Anwendung und Darstellung qualitativer Methoden in der Versorgungsforschung in Deutschland: ein Scoping Review zu Primärstudien (2010–2019). *Zeitschrift für Evidenz, Fortbildung und Qualität im Gesundheitswesen, 173*, 75–84. https://doi.org/10.1016/j.zefq.2022.03.002

Vaillant, G.E. (1977). *Adaptation to life*. Little Brown and Company.

Weizsäcker, V. von. (1955). *Gesammelte Schriften* (Bd. VII). Suhrkamp.

Wilson, T.P. (1973). Theorien der Interaktion und Modelle soziologischer Erklärung. In Arbeitsgruppe Bielefelder Soziologen (Hrsg.), *Alltagswissen, Interaktion und gesellschaftliche Wirklichkeit* (Bd. 1, S. 54–79). Rowohlt.

Witte, N. (2010). *Ärztliches Handeln im Praxisalltag*. Campus.

Witte, N. (2012). „Ich habe jetzt sicher keine Patienten mehr, die so gar nicht mögen, was ich tue." Perspektiven auf die ärztliche Praxis. In A. Hanses & K. Sander (Hrsg.), *Interaktionsordnungen: Gesundheit als soziale Praxis* (S. 107–123). Springer VS.

5 Halbstrukturierte leitfadengestützte Interviews und qualitative Inhaltsanalyse

Corina Güthlin

In diesem Kapitel wird die Kombination aus der Erhebungsform *halbstrukturiertes Interview* und der Analyseform *qualitative Inhaltsanalyse* und die Einordnung dieser Kombination in die qualitative Versorgungsforschung näher beleuchtet. Auch wenn hier die Erhebung von Daten und die Auswertung als zwei Designelemente behandelt werden, ist von Anfang an darauf hinzuweisen, dass Erhebung und Analyse immer Hand in Hand gehen und im Hinblick auf die Beantwortung einer Forschungsfrage als Kombination zu denken sind. Entsprechend finden sich in diesem Kapitel Definitionen und methodische Hinweise zu halbstrukturierten Interviews und zur qualitativen Inhaltsanalyse, aber auch Spezifika, die sich aus der Kombination ergeben. Als Exkurs werden Expert*inneninterviews und deren Analyse behandelt, da Expert*inneninterviews viel Raum in der Versorgungsforschung einnehmen.

Przyborski und Wohlrab-Sahr erklären in ihrem Buch bezüglich qualitativer Sozialforschung: „der Fokus liege [...] auf der Frage, wie unter den entsprechenden Rahmenbedingungen die Probleme benannt, interpretiert, gelöst oder perpetuiert werden" (Przyborski & Wohlrab-Sahr, 2010, S. 5). Diesem Gedanken folgend seien hier einleitend zwei Dinge deutlich gemacht:

- Erstens sollte die Kombination aus qualitativen Interviews und Inhaltsanalyse nicht (nur) Fragestellungen beantworten wollen, die sich um das „*Was* wird gemacht?" drehen, sondern auch das *Wie* des Benennens und Handelns in den Blick nehmen, und
- zweitens sollte die Systematisierung von Erzähltem mittels Inhaltsanalyse über die reine Wiedergabe von Aussagen hinausgehen.

Gerade daher sei hier die These in den Raum gestellt, dass die Analyse *qualitativer Aspekte* in Interviews diese erst zu qualitativen Interviews machen. Der Unterschied zwischen der Wiedergabe von Aussagen aus Interviews und einer qualitativen Analyse von Interviewinhalten wird bei Nina Degele deutlich. Sie führt den Begriff des Wissens ein, nimmt die Unterscheidung zwischen Wissen erster und Wissen zweiter Ordnung vor. Für die Analyse von Interviews ist Folgendes erhellend: „Das Wissen zweiter Ordnung stellt dagegen zu weiten Teilen Wissenswissen dar, nämlich Wissen darüber, wie das Wissen erster Ordnung erlangt, verarbeitet und generiert werden kann [...]" (Degele, 2000, S. 90ff). Auch wenn in der Versorgungsforschung nicht nur Wissen abgerufen wird, ist dies doch oft Gegenstand von Interviews, sodass diese Unterscheidung (erzählbares Wissen selbst und das reflektierbare Wissen über das Wissen) hinweisgebend für die hier beschriebene Designkombination (Interview und Inhaltsanalyse) ist.

Bezüglich der Wahl interviewter Personen ist zu bedenken, bei wem sich dieses Wissen oder die Auswirkung von Handlungen einstellen kann und soll; diese Person sollte mindestens auch zur Interviewpartner*in werden.

Anders gesagt kommen bei halbstrukturierten Interviews Personen aus einem spezifischen

Feld und aus einem bestimmten Grund zu Wort. Die Fragen liegen zwar vorstrukturiert vor, sind aber während des Interviews an den Verlauf anzupassen. Wichtig ist, dass die Berücksichtigung der je eigenen (Versorgungs-)Umwelt, der Haltung oder Rolle jeder einzelnen interviewten Person im Interview sowie in der Analyse zum Tragen kommen kann. Die Analyse der Interviews orientiert sich selbstverständlich an den gewonnenen Äußerungen, wobei auch der Kontext des Gesagten und die Form der Äußerung eine Rolle spielen. So kann gleichzeitig Alltags- und Subjektorientierung entstehen. Es handelt sich immer um eine Verdichtung subjektiv wahrgenommener und eingeordneter Inhalte, die dem Alltag befragter Personen entstammen, wobei diese Verdichtung (aus Interviews plus Analyse stammend!) entweder nicht entlang von vorher fest definierten *Schubladen* vorgenommen wird oder zumindest die Füllung dieser Schubladen inhaltlich offenzuhalten ist.

Damit sind zentrale Aspekte angesprochen, die die Kombination der Methode Interview (hier leitfadengestützte sogenannte „halbstrukturierte" Interviews) und qualitative Inhaltsanalyse als geeignet erscheinen lässt, um einen spezifischen Beitrag in der qualitativen Versorgungsforschung zu leisten: Es geht um die Erfahrungen und Erlebnisse Einzelner, bereichert um individuelle Wissenselemente im Kontext ihrer je eigenen Alltagsbedingungen. Es geht um *erlebte* Fakten wie auch um Deutungen dieser. Alles von einer Person Erzählte stellt – auf dem Hintergrund ihres Deutungswisssens reflektierte – Erfahrungen dar. Deutungswissen kann hierbei als das Wissen zweiter Ordnung (s.o.) verstanden werden. Bei der qualitativen Inhaltsanalyse sind damit nicht nur die Äußerungen als solche von Relevanz, sondern – ganz unabhängig von der im Einzelnen gewählten inhaltsanalytischen Methode – interessieren auch die Bedingungen des Zustandekommens dieser Schilderungen bei der Interpretation der Ergebnisse. Die qualitative Inhaltsanalyse dient (auch) dem Aufschließen dieses Deutungswissens, sollte jedenfalls nicht beim Wiedergeben der *erzählten Fakten* stehenbleiben. An dieser Stelle sei auf ein wiederkehrendes Missverständnis verwiesen: Die Nennung von Barrieren, z.B. bei der Implementierung einer Intervention, genauso wie die Nennung von sogenannten förderlichen Faktoren ist in zweierlei Weise zu reflektieren: Einmal spiegeln die von den Forschenden identifizierten Faktoren gedankliche Kausalketten von Interviewten und Forschenden wider, und sie werden sich nicht als die relevanten Ansatzpunkte für gelungene Implementierung erweisen, wenn nicht dem Kontext einer je spezifischen Situation und damit der Komplexität von Versorgung Rechnung getragen wird.

An dieser Stelle sei auch auf die *doppelte Konstruktion* in dieser speziellen Methodenkombination verwiesen: Einmal stellen die Wahrnehmungen und Einordnungen der interviewten Personen die Konstruktionen ihrer Wirklichkeit dar und zum anderen ist die Interpretation – auch im Rahmen der qualitativen Inhaltsanalyse – eine Konstruktion der Wirklichkeit der befragten Personen, vorgenommen durch Versorgungsforscher*innen. Beide Konstruktionsebenen sind bei einer Diskussion der Ergebnisse zu reflektieren.

5.1 Was ist ein leitfadengestütztes Interview?

Mit Interview ist eine Interaktionssituation gemeint, in der eine Person (Interviewer*in) eine andere Person (Interviewte) mit erzählgenerierenden Fragen oder Impulsen durch die gemeinsame Kommunikation begleitet und mehr oder weniger leitet. In der Regel handelt es sich um eine Eins-zu-eins-Situation, die von Angesicht zu Angesicht oder am Telefon stattfinden kann. Ausnahmen von der Eins-zu-eins-Situation können Interviews mit Personen darstellen, die sich z.B. aufgrund von Sprachbarrieren eine zweite anwesende (meist vertraute) Person wünschen oder auf unterstützte Kommunikation (z.B. Talker) angewiesen sind. In allen Konstellationen muss reflektiert werden, welche

Bedeutung die jeweilige Konstellation auf die Daten bzw. Ergebnisse hat.

In der Literatur zu qualitativen Methoden tauchen viele unterschiedliche Begriffe auf, wenn Interviewformen erklärt und voneinander unterschieden werden. Helfferich listet z.B. 14 verschiedene Interviewvarianten auf, die sich zum Teil erheblich unterscheiden (Helfferich, 2007). In diesem Kapitel sollen Interviews näher betrachtet werden, die meist mit den Attributen „halbstandardisiert", „halbstrukturiert", „semistrukturiert" oder auch „leitfadengestützt" beschrieben werden. Diese Bezeichnungen leiten sich aus der Tatsache her, dass der oder die Interviewer*in im Vorfeld des Interviews in einem Gesprächsleitfaden Erklärungen zum Thema des Interviews sowie Erzählimpulse und mögliche Nachfragen festhält. Die einzelnen Themen und Fragen werden nicht bezüglich Reihenfolge und Wortwahl standardisiert, sondern mit eigenen Worten an den Gesprächsverlauf angepasst (siehe auch Kruse, 2015). Diese Interviews folgen nicht völlig offen einem einzigen Erzählimpuls; es liegt eine Vorstrukturierung der Inhalte und gegebenenfalls auch der Abfolge von Themen vor.

Zur Einordnung dieser Interviewform ist – ebenfalls mit Kruse – zu sagen, dass Offenheit im Interview nicht unbedingt als nichtdirektive Interaktion zu verstehen ist, sondern eher eine „regulative Idee" ausdrückt und jedes Interview „auf dem Kontinuum von Offenheit und Strukturierungsgrad bewusst auszugestalten ist" (Kruse, 2015, S. 148). Dieses Kontinuum betrifft sowohl die Offenheit der Frage als erzählgenerierendem Impuls, als auch die Offenheit bezüglich der Abfolge der Fragen sowie Nachfragen, die je nach Interviewverlauf und angesprochenen Themen bei jeder interviewten Person unterschiedlich ausfallen können. Offenheit bei der Interviewführung ist zentral und erfordert eine gute Schulung der Interviewer*innen.

Bezüglich der oben eingeführten gleichzeitigen Alltags- und Subjektorientierung muss bedacht werden, dass gerade vorgedachte und vorstrukturierte Themen am befragten Subjekt und dessen Alltag vorbeigehen können. In jedem Fall sollten bei der Planung des Interviews, d.h. bei der Umsetzung der Forschungsfrage in einen Frageleitfaden, auch der Alltag der zu befragenden Personen in den Blick genommen werden und jeder Leitfaden auch auf die Alltagsorientierung hin pilotiert werden. Dies steht gegebenenfalls sowohl im Kontrast zu der Ausrichtung eines Interviewleitfadens an publizierter Literatur wie auch im Kontrast zu der Hoffnung, alle Aspekte eines Phänomens abfragen zu können. Letzteres ist unmöglich, wenn man sich vergegenwärtigt, dass die subjektive Alltagsperspektive immer auch eine subjektive Auswahl von Wahrnehmungen durch die Befragten mit sich bringt. Schon bei der Konzeption des Interviewleitfadens empfiehlt sich daher die Reflexion der Themen dahingehend, welche Bedeutung diese wohl im Alltag befragter Personen spielen werden, und auch die multiperspektivische Reflexion im Rahmen einer Forschungswerkstatt kann interessante Aspekte bezüglich Vorannahmen interessierender Themen zutage fördern, die möglicherweise den Alltag befragter Personen nicht in den Blick nehmen, sondern sich an z.B. publizierten Ergebnissen aus anderen (internationalen) Studien orientieren.

Gerade die individuellen Relevanzsetzungen einer befragten Person geben Hinweise auf ihre je eigene Einordnung. An dieser Stelle wird sehr deutlich, was mit qualitativen Interviews gemeint ist: Die Interviewführung muss eigene Setzungen der befragten Personen explizit befördern und diese Setzungen können nur Bedeutung entfalten, wenn sie in der Analyse wiederum explizit Berücksichtigung finden.

5.1.1 Der Leitfaden

Es empfiehlt sich, zunächst alle interessierenden Fragen oder Aspekte einer Forschungsfrage sowie einen ersten Erzählimpuls im Vorfeld festzuhalten und daraus einen Gesprächsleitfaden zu entwickeln. Hinweise zur Konzeption von Interviews und eines Interviewleitfadens finden sich bei Helfferich (2007, 2019), und es finden sich auch konkrete Empfehlungen zum Aufbau eines Leitfadens.

Der Gesprächs- bzw. Interviewleitfaden folgt also einem bestimmten Schema, das ganz allgemein so beschrieben werden kann: Zunächst beginnt das Interview mit einer eher offen gehaltenen Erzählaufforderung. Es folgt dann ein Kommunikationsverlauf aus Fragen und Antworten bzw. Erzählanreizen und Erzählungen, wobei – durchaus auch vorformulierte – Fragen oder vorher formulierte interessierende Aspekte von der Interviewer*in an den Erzählverlauf anzupassen sind. Bezüglich der Strukturierung und der Formulierung von Fragen sollten Interviewer*innen im Vorfeld und auch in der Situation reflektieren, welche steuernden und beeinflussenden Elemente in ihrem Leitfaden enthalten sind (Helfferich, 2019). Das gilt gleichermaßen für die Abfolge der Fragen, die Formulierung der Fragen, die gesamte Interviewsituation, die Einführung in das Thema des Interviews etc. Aufschlussreiche Reflexionsüberlegungen und eine gute Übersicht verschiedener Fragetypen finden sich bei Kruse (2015), lesenswerte Tipps für die Interviewgestaltung in Form von Regieanweisungen finden sich bei Hermanns (2017).

Bei jedem Interview sind Themen wie Rollen, Macht, Fremdheit, Diskurskulturen bei der Planung sowie bei der Durchführung, Auswertung und Interpretation zu bedenken. Für die Versorgungsforschung relevant ist beispielsweise die oft akademische Herkunft von Interviewer*innen, die aber mitnichten aus dem Feld der Versorgung (Ärzt*innen, MFA, Pflege etc.) kommen, sodass sich im Sprechen über ein Feld der Versorgung Fremdheit vermitteln kann, die aber durchaus für explizierende Nachfragen genutzt werden kann. Auch kann das Wissen, dass Interviewer*innen aus einem medizinischen Institut kommen, zur Annahme führen, dass bestimmte Fachbegriffe verstanden und eingeordnet werden können und nicht mehr im Interview weiter ausgeführt werden müssen. Oft ist aber gerade die Ausführung durch die interviewte Person hilfreich, um den Alltag dieser Person einfangen zu können. Etwa mag für Allgemeinmediziner*innen die Versorgung chronisch Kranker heißen, dass regelmäßig sekundäre Folgen von Krankheit und Therapie im Blick behalten werden müssen, während für Pfleger*innen einer chronisch psychisch erkrankten Person der krisenhafte Verlauf gedanklich im Vordergrund steht. Die Interviewer*in ist immer als Lernende zu verstehen und nicht als Wissende – das ist ein grundsätzlicher Unterschied zur Versorgenden-Rolle.

Es empfiehlt sich, schon bei der Gestaltung des Interviewleitfadens Personen aus dem zu untersuchenden Feld einzubeziehen und sich Assoziationen anderer Forschender einzuholen, z. B. im Rahmen einer Forschungswerkstatt zu den interessierenden Fragen, aber auch zum Studienkontext (z. B. zur Herkunft der Interviewerin oder zum Einführungstext in der informierten Einwilligung). Dabei können die Kommunikationskultur im zu befragenden Feld, aber auch gewohnte Machtbeziehungen zum Thema werden. Insgesamt ist die Haltung wichtig, sich als interviewende Person überraschen lassen zu wollen und zu können.

Sowohl bezüglich des halbstrukturierten Interviews wie auch der nachfolgenden qualitativen Inhaltsanalyse möchten wir unseren Leser*innen eine besondere Qualität qualitativer Methoden in Erinnerung rufen: Es ist die Ermöglichung des Unbekannten und Unerwarteten (siehe z. B. Misoch, 2019). Nun ist es leicht vorstellbar, dass die Formulierung von Fragen und in gewisser Weise auch die Fragenreihung Vorfestlegungen impliziert, die es Unerwartbarem erschwert, erzählt zu werden. Eine interessante Methode bei der Gestaltung eines Gesprächsleitfadens stellt das Aufschreiben von Triggerformulierungen dar, auf die sich weitere Nachfragen lohnen. Will man etwa etwas über die erlebte Versorgungsqualität von Patient*innen wissen, so ist es lohnenswert, auf Formulierungen wie „Das war eine tolle Praxis“ zu achten und entsprechend nachzufragen, was die Praxis „toll" mache, und gezielt nach entsprechenden Erfahrungen zu fragen. Erlebnisse und Erfahrungen beugen der Gefahr vor, dass nur bereits – forscher*innenseitig – vorgefasstes (Deutungs-)Wissen reproduziert wird.

5.1.2 Wer und wie viele sollten interviewt werden?

Bei leitfadengestützten Interviews gehen wir davon aus, dass die interviewten Personen über einen gewissen Bestand an Erfahrungen verfügen, der im Interview erzählt werden kann. Damit eignen sich prinzipiell alle Themen der Versorgungsforschung für diese Form des Interviews, aber auch die Grenzen sind klar beschrieben. Man kann mit leitfadengestützten Interviews nur Erzählungen hervorbringen, die bereits in mehr oder weniger bewusster Weise kognitiv repräsentiert sind. So lässt sich z. B. die Einstellung zu personenzentrierter Kommunikation von Fachpersonen erfragen, nicht aber darauf schließen, dass sie in patientenzentrierter Weise kommunizieren, selbst wenn die Selbsteinschätzung dies nahelegt.

Gerade erzählte Kausalketten oder Begründungen für erlebte Sachverhalte stellen subjektive Zuschreibungen dar und sollten bei der Analyse nicht als faktisches Abbild in die Ergebnisse eingehen. Folgt man der Logik, dass ein gewisser Erfahrungsbestand bestehen muss und abgerufen werden kann, so ergeben sich hieraus weitere Anhaltspunkte für die Zusammensetzung und Größe der Gruppe, die befragt werden soll: Es ist davon auszugehen, dass Erfahrungen umso reichhaltiger zur Beantwortung einer Forschungsfrage beitragen können, je heterogener die (Rollen und Perspektiven der) Träger*innen der Erlebnisse oder des Wissens sind.

Es hilft, sich als Forscher*in früh im Forschungsprozess alle möglichen Determinanten aufschreiben, die das Interview thematisch bestimmen könnten. Dazu ist es genauso hilfreich, Theorien zum Gegenstand zu suchen, Ergebnisse anderer Studien zu berücksichtigen, wie auch Alltagstheorien zu entwickeln, wodurch ein bestimmtes Wissen oder Erlebtes zu einem Thema geformt sein könnte. In der Versorgungsforschung kommen bei der Bildung von Alltagstheorien selbstverständlich soziodemografische Variablen wie beispielsweise Geschlecht(er) und sozialer Status, Alter, Berufsgruppe oder Stadt-/Land-Verortung infrage, aber auch alle anderen Merkmale wie etwa Hierarchieebene, Vorwissen, Rolle im Gesundheitssystem etc. In der qualitativen Forschung gibt es bezüglich der Größe einer Stichprobe keine einfachen Kriterien wie die Power-Berechnung in einer quantitativ ausgewerteten Studie. Hier muss auf die Zusammensetzung der Stichprobe hingewiesen werden, aber auch die Auswertungstiefe berücksichtigt werden. Ein Konzept, das mögliche Dimensionen für eine Tiefenbetrachtung liefert, ist die sogenannte *Information Power* (Malterud et al., 2016). Dieses Konzept unterscheidet sich von anderen Vorgehensweisen darin, dass es explizit fordert, dass während des Forschungsprozesses aufgrund der bis dato vorhandenen Informationsdichte weitere Informant*innen zu rekrutieren sind (oder auch nicht). Es geht also nicht um a priori festgelegte Stichprobenumfänge, sondern um Überlegungen, welche Personen zu einer dichten Beschreibung beitragen können. Es bleibt zu betonen, dass die Idee einer Sättigung, die aus der Grounded Theory stammt, hier unpassend ist. Interviews bieten eine endliche Anzahl von Erzählanreizen und die Inhaltsanalyse mit ihrem kategorien- und codebasierten Vorgehen reduziert die Fülle an möglichen Antworten auf eine Forschungsfrage ebenfalls auf ein endliches Maß.

Im Gegensatz zum Konzept der statistischen Repräsentativität können auch die Aussagen Einzelner Hinweischarakter haben. Voraussetzung für die Produktion von aussagekräftigen Ergebnissen einer qualitativen Studie ist jedoch die Einordnung in einen größeren Kontext sowie die Berücksichtigung der Relevanzsetzungen in den Interviews, wie weiter unten bei den Analysebetrachtungen noch zu sehen sein wird.

Wiederkehrende Aspekte sind also nicht automatisch als besonders aussagekräftige Antworten zu werten, wie ebenfalls im Analyseteil dieses Kapitels zu zeigen sein wird.

Die Literatur zum Thema der Zusammensetzung von zu Interviewenden nennt einige Methoden, die je nach Herkunft und Tradition einer Forschungsmethode je anderen Logiken folgen (z. B. Vorabfestlegung, Theoretical Sampling mit der Voraussetzung einer fortlaufenden Analyse etc.). In der Versorgungsforschung findet sich oft eine Samplingstrategie, die gewisse Rekrutierungswege vorab festlegt (z. B. hausärztliche Teams, Personal einer Station). Es ist aber zu betonen, dass dann meist im Laufe der Rekrutierung kein weiterer Einfluss darauf genommen wird, wer mit welchen genauen Merkmalen am Schluss für ein Interview gewonnen wird. Damit verbleibt oft auch eine Rekrutierungsstrategie mit Vorabfestlegung von theoretisch interessierenden Merkmalen eine Form des Convenience-Sampling, und es kann nicht unbedingt in Anspruch genommen werden, dass eine geeignete Zusammensetzung vorliegt. Gerade daher sollte auch nicht vom Erreichen einer theoretischen Sättigung gesprochen werden, denn die Heterogenität einer Gruppe befragter Personen erweist sich am Schluss, nicht durch eine bloße Vorfestlegung von Kriterien. Idealerweise sollte im Laufe des Prozesses daran gedacht werden, weitere Interviewte zu finden, die unterrepräsentierte Perspektiven beitragen können.

5.1.3 Was ist bei der Interviewführung zu beachten?

Gerade in der qualitativen Versorgungsforschung häufen sich anekdotische Berichte, dass die Rahmenbedingungen wie Budget, Ressourcen, Qualifikationen diese in besonderer Weise limitieren. Eine explizite Studie zu den schwierigen Rahmenbedingungen qualitativer (Begleit-)Forschung bei der Evaluation komplexer Interventionen findet sich bei Rotteau et al. (2021).

Zu den Restriktionen gehören zeitliche Rahmenbedingungen befragter Personen (etwa von Experten, die im Rahmen ihres Berufsalltags befragt werden), aber auch die Begrenztheit finanzieller Mittel, wenn qualitative Interviews etwa im Rahmen von Zusatzstudien zur Evaluation einer Intervention in einen größeren Finanzrahmen passen müssen. Gerade Letzteres kann dazu führen, dass v. a. nicht mit der Methode vertraute Studierende als Interviewer*innen eingesetzt werden. Diese Praxis muss hinterfragt werden, und es ist mindestens ein ausgedehntes Interviewer*innen-Training durch eine erfahrene Person durchzuführen, da Interviewführung nicht als „Handwerk des Fragenstellens" missverstanden werden sollte (Kvale & Brinkmann, 2008, S. 82). Zu einem solchen Training gehört auch das mehrmalige Durchspielen des Interviews anhand des Leitfadens, wobei eine in qualitativen Methoden erfahrene Person eine der interviewten Personen simulieren kann.

Bei jeder Interviewplanung ist das Zeit-Fragen-Verhältnis genau zu bedenken. Dabei gilt: Weniger (gut formulierte) offene Fragen sind einem langen Fragenkatalog vorzuziehen, der vermeintlich alle Aspekte berücksichtigt. Das erscheint auf den ersten Blick paradox, aber bei der Auswahl der Fragen gilt sogar, dass die Fragen möglichst keine (direkten) Antworten zu einem Thema produzieren, sondern eher Erzählungen auslösen sollen. Im Sinne des zentralen Kriteriums der Offenheit ist es methodisch zu begrüßen, wenn diese Erzählungen auch Aspekte außerhalb der gestellten Frage berühren. Nur so kann Unerwartetes erscheinen, was dann aber auch einer entsprechenden Analyse unter Berücksichtigung der Fragestellung zugeführt werden muss.

Neben dem reinen Verlauf eines Interviews ist auch der Kontext, in dem das Interview geführt wurde, für eine spätere Analyse zu dokumentieren. Nach jedem geführten Interview sollte sich die interviewende Person Zeit nehmen, um ein kurzes sogenanntes „Interviewprotokoll" zur Situation niederzuschreiben. Es empfiehlt sich, darin besondere Vorkommnisse, die Interviewsituation wie den Raum oder die Sitzordnung und die eigenen Assoziationen in der Situation niederzuschreiben.

Zu guter Letzt sei darauf verwiesen, dass in jeder ausführlichen Darstellung von Interviewplanung und -führung auch die Transkription und Auswertung sowie die Einordnung der Ergebnisse thematisiert werden.

5.2 Wie geht Auswertung?

Die wohl bekannteste Auswertungsmethode von Interviews in der qualitativen Versorgungsforschung dürfte die qualitative Inhaltsanalyse darstellen, wobei schon zu Beginn zu sagen ist, dass es *die* Inhaltsanalyse nicht gibt. Schon bei Mayring finden sich acht verschiedene Techniken (Mayring, 2015) und auch ein weiterer bekannter Autor differenziert zwischen drei Hauptformen: der inhaltlich-strukturierenden, der evaluativen und der typenbildenden qualitativen Inhaltsanalyse (Kuckartz, 2012). Für einen Überblick über verschiedene Formen der qualitativen Inhaltsanalyse, vor allem im deutschsprachigen Kontext, sei auf Schreier (2014) verwiesen. Lohnenswert ist auch die Lektüre der englischsprachigen Hinweise zum Thema *Thematic (reflexive) Analysis* (z.B. Braun & Clarke, 2012). Thematic Analysis hilft dabei, *Muster* und *Bedeutungen* in den Daten aufspüren zu können, und ist daher eine gute Grundlage für (Inhalts-)Analysen, die über das Nennen von Themen hinausgehen. Insgesamt muss schon sehr früh beim Sprechen über die qualitative Inhaltsanalyse gesagt werden, dass diese Methode keine Antworten auf die Frage „Welche Themen wurden angesprochen?“ gibt, sondern zum Ziel hat, zu analysieren, was über diese Themen ausgesagt wurde.

Dieses Lehrbuchkapitel verzichtet auf Erklärungen und Beschreibungen der einzelnen Formen von Inhaltsanalyse und stellt allgemeine Überlegungen in den Vordergrund. Im konkreten Anwendungsfall einer qualitativen Inhaltsanalyse muss – passend zur Forschungsfrage – eine Form ausgesucht werden und die Literatur dazu bei der Analyse berücksichtigt werden. Alle die Auswahl begründenden Abwägungsentscheidungen sollten notiert und Teil des Ergebnisberichts werden.

Auch hinsichtlich der Analyse lohnt sich noch mal ein Blick auf die oben genannten Wissensbestände, die ein Interview explizieren kann und soll. Laut der Autor*innen Flick, Mey und Mruck können subjektive Theorien, Einstellungen, Meinungen, Gründe, Argumentationen analysiert werden (z.B. Flick, 2011; Mey & Mruck, 2007). Subjektive Theorien, Argumentationen, kausal erzählte Ketten können allerdings auch als Textsorten verstanden werden, die bei der Auswertung helfen (Mey & Mruck, 2007). Dabei ist es zentral, dass sich Forscher*innen vergegenwärtigen, dass jede Analyse das Herstellen von Zusammenhängen – auch durch die/den Forscher*in – voraussetzt (z.B.: Inwiefern ist die Antwort aus einem Interview eine Antwort auf die gestellte Frage?) und dass zusätzlich während der Interpretation größere Zusammenhänge hergestellt werden, die im Sinne eines Ergebnisses als Antwort auf die Forschungsfrage gelten (siehe dazu auch Ritsert, 1972). Weder das im Interview Erzählte noch das daraus Analysierte stellen ein Abbild der Realität dar. Neben der wissenschaftstheoretisch gut belegten Unmöglichkeit, Wirklichkeit abzubilden (siehe z.B. Glasersfeld, 1992, oder für einen Überblick auch Pörksen, 2015), muss also der eigene Analyserahmen reflektiert und expliziert werden, d.h. jede Analyse ist von der Reflexion eigener Meinungen, Haltung und Vorerfahrungen durch die Forschenden begleitet. Zur Reflexion geeignete Fragen finden sich bei Stamer et al. (2015). Ein wichtiges Kernmerkmal jeder Inhaltsanalyse ist die systematische Kodierung des Interviewmaterials, die mehr oder weniger interpretativ gestaltet sein kann sowie eine mehr oder weniger große Abstrahierung des zugrunde liegenden Materials darstellen kann (Graneheim et al., 2017). Grob gesprochen, kann man eine eher *thematische* Kodierung vornehmen, die sehr dem Text und dessen vordergründigem Inhalt (d.h. dem Gesagten) verhaftet bleibt, oder in einer eher *analytischen* Herangehensweise eine tiefere Auseinandersetzung mit den sich herauskristallisierenden Themen und Konzepten vornehmen, die *wie etwas gesagt wird* stärker berücksichtigt. An dieser Stelle sei auf eine Gefahr der qualitativen Inhaltsanalyse hingewiesen: Da das Kategoriensystem sehr im Zentrum der Analyse steht, ergibt sich eine (frühe) Fokussierung auf Kategorien und weniger auf den jeweiligen Fall. Während in der Grounded Theory Kontrastierungen auf Fallebene erfolgen, liegt der Zugang hier eher in einem fallübergreifenden Vorgehen, was Kontrastierungen auf Fallebene deutlich schwieriger macht. Gleichzeitig ist die Fallorientierung im Kontext der Subjektorientierung ein zentrales Kriterium qualitativen Forschens (siehe Kap. 2).

Bei Przyborski und Wohlrab-Sahr (2014) lässt sich die analytische Herangehensweise etwas besser verstehen. Sie schreiben: „Äußerungen stehen immer in einem spezifischen Verweisungszusammenhang" (Przyborski & Wohlrab-Sahr, 2014, S. 15) und (in den Interviews) werden „die Bedingungen dafür geschaffen, dass die Erforschten ihre Relevanzsysteme formal und inhaltlich eigenständig entfalten können. Die einzelnen Äußerungen werden erst in diesem Kontext, innerhalb der Selbstreferenzialität der gewählten Einheit, interpretierbar." (Przyborski & Wohlrab-Sahr, 2014, S. 17). Weiter schreiben die Autorinnen: „Die Interpretationen der Handelnden selbst werden also [...] in einem ersten Schritt der Forschung nachvollzogen und verstanden. Erst im zweiten Schritt bilden die Forscher wissenschaftliche Typen und Theorien." (Przyborski & Wohlrab-Sahr, 2014, S. 13)

Wichtig für diese Unterscheidung ist die Überlegung „Qualitative Ansätze gewähren einen Einblick in die Sichtweise [...] auf eine Weise, die mit quantitativen Methoden nicht möglich wäre" (Hall et al., 2020, S. 429). Es lohnt sich also bei jeder Analyse die Reflexion darüber, welche Inhalte aus Interviews besser oder genauso gut mit einem Fragebogen erhoben werden könnten und welche Sichtweisen nur bei einer qualitativen Analyse zum Vorschein kommen. Letztere sollten handlungsleitend bei der Analyse sein.

Typisch für die Kombination aus leitfadengestützten Interviews und einer Inhaltsanalyse ist das Vorliegen von verschriftlichten vollständigen Interviews, die aufgrund des Abschreibens einer Tonspur des Interviews entstanden sind. Eine Beschäftigung mit unterschiedlichen Transkriptionsformen lohnt sich vor der Erstellung eines Transkriptes, da die Kodierung bei einer Inhaltsanalyse auch latente Inhalte berücksichtigen kann, wenn entsprechend transkribiert wurde. Ein Überblick findet sich bei Fuß und Karbach (2014).

Ganz allgemein werden beim Kodieren Schlüsselthemen zu einzelnen Textstellen zugeordnet, um diese später wieder auffinden und einer gemeinsamen Betrachtung unterziehen zu können (Mey & Mruck, 2011). Bei Ritsert (1972) findet sich die Beschreibung: „Klassifikation von symbolischem Material durch wissenschaftlich geschulte Beobachter, die, auf explizite Zuordnungs- und Verfahrensregeln gestützt, beurteilen sollen, welche Teile des Textmaterials unter die Kategorien des Untersuchungsschemas fallen [...]" (S. 17). Es finden sich die Begriffe „Codes" oder „Code-System", „Kategorien", „Subkategorien" oder „Kategoriensystem", zum Teil sogar „Themen/themes" in Beschreibungen des Kodierprozesses (z.B. Froschauer & Lueger, 2020; Graneheim et al., 2017).

Es bleibt die Frage, welche Gestalt diese Kodierungen annehmen können und sollen, damit sie Orientierung in der Analyse geben können. Nach Kuckartz können auch einzelne Begriffe wie „Ausbildungsdauer" oder thematisch größere Begrifflichkeiten wie „Gerechtigkeit" als Codes vergeben werden (Kuckartz, 2018). Solche einzelnen Begriffe helfen zwar beim Auffinden von Themen, geben allerdings keine Hinweise auf die inhaltliche Ausgestaltung oder mögliche Ausdeutung der Themen, die in einer Textstelle angelegt sind. Besser eignen sich also konzeptuelle Codes, die nicht nur auf das *was* gesagt wurde, sondern auch darauf, *wie* etwas eingeordnet ist, verweisen. Um im Beispiel der Ausbildungsdauer zu bleiben, so könnte ein Code auch heißen: „Ausbildung braucht ihre Zeit".

Auch ist es sinnvoll, Bezeichnungen zu finden, die für sich stehen können, sodass den Leser*innen gleich deutlich(er) ist, was mit dem Code gemeint ist bzw. was er alles umfasst und was nicht, also eher, um ebenfalls im Beispiel zu bleiben „Gerechtigkeitsempfinden der Patient*innen bei elektiven Eingriffen".

Die Zuordnung von Codes zu textlichem Material bzw. zu Textteilen oder Sätzen kann deduktiv oder induktiv vorgenommen werden. *Deduktiv* verweist auf ein theoriegeleitetes Vorgehen, bei dem Vorannahmen aufgrund bestehenden Vorwissens oder aufgrund der Auseinandersetzung mit publizierten Theorien, aber auch Alltagstheorien auf das Material angewandt werden und die Kodierung leiten. *Induktiv* meint ein Kodieren, das sich direkt aus dem Text selbst heraus ergibt und die im Text angelegten Konzepte paraphrasiert. Induktives Kodieren lehnt sich eng an die Wortwahl und den konzeptuellen Gehalt einer Textpassage an, kann also auf neue Themen verweisen und auch schon Hinweise für die Interpretation beinhalten. Bezüglich der Gestalt von induktiven Kodierungen sind auch sogenannte In-vivo-Codes zu nennen, d.h. Ausdrücke, die wortwörtlich so von den Interviewten verwandt werden und meist schon eine Assoziation transportieren.

Das induktive Vorgehen kann mit dem offenen Kodieren der Grounded Theory verglichen werden (Glaser & Strauss, 1998).

Meist lohnt sich zu Beginn des Kodierens ein Blick auf die potenziellen Fragen während der Leitfadenerstellung, d.h. auf die Themen, die im Leitfaden angesprochen werden. In diesen zeigen sich implizit und explizit theoretische Vorüberlegungen. Eine Limitation des deduktiven Vorgehens wird an dieser Stelle besonders deutlich: Gerade wenn sich Interview und Analysekategorien beide um Vorannahmen ranken, so ist es besonders unwahrscheinlich, dass Neues zum Vorschein kommt. Im Übrigen verhilft eine deduktive Kodierung alleine noch nicht zu sinnhaften Ergebnissen. Ergebnisse müssen (spätestens im Schreibprozess) dezidiert eingeordnet werden. Es ist zu betonen, dass diese Einordnung über die bloße Kontextualisierung hinausgehen muss. Jede verschriftlichte Kontextualisierung von Codes wird Sinn insinuieren. Je weniger während des Analyseprozesses über Sinnhaftigkeit und Kontext nachgedacht wird, umso mehr wird die durch die Forschenden vernachlässigte Deutung den Vorstellungen der Leser*innen überlassen.

Ein besonderes Thema induktiven Kodierens ist die Entscheidung über die Kleinteiligkeit des Code-Systems. Gerade beim induktiven Kodieren sind Analysierende oft versucht, jeder Nuance des Textes einen eigenen Code zuzuweisen, jedoch machen zu viele Codes das Material unübersichtlich. Dennoch kann diese Nuancenbeachtung Chancen gegenüber sehr abstrakten Kategorien bieten. Unter abstrakten Kategorien können meist sehr unterschiedliche Dinge subsumiert werden, sodass die Bedeutsamkeit einzelner Aspekte verloren geht. Dies kann teilweise durch das Unterordnen von Codes in übergeordnete Kategorien gelöst werden; wichtig ist das schriftliche Festhalten von Regeln und Überlegungen, warum welche Codes zusammengehören. Es muss im Auge behalten werden, dass das Zusammenfassen in Kategorien wiederum die Sicht der Forschenden repräsentiert und wichtige Konnotationen einzelner Passagen aus einem Interview verloren gehen können. Bei dem Bedürfnis nach Differenzierung eines Codes kann es sich auch um die Einsicht handeln, dass Textstellen zum gleichen Thema auf verschiedene konzeptuelle Einordnungen eines Themas (beim gleichen Interview oder über interviewte Personen hinweg) hindeuten. Es ist lohnenswert, diese durchscheinenden Konzepte nicht in weitere Codes zu fassen, sondern einer weitergehenden Interpretation zu unterziehen und zu fragen: „Was kann diese Rahmung oder Relevanzsetzung über das Thema aussagen?"

Jeder Kodierung ist eigen, dass eine Berücksichtigung des Kontextes dieses spezifischen Codes an dieser Stelle im Interview schwer gelingt, da in jedem Interview der Kontext, in dem ein Thema aufkommt, sehr verschieden sein kann. Daher ist es wichtig, sich zu vergegenwärtigen, dass das Berichten von Codes und passenden Ankerbeispielen und damit also das Kategoriensystem nicht das letztliche Ergebnis der Analyse darstellen kann. Es muss immer eine weiterführende Interpretation erfolgen, die auch den Kontext sowie ungesagt Gebliebenes in den Blick nimmt, nach dem *Wie* und *Warum* einer Aussage fragt und Zitate nennt, die einen Blick auf die alltagssprachliche Fassung von Konzepten freigeben. Letztlich geht es um das Herstellen von (empirisch belegbaren) Zusammenhängen zwischen Kodierungen und zwischen der Forschungsfrage und den identifizierten Themen. Auf die Interpretation als eigener Analyseschritt sei hier ganz besonders verwiesen, weil dieser Schritt in den Beschreibungen von Inhaltsanalysen in aller Regel nicht expliziert wird und auch die Literatur zum Thema qualitative Inhaltsanalyse wenig Orientierung bietet.

Wichtig zur Einordnung der qualitativen Inhaltsanalyse ist die Herkunft der Inhaltsanalyse aus der quantitativen Logik (Ritsert, 1972), was die besondere Gefahr mit sich bringt, dass die Analyse bei der Quantifizierung von erzählten Inhalten stehenbleibt. Auch in einer quantitativen Inhaltsanalyse werden Schlüsselworte in Form von Codes zu Textpassagen zugeordnet; sie werden dann gezählt. In der quantitativen Logik werden Variablen, die häufig vorkommen, oft als Prädiktoren oder erklärende Variablen behandelt; die reine Ausprägung bestimmt hier die Relevanz einer Variablen. Eine Erweiterung um eine mehr interpretative Herangehensweise an Texte erfolgte z. B. durch Schreier (2012). Eine instruktive Beschreibung möglicher Erweiterungen der quantitativen Inhaltsanalyse um das Aufspüren von Sinngehalten eines Textes und der Rekonstruktion von Zusammenhängen in Form von Valenz-, Intensitäts-, Kontingenzanalysen, aber auch Einzelfallbetrachtungen findet sich bei Ritsert (1972).

Mayring hat eine beachtliche Zahl an Publikationen zur qualitativen Inhaltsanalyse vorgelegt, in denen er sein – streng regelgeleitetes – Verfahren genau expliziert. Bei Mayring ist allerdings die Regelgeleitetheit der Vorgehensweise Dreh- und Angelpunkt seiner vorgestellten Techniken, und er betont die besondere Bedeutung zeitsparenden Vorgehens, da er seine Techniken traditionell auf große Stichproben angewendet hatte (siehe Mayring & Fenzl, 2019). Für die Interpretation von Sinngehalt im Lichte von Kontext bleiben diese Erklärungen dürftig. Umso erstaunlicher ist die Fülle an Publikationen in der Versorgungsforschung, die Inhaltsanalysen von Interviewmaterial eher kleiner Stichproben (ca. 10–20 Interviewte) und ein Vorgehen „in Anlehnung an Mayring" berichten. Angesichts der strikten Regelgeleitetheit ist die Angabe „in Anlehnung an" mindestens irritierend. Eine detaillierte Beschreibung des Gemachten ist dagegen unverzichtbar.

Mit der Auswertung im Sinne einer qualitativen Inhaltsanalyse geht ein Akt der Deutung einher bzw. wird der Moment der Deutung und Rekonstruktion sowohl in der Phase der Auswertung offenbar als auch bei der Interpretation des analysierten Materials (während in der quantitativen Forschung der Moment der Operationalisierung die Ausdeutung von Gegenständen zur Voraussetzung hat). Möglicherweise führt dieser Umstand zur Kennzeichnung der qualitativen Methoden als einem „interpretativen Paradigma" folgend (z. B. bei Lamnek & Krell, 2016).

Die Interpretationstiefe und Bandbreite reicht von der Analyse manifester Inhalte über die Identifikation von latenten Mustern bis zu subjektiven Bedeutungszuschreibungen oder der Analyse von Relevanzsystemen und kann sowohl soziale Phänomene beschreiben, zur Theorieentwicklung oder nach Kuckartz auch zur Hypothesenprüfung genutzt werden (Kuckartz, 2018).

In jedem Fall stehen die Codes und das Kategoriensystem in der qualitativen Logik nicht für sich, sondern ergeben nur Sinn bzw. *erzählen eine Geschichte* in einem jeweiligen Kontext.

Bezüglich der Auswertung und Interpretation sei unterstrichen, dass ein „schlichtes Abarbeiten von Regeln" nicht hilft, sondern Auswertung immer ein „kreatives Moment" enthält (Gläser & Laudel, 2010, S. 247).

Dennoch können grundsätzliche Schritte beschrieben werden, die mehr oder weniger in jeder qualitativen Inhaltsanalyse umzusetzen sind. Diese sind:

1. Sich-vertraut-Machen mit dem Material: Dies mag zunächst trivial klingen, umfasst aber spezifische Schritte, die als initiale Schlüsselmomente gelten können. Dazu gehört das aufmerksame Lesen aller oder zumindest einiger Transkripte, falls der Korpus zu umfangreich ist. Auch sollten dabei erste Memos zu den eigenen Vorannahmen der Forscher*innen und in Form von Anmerkungen zum Gelesenen gemacht werden. Diese können erste vorsichtige Konzeptualisierungen, d.h. ein Vorverständnis darstellen, sollten aber auf jeden Fall auftauchende Fragen und erste Auswertungsideen umfassen. Auch das Lesen des Forschungstagebuchs kann in dieser initialen Phase wichtige Hinweise geben. Das Führen eines Forschungstagebuchs, d.h. das Notieren von Gedanken vor und nach einem Interview und während der Analyse sowie der Umstände des Interviews, ist in jedem Fall empfehlenswert.
2. Benennung von ersten Codes und Kategorien oder Fragen an das Material: Wie oben bereits erläutert, kann die Kategorienbenennung deduktiv oder induktiv erfolgen. Eine eher deduktive Vorgehensweise hieße eine erste Kodierung mit Konzeptualisierungen, die aus der Literatur bekannt sind, eigene Vorannahmen darstellen bzw. die Fragen im Interviewleitfaden widerspiegeln. Gerade Letzteres birgt die Gefahr, dass die Analyse im Deskriptiven verbleibt, weil die Chance auf die Entdeckung von Fremdem und Neuem eingeschränkt wird. Eine induktive Vorgehensweise entwickelt diese Kategorien aus dem Material; hierzu eignen sich Paraphrasierungen und sogenannte In-vivo-Codes, die Ausdrücke aus dem Material wiedergeben (siehe z.B. Saldaña, 2013).
3. Bestimmung von Fundstellen dieser Codes und Kategorien und Festlegen von Kodiereinheiten: Wichtig ist der Umfang einer Kodiereinheit. Konkret heißt das, dass von der Kodierung einzelner Wörter abzusehen ist und Sinneinheiten gefunden werden müssen. Diese sollten so umfänglich sein, dass in einem weiteren Materialdurchgang klar wird, in welchem Sinnzusammenhang diese Aussage gemacht wurde.
4. Materialdurchgang, d.h. das Lesen und Bearbeiten aller Transkripte, bei dem Definitionen der einzelnen Codes schriftlich festgelegt oder gegebenenfalls bereits festgelegte Definitionen überarbeitet werden. Sogenannte Ankerbeispiele (wörtliche Zitate aus dem Material, die den Code eingängig beschreiben) helfen bei dieser Beschreibung. Je nach Umfang des Korpus sowie Anzahl an Interpretierenden kann der erste Materialdurchgang auch mit einer Auswahl an Transkripten durchgeführt werden. Es sollten jedoch einige Transkripte zur Definition benutzt werden und mindestens zwei Analysand*innen unabhängig voneinander das gleiche Transkript kodieren.
5. Meist empfiehlt sich im Laufe dieses Materialdurchgangs eine Differenzierung in weitere Unter- oder Oberkategorien, wobei diese ebenfalls deduktiv oder induktiv gebildet werden können. An eine Differenzierung ist vor allem zu denken, wenn sich neue Themen als potenzielle Kategorien ergeben, eine Skalierung von Kategorien notwendig ist oder eine Kategorie mehrere relevante Aspekte umfassen sollte.
6. Weiterer Materialdurchgang, bei dem v.a. Schritt 5 (aber auch Schritt 4) mehrmals durchlaufen wird. Am Schluss sollten alle Transkripte mit einem einheitlichen und fi-

nalen Kategoriensystem kodiert worden sein und – im Falle mehrerer Kodierer*innen – ein gemeinsames Verständnis aller Definitionen von Kategorien vor dem letzten Materialdurchgang entwickelt worden sein.

7. Zur Beantwortung der initialen Fragestellung erfolgt im letzten Schritt ein Ausdeuten der Texte mithilfe von Kategorien und Codes unter Berücksichtigung von Vorannahmen, dem Kontext eines Textabschnitts oder von Paraphrasierungen (Zumstein-Shaha, 2018). Einige Möglichkeiten sind hierbei das Vergleichen von Fällen, Typenbildung, Skalierungen, das Suchen von Zusammenhängen oder die Reflexion ungesagt gebliebener Inhalte etc. (z. B. Gläser & Laudel, 2010).

Vielleicht erklärt die Herkunft der deutschen Tradition der Inhaltsanalyse aus der Psychologie und der Hermeneutik, dass es trotz publizierter Regeln zur Durchführung wenig Orientierung gibt, wie diese Bedeutungsgebung und Interpretation erlernt werden kann. Daher ist gerade in der Versorgungsforschung dringend zu raten, Analysen im Rahmen einer Forschungswerkstatt und die Interpretation eingebettet in multiprofessionelle Perspektiven vorzunehmen (vgl. Kap. 11).

Vor der Analyse sollten sich alle beteiligten Forscher*innen zu allen vorangegangenen Annahmen (die z. B. zum Interviewleitfaden geführt haben oder sich während der Interviews einstellten) Rechenschaft ablegen und diese schriftlich festhalten. Dies nennt sich auch „methodische Kontrolle des Fremdverstehens“ und meint die Reflexion der Subjektivität von allen an der Datenerzeugung Beteiligten (Interviewer*innen, Auswerter*innen sowie Interviewte). Graneheim et al. (2017) geben den Hinweis, dass es für Leser*innen einer inhaltsanalytischen Arbeit wichtig ist zu erfahren, wie Kategorien und Themen erarbeitet wurden, welche Interpretationsschritte (auch Vorannahmen) dabei eine Rolle spielten und wie der Zusammenhang von Textstellen zur Fragestellung von den Forscher*innen hergestellt wird und wurde. Als interpretierende Person müsse man sich fragen, auf welche Art und Weise die herausgearbeiteten Themen (und nicht welche Themen) eine Antwort auf die in der Forschungsarbeit gestellte Frage geben.

5.3 Exkurs: Expert*innen-Interviews und deren Auswertung

Einen oft in der qualitativen Versorgungsforschung vorzufindenden Interviewtyp stellt das Expert*innen-Interview dar, das im Folgenden deshalb – herausgegriffen aus einer Fülle unterschiedlicher Interviewformen – näher beleuchtet werden soll. Wie der Name schon sagt, sollen hier Expert*innen angesprochen werden, die mit ihrem Wissen als handelnde Personen in einem bestimmten Themenumfeld dabei helfen können zu rekonstruieren, wie bestimmte Prozesse und soziale Sachverhalte verstanden werden können. Damit ist das Expert*innen-Interview ein geeignetes Beispiel, um Spannungsfelder zu thematisieren, die im Prinzip für jedes Interview und dessen Auswertung gelten, hier aber besonders sichtbar werden.

Eine gute Einführung in Expert*innen-Interviews geben Bogner und Menz, die zunächst Expert*innen wie folgt konzeptualisieren: „Expert*innen lassen sich als Personen verstehen, die sich – ausgehend von einem spezifischen Praxis- oder Erfahrungswissen, das sich auf einen klar begrenzbaren Problemkreis bezieht – die Möglichkeit geschaffen haben, mit ihren Deutungen das konkrete Handlungsfeld sinnhaft und handlungsleitend für Andere zu strukturieren“ (Bogner et al., 2014, S. 13). Es ist also nicht der oder die Professionelle gemeint, die etwa als Gutachter*in ihr Expert*innen-Wissen bewertend einsetzt, sondern der- oder diejenige, die mit ex- und impliziten Einordnungen Forscher*innen die Gelegenheit zum Verständnis interessierender Gebiete gibt.

Die genannten Autor*innen setzen sich auch mit den Wissensformen auseinander, die in einem qualitativen Experteninterview eine Rolle spielen: Während rein technisches Wissen besser mit anderen Methoden abfragbar sei, könne Prozesswissen um Abläufe und Konstellationen in einer Organisation sozusagen als *Erfahrungswissen* qualitativ ausgewertet werden. Ebenso kann Deutungswissen als Erklärungswissen fruchtbar gemacht werden.

Eine weitere Verortung von Experteninterviews in diesem Text, die ebenfalls für die Versorgungsforschung relevant ist, betrifft die forschungspraktische Einteilung von Expert*innen-Interviews in explorative, systematisierende und theoriegenerierende Interviews. Explorative Interviews stehen dabei meist zu Beginn einer größeren Erschließung eines Forschungsfeldes und werden hypothesengenerierend eingesetzt. Das systematisierende Interview kann Wissenslücken der Forscher*innen schließen, indem sehr konkret nach bestimmten Informationen gefragt wird. Das theoriegenerierende Interview zielt dagegen auf Wissen ab, das dem Experten nicht vollständig reflexiv zugänglich ist, sondern auch implizit erschlossen werden muss. Diese Einteilung macht ebenfalls sofort deutlich, dass kein Interview ohne Fragestellung und ohne Auswertungsüberlegungen konzipiert werden kann. Bogner et al. geben selbst an, dass sich v. a. bezüglich des systematisierenden Interviewtyps die qualitative Inhaltsanalyse als Auswertungsmethode anbietet, wobei Erzähltes nicht als faktische Gegebenheiten zu werten sind (Bogner et al., 2014).

Für Hinweise auf interessante Stellen in einem Experteninterview sei auf Meuser und Nagel (2009) verwiesen, die sich mit Textsorten wie Erzählungen und Berichte über Störungen des Routinebetriebs auseinandersetzen und aufzeigen, inwieweit diese analytisch aufgeschlossen werden können. Weitere Textsorten und ihre analytische Bedeutung können bei Eckert et al. (2024) nachgelesen werden. Daneben gilt auch für Expert*inneninterviews: „Oft liegt der Zugang zum handlungsleitenden Wissen der Akteure gerade nicht in deren expliziten Theorien und Erklärungen, sondern ist in den Beschreibungen und Erzählungen ihrer Handlungspraxis aufgehoben." (Przyborski & Wohlrab-Sahr, 2014, S. 20)

5.4 Potenziale und Grenzen des Designs aus halbstrukturierten leitfadengestützten Interviews und qualitativer Inhaltsanalyse

Im Hinblick auf die Kombination aus leitfadengestützten Interviews und qualitativer Inhaltsanalyse wird das kaum aufzulösende Spannungsfeld von durch Forscher*innen vorgenommene Vorfestlegung der Themen, ergänzt um die komprimierende Kodierung von Textteilen, und der Forderung nach Subjektorientierung in der qualitativen Forschung offenbar. Auch wenn Kodierungen im Kontext anderer Textteile und im Kontext der Interviews interpretiert werden, so stellen sie doch auch in gewisser Weise willkürlich ausgewählte Bruchstücke dar. Selbstverständlich orientiert sich jede Inhaltsanalyse an der festgelegten Fragestellung, dennoch bleibt die Bedeutung jedes Codes und Untercodes im Rahmen der Fragestellung reflexionswürdig. Eine Diskussion ganzer Codebäume in einer Forschungswerkstatt kann hier zur Reflexion anregen.

Die Interpretation muss thematische Bezüge von Textstellen zu Codes, von Codes zum Kategoriensystem und vom Kategoriensystem zu Textstellen sowie zu den Interpretationsergebnissen herstellen, immer mit Blick auf die in der Studie interessierende Fragestellung und am besten in einem Team erarbeitet. Umso wichtiger ist eine Explizierung der Vorannahmen der Interpretierenden.

Gleichzeitig ist zu betonen, dass die Abstraktionstiefen aller methodischen Elemente zueinander in einem adäquaten Verhältnis stehen müssen. Dabei sollte berücksichtigt werden, dass die (oft deskriptiv bleibende) Analyse manifester Inhalte entsprechende Fragen nach der Erfahrung von Interviewten erfordert, während die – durchaus mögliche – Erschließung latenter Inhalte eher Umschreibungen und weitläufigere Narrationen aus den Interviews und entsprechende Transkriptionsregeln benötigt.

Gerade bei Expert*innen-Interviews besteht das Risiko, die Aussagen der Interviewten als wahr und für sich stehend als gültig zu begreifen, meist mit der Folge einer reinen Nacherzählung als Ergebnis der Analyse.

Da die Interaktion von Forschenden und Interviewten jedem Interview zugrunde liegt, sollten spezifische Reflexionen angestellt werden. Forschungsfragen der Versorgungsforschung bringen es mit sich, dass oft Interviewte aus verschiedenen Settings zu einem Thema beitragen (z. B. sogenannte Stakeholder-Analysen). Gerade hierbei müssen bei der Planung und bei der Analyse der Interviews mögliche Einflüsse genau überlegt werden. Das betrifft sowohl den Wortlaut der Aufklärung über das Studienziel, v. a. falls verschiedene Gruppen (z. B. Patient*innen und Expert*innen) über die gleiche Studie aufgeklärt werden, als auch den Wortlaut während der Interviews, den Ort der Interviews; mögliche Implikationen von Rollen etc., die reflektiert werden müssen. Es empfiehlt sich bei der Nennung von Zitaten in Berichtsformaten die Übernahme von Frage und Antwort in das genannte Zitat.

Aus erkenntnistheoretischer und methodologischer Sicht wird an der Inhaltsanalyse immer wieder Kritik laut, welche die mangelnde Offenheit, die starke Reduktion des Materials und die mögliche Quantifizierung der Befunde kritisch sieht (z. B. Flick, 2011). In diesem Zusammenhang spricht Mayer (2016) von Trivialisierungstendenzen und Zumstein-Shaha (2018) von „Allerweltsanalyse“ (S. 76). Zu einer kritischen Betrachtung der Kombination von Interview und qualitativer Inhaltsanalyse in den Gesundheitswissenschaften kommen auch Niederberger und Dreiack (2020) in einem entsprechenden Review. In diesem Zusammenhang sei besonders auf die zu reflektierenden Aspekte verwiesen, die die Autor*innen ihren Leser*innen für jede Berichtlegung mitgeben.

In jedem Fall benötigen qualitativ Forschende eine fundierte erkennntnistheoretische Ausbildung, wie sie von namhaften qualitativen Forscher*innen (auch) für die Humanwissenschaften gefordert wird (Bergold et al., 2008).

5.5 Betrachtungen am Schluss

Ich möchte an dieser Stelle noch einmal auf Przyborski und Wohlrab-Sahr (2010) zurückkommen und Revue passieren lassen, was sie über die qualitative Sozialforschung gesagt haben: Der Fokus liege „auf der Frage, wie unter den entsprechenden Rahmenbedingungen die Probleme benannt, interpretiert, gelöst oder perpetuiert werden“ (S. 5). Ich möchte argumentieren, dass diese Aussage für die Kombination aus leitfadengestützten Interviews und Inhaltsanalyse eine besondere Herausforderung darstellt, weil die Literatur zur Inhaltsanalyse wenig Anhaltspunkte dafür bietet, welche Fragen dabei an den Text zu stellen sind. Zwei Aspekte sind bezüglich der Analyse zentral: Zum einen ist es der Aspekt, *wie* etwas bezeichnet wird, und zum anderen der Aspekt, *in welchen Kontexten oder Rahmenbedingungen welche Interpretationen* (seitens der Interviewten) zum Vorschein kommen. Ebenfalls deutet die Formulierung „[...] interpretiert, gelöst oder perpetuiert“ darauf hin, dass die interviewten Personen als Träger von (Alltags-)Wissen, Einstellungen und Interpretationen Auskünfte geben können, die weit über erzählte Fakten hinausgehen. Dies gilt auch für Expert*innen-Interviews. Anders gesagt, können und sollen mittels Fragen Berichte und Erzählungen hervorgebracht werden, deren Analyse die Wirklichkeitskonstruktion der interviewten Personen freizulegen versucht und zwar unter der gleichzeitigen Annahme und Herausforderung, dass auch Forscher*innen mit ihren (Wirklichkeits-)Konstruktionen zum Forschungsergebnis beitragen. Die Info-Box nennt Fragen, die sich Forschende stellen können, die Interviews mit der qualitativen Inhaltsanalyse auswerten.

Merke

Fragen, die sich Forschende stellen können

- Wieso glaube ich, dass die Methode der Inhaltsanalyse die richtige für die Auswertung meiner Daten ist?
- Wieso glaube, dass ich die richtigen Informant*innen gewählt habe?
- Wie habe ich die Einheiten ausgewählt, die ich für die Analyse heranziehe?
- Wie habe ich die Kategorien und Codes gefunden und definiert?
- Inwiefern glaube ich, dass die Kategorien und Codes den Inhalt der Interviews widergeben?
- Wie viele Konzepte glaube ich im Datenkorpus zu entdecken? Welche?
- Erkenne ich selbst eine implizite Logik in meinen berichteten Ergebnissen? Welche ist das? Inwieweit entspricht diese implizite Logik den Ergebnissen?
- Inwiefern lassen sich Rückschlüsse aus den berichteten Zitaten auf die Konzepte ziehen?
- Welche Unterschiede und Gemeinsamkeiten sehe ich zwischen den verschiedenen Codes und Kategorien?
- Wieso glaube ich, dass der Analyseprozess von einer Leser*in meines Berichtes nachvollzogen werden kann?

Literatur

Bergold, J., Breuer, F., Buber, R., Bührmnann, A., Dausien, B., Diaz-Bone, R., Dresing, T., Flick, U., Fromm, M., Göttlich, U., Hitzler, R., Hoffmeyer-Zlotnik, J., Honer, A., Kelle, U., Kiegelmann, M., Kleining, G., Knoblauch, H., Kuckarzt, A., Leithäuser, T., ... Mayring, P. (2008). *Memorandum für eine fundierte Methodenausbildung in den Human- und Sozialwissenschaften, ausgehend von den Symposien „Zur Lehr-/Lernbarkeit qualitativer Forschung" und „Qualitative Forschung in der Praxis" der Berliner Methodentreffen Qualitative Forschung 2006 und 2007.* Berliner Methodentreff. Zugriff am 05. September 2024 unter https://berliner-methodentreffen.de/weiteres-memorandum/

Bogner, A., Littig, B. & Menz, W. (2014). *Interviews mit Experten.* Springer Fachmedien. https://doi.org/10.1007/978-3-531-19416-5

Braun, V. & Clarke, V. (2012). Thematic analysis. In H. Cooper, P.M. Camic, D.L. Long, A.T. Panter, D. Rindskopf & K.J. Sher (Eds.), *APA handbook of research methods in psychology. Vol. 2: Research designs: quantitative, qualitative, neuropsychological, and biological* (pp. 57–71). American Psychological Association.

Degele, N. (2000). *Informiertes Wissen: Eine Wissenssoziologie der computerisierten Gesellschaft.* Campus.

Eckert, J., Houben, M. & Ullrich, C.G. (2024). Textsorten und Textsortenbestimmung in der qualitativen Interviewforschung: Ein methodologisches Update. *Forum: Qualitative Social Research, 25*(2), 2.

Flick, U. (2011). *Qualitative Sozialforschung: eine Einführung* (vollständig überarbeitete und erweiterte Neuausgabe, 4. Aufl.). Rowohlt Taschenbuch.

Froschauer, U. & Lueger, M. (2020). *Das qualitative Interview. Zur Praxis interpretativer Analyse sozialer Systeme* (2., vollständig überarbeitete und erweiterte Aufl.). utb. https://doi.org/10.36198/9783838552804

Fuß, S. & Karbach, U. (2014). *Grundlagen der Transkription: eine praktische Einführung.* Budrich.

Glaser, B.G. & Strauss, A.L. (1998). *Grounded Theory. Strategien qualitativer Forschung.* Hans Huber.

Gläser, J. & Laudel, G. (2010). *Experteninterviews und qualitative Inhaltsanalyse als Instrumente rekonstruierender Untersuchungen* (4. Aufl.). VS Verlag für Sozialwissenschaften.

Glasersfeld, E. (1992). *Wissen, Sprache und Wirklichkeit: Arbeiten zum radikalen Konstruktivismus* (1. Aufl.). Vieweg.

Graneheim, U.H., Lindgren, B.-M. & Lundman, B. (2017). Methodological challenges in qualitative content analysis: a discussion paper. *Nurse Education Today, 56*, 29–34. https://doi.org/10.1016/j.nedt.2017.06.002

Hall, M., Wucherpfennig, F. & Rubel, J.A. (2020). Qualitative Inhaltsanalyse. *Psychotherapie, Psychosomatik, Medizinische Psychologie, 70*(9–10), 429–431. https://doi.org/10.1055/a-1193-1022

Helfferich, C. (2007). *Die Qualität qualitativer Daten* (Manual für die Durchführung qualitativer Interviews, Bd. 2). VS Verlag für Sozialwissenschaften.

Helfferich, C. (2019). Leitfaden- und Experteninterviews. In N. Baur & J. Blasius (Hrsg.), *Handbuch Methoden der empirischen Sozialforschung* (S. 669–

686). Springer Fachmedien. https://doi.org/10.1007/978-3-658-21308-4_44

Hermanns, H. (2017). Interviewen als Tätigkeit. In U. Flick, E. Kardorff & I. Steinke (Hrsg.), *Qualitative Forschung: ein Handbuch* (5. Aufl., S. 360–368). Rowohlt Taschenbuch.

Kruse, J. (Hrsg.). (2015). *Qualitative Interviewforschung: ein integrativer Ansatz* (2., überarbeitete und ergänzte Aufl.). Beltz Juventa.

Kuckartz, U. (2012). *Qualitative Inhaltsanalyse: Methoden, Praxis, Computerunterstützung.* Beltz Juventa.

Kuckartz, U. (2018). Qualitative Inhaltsanalyse. Am Beispiel einer Studie zu Klimabewusstsein und individuellem Verhalten. In L. Akremi, N. Baur, H. Knoblauch & B. Traue (Hrsg.), *Handbuch Interpretativ forschen* (S. 506–534). Beltz Juventa.

Kvale, S. & Brinkmann, S. (2008). *Interviews: learning the craft of qualitative research interviewing* (2nd ed.). Sage.

Lamnek, S. & Krell, C. (2016). *Qualitative Sozialforschung. Mit Online-Material* (6., überarbeitete Aufl.). Beltz.

Malterud, K., Siersma, V.D. & Guassora, A.D. (2016). Sample size in qualitative interview studies: guided by information power. *Qualitative Health Research, 26*(13), 1753–1760. https://doi.org/10.1177/1049732315617444

Mayer, H. (2016). Qualitative Forschung in der Konjunktur – (k)ein Anlass zur Freude? *Pflege & Gesellschaft, 21*(1), 5–77.

Mayring, P. (2015). *Qualitative Inhaltsanalyse. Grundlagen und Techniken* (12., überarbeitete Aufl.). Beltz.

Mayring, P. & Fenzl, T. (2019). Qualitative Inhaltsanalyse. In N. Baur & J. Blasius (Hrsg.), *Handbuch Methoden der empirischen Sozialforschung* (S. 633–648). Springer Fachmedien. https://doi.org/10.1007/978-3-658-21308-4_42

Meuser, M. & Nagel, U. (2009). Das Experteninterview – konzeptionelle Grundlagen und methodische Anlage. In S. Pickel, D. Jahn, H.-J. Lauth & G. Pickel (Hrsg.), *Methoden der vergleichenden Politik- und Sozialwissenschaft: neue Entwicklungen und Anwendungen* (S. 466–479). VS Verlag für Sozialwissenschaften/GWV Fachverlage.

Mey, G. & Mruck, K. (2007). Qualitative Interviews. In G. Naderer & E. Balzer (Hrsg.), *Qualitative Marktforschung in Theorie und Praxis: Grundlagen, Methoden und Anwendungen* (S. 249–278). Gabler.

Mey, G. & Mruck, K. (Hrsg.). (2011). *Grounded Theory Reader.* VS Verlag für Sozialwissenschaften. https://doi.org/10.1007/978-3-531-93318-4

Misoch, S. (Hrsg.). (2019). *Qualitative Interviews.* De Gruyter. https://doi.org/10.1515/9783110545982

Niederberger, M. & Dreiack, S. (2020). Die qualitative Inhaltsanalyse in den Gesundheitswissenschaften: Ergebnisse eines systematischen Reviews einschlägiger Fachzeitschriften. *Forum: Qualitative Social Research, 21*(1), 15.

Pörksen, B. (Hrsg.). (2015). *Schlüsselwerke des Konstruktivismus* (2., erweiterte Aufl.). Springer VS.

Przyborski, A. & Wohlrab-Sahr, M. (2010). *Qualitative Sozialforschung: ein Arbeitsbuch* (3., korrigierte Aufl.). Oldenbourg.

Przyborski, A. & Wohlrab-Sahr, M. (2014). *Qualitative Sozialforschung: ein Arbeitsbuch* (4., erweiterte Aufl.). Oldenbourg. https://doi.org/10.1524/9783486719550

Ritsert, J. (1972). *Inhaltsanalyse und Ideologiekritik. Ein Versuch über kritische Sozialforschung.* Athenäum.

Rotteau, L., Albert, M., Bhattacharyya, O., Berta, W. & Webster, F. (2021). When all else fails: the (mis)use of qualitative research in the evaluation of complex interventions. *Journal of Evaluation in Clinical Practice, 27*(2), 264–271. https://doi.org/10.1111/jep.13396

Saldaña, J. (2013). *The coding manual for qualitative researchers* (2nd ed.). Sage.

Schreier, M. (2012). *Qualitative content analysis in practice.* Sage. https://doi.org/10.4135/9781529682571

Schreier, M. (2014). Varianten qualitativer Inhaltsanalyse. Ein Wegweiser im Dickicht der Begrifflichkeiten. *Forum: Qualitative Social Research, 15*(1), 18.

Stamer, M., Guethlin, C., Holmberg, C., Karbach, U., Patzelt, C. & Meyer, T. (2015). Qualitative Studien in der Versorgungsforschung. Diskussionspapier, Teil 3: Qualität qualitativer Studien. *Gesundheitswesen, 77*(12), 966–975.

Zumstein-Shaha, M. (2018). Inhaltsanalyse: Langweilig ... oder langweilig gemacht? *Journal für Qualitative Forschung in Pflege- und Gesundheitswissenschaft, 5*(2), 70–79.

6 Social Media Content: Qualitative Inhaltsanalyse und Netzwerkanalyse

Christiane Patzelt, Claudia Dinand und Christoph Karlheim

Digitalisierung in all ihren Facetten ist aus den Prozessen und Strukturen des alltäglichen Lebens, der Arbeitswelt, dem Gesundheitssystem – also aus allen lebensweltlichen Bereichen und Bezügen – nicht mehr wegzudenken. Für die qualitative Forschung stellen sich spezifische Fragen sowohl für die Erhebung als auch die Auswertung von Daten und Materialien im und aus dem digitalen Raum. Dieser ist in den vergangenen Jahren zunehmend zu einem Ort geworden, an dem jede und jeder gleichwohl Autorin oder Autor von verschiedenen Inhalten werden kann. Ob in schriftlicher Form oder mit audiovisuellem Content, Autor*innenschaft ist durch Digitalität auch ohne größere Hürden oder technische Kenntnisse möglich. Hierdurch ergibt sich für die Forschung in den verschiedensten thematischen Feldern sowie den unterschiedlichsten digitalen Formaten eine ungeahnte Menge an potenziell analysierbaren Daten und Materialien. Eine weitere große Herausforderung ist es, den Neuerungen und Veränderungen der Schnelllebigkeit des digitalen Zeitalters aktuell und zeitnah, gründlich und durchdacht aus der Forschungsperspektive gerecht zu werden. Die sich daraus ergebenden möglichen zeitkritischen Verschiebungen sind einer sich im ständigen Wandel befindlichen digitalen Welt geschuldet, die sich schon immer in einem kontinuierlichen Wandel befunden hat, jedoch aktuell den Anschein erweckt, als würde dieser Wandel immer schneller vonstattengehen. Diese zeitkritische Verschiebung hat zur Folge, dass nicht immer mit angepassten Methoden gearbeitet wird – oder besser: werden kann –, da mit diesen noch nicht auf die aktuellen Entwicklungen reagiert wurde.

Online-Forschung ist ein innovatives, inter- und transdisziplinäres Tätigkeitsfeld, mit dem sich u.a. Wissenschaftler*innen aus der Soziologie (z.B. Medien- und Wissenssoziologie), der Psychologie und Netzwerkforschung (Sozialpsychologie, Kognitionspsychologie, Arbeits- und Organisationspsychologie), den Medien- und Kommunikationswissenschaften, den Politikwissenschaften, der Informatik, dem Informationsmanagement und den Wirtschaftswissenschaften beschäftigen (Welker et al., 2014). Genauso vielfältig wie die unterschiedlichen Disziplinen, so vielseitig sind die Fragestellungen und Gegenstände der Forschung. Mit dem Fokus auf die Untersuchung von Social Media Content (deutsch: Inhalt) in der qualitativen Versorgungsforschung nimmt die Kommunikation über Gesundheits- und Krankheitsthemen eine wichtige Rolle ein. Diese findet zunehmend digital statt, indem sich Personen in ihrer Rolle als Patient*innen, Klient*innen, An- und Zugehörige miteinander austauschen oder mit verschiedenen Akteur*innen und Institutionen im Gesundheitssystem in Kontakt treten. Es werden bspw. Erfahrungsberichte zur individuellen Krankheitsbewältigung oder der Begegnung mit Gesundheitseinrichtungen von Patient*innen und Angehörigen im World Wide Web (Web 2.0) geteilt. Zu beobachten ist, dass sich sowohl die Geschwindigkeit als auch die Reichweite der Informationsweitergabe in den letzten Jahren erhöht haben. Die neu geschaffenen Wege der Informationsweitergabe und -beschaffung sind sowohl mit als auch ohne Registrierung auf den jeweiligen Webseiten, Portalen und Plattformen zu beschreiten. Auf z.B. Krankenhausvergleichsportalen oder Social-Media-Plattformen wird öffentlich – oder zumindest teilöffentlich – diskutiert, veröffentlicht und geteilt. Erfahrungsberichte sind eine wichtige Informationsquelle für Patient*innen und Angehörige bei der Krankenhauswahl, wohingegen die veröffentlichten Ergebnisse aus den Qualitätsberichten der Krankenhäuser auf Vergleichsportalen für Laien eher schwer verständlich sind (Sander et al., 2017). Ergebnisse von Patientenzufriedenheitsbefragungen werden bisher eher selten von den Leistungsträgern und Leistungserbringern regelmäßig veröffentlicht und bieten zumal keine aktuellen Informationen über die Versorgungssituation. Es ist potenziell möglich, an jedem Standort der Erde die Erfahrungen von Patient*innen mit bspw. seltenen Erkrankungen nachzulesen und mit dem/der Nutzer*in bzw. Rezipient*in in Kontakt zu treten. Diese digitalen Daten sind für die deutsche Versorgungsforschung ein bisher wenig ergründetes Terrain.

Gerade aber das Paradigma der qualitativen Forschung, das Offenheit und Gegenstandsangemessenheit als wesentliche Kriterien benennt, hat das Potenzial, relativ schnell auf die sich verändernden Gegebenheiten zu reagieren. Methodisch betrachtet bedeutet dies, dass sich der explorative Charakter qualitativer Forschungsdesigns gerade in den sich wandelnden Feldern zum Vorteil entwickeln kann, da noch weniger als in anderen Bereichen nach einem vorgegebenen Schema verfahren wird, sondern die Spezifika des Falls, des Feldes, des Kontextes etc. Berücksichtigung in der methodischen Ausrichtung und Gestaltung finden (siehe hierzu die Ausführungen zur Gegenstandsangemessenheit in der qualitativen Forschung in Kap. 2).

Welche Möglichkeiten der Datenerhebung, Samplebildung und qualitativen Auswertung bestehen und welche Spezifika diese Datenformate auch aus ethischer und datenschutzrechtlicher Perspektive aufweisen, soll Inhalt des folgenden Beitrages sein. Dabei werden die Analyse von Social Media Content und hier speziell die textbasierte Inhaltsanalyse sowie die Netzwerkanalyse als Methoden der qualitativen Versorgungsforschung betrachtet.

6.1 Social Media Content und qualitative Versorgungsforschung

Mit dem Web 2.0 – häufig mit dem Begriff der Sozialen Medien assoziiert – entstanden vor ca. 20 Jahren diverse Möglichkeiten für die Internetnutzer*innen, nicht nur Inhalte des World Wide Webs zu „konsumieren“, sondern auch zu „produzieren“ (vgl. Säugling, 2021). Das heißt, die Nutzer*innen können sich seitdem beteiligen und Inhalte selbst einbringen, z.B. durch die Beteiligung an Online-Diskussionsforen oder das Schreiben von Erfahrungsberichten zur Inanspruchnahme des Gesundheitssystems (Karlheim, 2016; Patzelt et al., 2021b; Steffen & Karlheim, 2019).

Was unter Social Media verstanden wird, ist vielfältig und verändert sich auch mit zunehmenden technischen Möglichkeiten und sich ständig neu entwickelnden digitalen Optionen. Barret schrieb bereits in den 1990er-Jahren zum Begriff Sociomedia: „In essence, then, ‚sociomedia‘ signifies that when we design computer media we are hardwiring a mechanism for the social construction of knowledge“ (Barrett, 1992, S. 1). Scheffler (2014) betrachtet Social Media aus markt- und sozialwissenschaftlicher Perspektive und betont die Vielfalt digitaler Medien und Technologien. Einigkeit besteht darin, dass Social Media ein Raum ist, in dem unter Nutzung verschiedener medialer Formate (Text, Bild, Video u.a.) Interaktion und Kommunikation, Austausch von Wissen, Informationen und individuellen Erfahrungen sowie die Mitwirkung bei der Erstellung von Inhalten (engl. Content) und die direkte Einwirkung über Kommentare und Bewertungen auch einem breiten Publikum ermöglicht wird (Kapoor et al., 2018; Scheffler, 2014). Der Begriff des „Content" umfasst dabei alle medialen Inhalte (textlich, visuell und/oder audiovisuell), die durch analoge oder digitale Medien verbreitet werden (vgl. Advidera, 2024). Wer in diesem Dialog konsumiert und wer produziert, verwischt zusehends (Scheffler, 2014). Dabei werden eine Vielzahl unterschiedlicher Daten, Informationen und sogenannte „Spuren" von teilnehmenden Individuen erzeugt. Es wird eine kommunikative Umgebung von Menschen für Menschen geschaffen, die Interaktion und Vernetzung z.B. auf persönlicher, beruflicher, politischer oder gesellschaftlicher Ebene ermöglicht (Kapoor et al., 2018).

Soziale Medien als ein Konstrukt digital vernetzter Kommunikation zeigen sich in unterschiedlicher Gestalt. Der Begriff der sozialen Netzwerke wird häufig synonym genutzt, bildet jedoch nur einen Teilbereich der Sozialen Medien ab (siehe Tabelle 6-1). Diese digitalen sozialen Netzwerke werden i.d.R. von verschiedenen wirtschaftsorientierten Unternehmen angeboten und betrieben (Dinand et al., 2022). Die Sozialen Medien umfassen Netzwerkplattformen im privaten oder beruflichen Bereich, Multimediaplattformen für den Austausch von Fotos und Videos oder auch (Web-)Blogs und Microblogs (Säugling, 2021). Kaplan und Haenlein (2010, 2014) nehmen eine weitere Klassifizierung der Sozialen Medien vor. So fallen, wie in Tabelle 6-1 ersichtlich, die Selbstpräsentation der Nutzer*innen und die soziale Präsenz sowie der Medienumfang sehr unterschiedlich aus. Blogs (tagebuchartig geführte, öffentlich zugängliche Webseiten) und kollaborative Projekte sind stark textbasiert und ermöglichen nur einen geringen Austausch. Zu den kollaborativen Projekten, bei denen die Nutzer*innen gemeinsam wissensbezogene Inhalte erstellen können, zählen auch Online-Foren oder Bewertungsseiten u.a. für Krankenhäuser oder Arztpraxen (Karlheim, 2016; Steffen & Karlheim, 2019). Auf diesen Bewertungsseiten umfassen die Beiträge Meinungen und Bewertungen, z.B. aufgrund persönlicher Erfahrungen mit Institutionen des Gesundheitswesens. Die Beiträge können jeweils unabhängig voneinander sein, stellen eine Vielzahl von Meinungen dar und werden u.a. für das Reputationsmarketing genutzt. Zukünftig ebenfalls relevant erscheinen virtuelle soziale Welten und virtuelle Spielewelten. Alle diese Formate können als Gegenstand qualitativer Versorgungsforschung genutzt werden.

Eine Klassifikation der Sozialen Medien und eine strikte Trennung der Bereiche erscheint schwierig, da die verschiedenen Gattungen bzgl. Plattformen und Angeboten ineinander übergehen und sich vermischen (Säugling, 2021; Taddicken & Schmidt, 2017). So werden bspw. soziale Netzwerkplattformen auch mit Chatfunktion angeboten. Jede Systematisierung ist aufgrund der hohen Innovationsgeschwindigkeit der Sozialen Medien nur vorübergehend,

Tabelle 6-1: Klassifikation der Sozialen Medien nach sozialer Präsenz/Medienumfang und Selbstpräsentation/Selbstauskunft (in Anlehnung an Kaplan & Haenlein, 2010, 2014; Taddicken & Schmidt, 2017).

		Soziale Präsenz/Medienumfang		
		niedrig	**mittel**	**hoch**
Selbstpräsentation/ Selbstauskunft	**hoch**	Blogs, Microblogs	soziale Netzwerkplattformen	virtuelle soziale Welten
	niedrig	kolloborative Projekte, Wikis	Multimediaplattformen	virtuelle Spielewelten

das heißt schnell überholt und unvollständig (Säugling, 2021; Taddicken & Schmidt, 2017).

Einen Überblick über die aktuellen Entwicklungen im Bereich der Sozialen Medien bieten die in Deutschland regelmäßig veröffentlichten Berichte der Arbeitsgemeinschaft Online-Forschung (AGOF), die ARD/ZDF-Onlinestudien, die Allensbacher Computer- und Technikanalysen (ACTA) sowie die Untersuchungen des Bundesverbands Informationswirtschaft, Telekommunikation und neue Medien (BITKOM). Alle Veröffentlichungen zeigen, dass die Sozialen Medien in den vergangenen Jahren zunehmend an Verbreitung und Nutzung gewonnen haben, derzeit jedoch stagnieren (vgl. Säugling, 2021). Einen Überblick über die Social-Media-Landschaft bietet das Social Media Prisma, das zuletzt 2017/2018 veröffentlicht wurde. Darin sind über 250 Anbieter in 25 Kategorien aufgelistet, u. a. aus den Bereichen Text, Bild, Audio, Video und Musik (Ihnenfeldt, 2017).

Betrachtet man die in diesem Feld eingesetzten Methoden und Herangehensweisen der qualitativen Forschung, wird deutlich, dass vor allem klassische, etablierte Vorgehensweisen, Designs und Methoden Anwendung finden. Zu nennen sind hier z. B. Case Studies, phänomenologische, ethnografische oder Grounded-Theory-Studien bis hin zu Mixed-Methods-Studien unter Nutzung von Interviews, Fokusgruppen oder Beobachtungen (Snelson, 2016). Fu et al. (2023) bestätigen diesen Befund. Sie untersuchten in einem Scoping Review zu Auswertungsmethoden von Social Media Content in der Gesundheitsversorgung Forschungsarbeiten, die zwischen 2010 und Jahresmitte 2023 publiziert wurden. Die Hälfte der eingeschlossenen Primärstudien wiesen ein qualitatives Forschungsdesign auf, ein Drittel ein quantitatives und ein Fünftel ein Forschungsdesign mit einem Mixed-Methods-Ansatz. Sie unterscheiden zudem in manuelle Techniken, denen sie Verfahren wie die Inhaltsanalyse, Grounded Theory, Ethnografie, Klassifizierung, thematische Analyse und Scoring-Tabellen zuordnen, sowie computergestützte und andere Technologien zur Verarbeitung natürlicher Sprache, die in den Bereich der quantitativen Methoden fallen. Beide Übersichtsarbeiten zeigen, dass bei der Datenanalyse vorwiegend auf die Textbestandteile der Online-Inhalte fokussiert wird und diese mit inhaltsanalytischen Herangehensweisen ausgewertet werden (Fu et al., 2023; Snelson, 2016). Die Entwicklung neuer Herangehensweisen wie z. B. Netzwerkanalysen, aber auch methodische und methodologische Anpassungen und Reflexionen fanden in der Vergangenheit eher zögerlich und nur vereinzelt statt (vgl. Wenninger, 2015; Xyländer et al., 2020). Hier besteht noch Potenzial für die Weiterentwicklung einzelner Methoden oder ihrer Kombination unter Berücksichtigung der Besonderheiten von Online-Inhalten.

Inhaltlich beschäftigten sich rund zwei Drittel der im Review von Fu et al. (2023) eingeschlossenen Studien damit, wie Patient*innen in den Sozialen Medien ihre Erfahrungen und Informationen austauschen. So untersuchten z. B. Chu und Jang (2022) den ungedeckten Informationsaustausch von Menschen mit einer Parkinson-Erkrankung und ihren Familien in einer Online-Patient*innen-Community. Des Weiteren wurden in Studien Gesundheitsdienstleistungen untersucht, die sich mit der Erfassung und Analyse von Emotionen, Merkmalen oder Trends im Zusammenhang mit Online-Informationen von medizinischem Fachpersonal beschäftigten.

Weitere Fragestellungen für die qualitative Versorgungsforschung in der Analyse von Social Media Content sind bspw.:

- Was berichten Patient*innen und Angehörige über ihren Krankenhausaufenthalt oder ihre medizinische Rehabilitationsmaßnahme? (Hopf et al., 2020; Patzelt, 2019; Patzelt et al., 2021a)
- Welche Erfahrungen machen Betroffene mit spezifischen Krankheitsbildern bei der Nutzung von (digitalen) Gesundheitsangeboten und wie tauschen sie sich darüber in den Sozialen Medien aus? (Karlheim, 2016, 2019; Steffen & Karlheim, 2019)

- Wie beschreiben Betroffene das Leben mit einer seltenen Erkrankung oder z. B. den Prozess der Diagnosefindung, präsentiert in persönlichen Blogposts oder in sozialen Foren? (Dinand, 2016, 2018)

6.2 Spezifika von Online-Inhalten

Online-Inhalte weisen einige Besonderheiten auf, die es im Forschungszusammenhang zu beachten gilt. Sie werden von Welker et al. (2015) in sechs Kategorien beschrieben:

1. *Flüchtigkeit, Dynamik und Transitorik der Inhalte:* Unter dieser Kategorie werden Aspekte gefasst, die die kontinuierliche Veränderbarkeit von Online-Inhalten und damit ihre Kurzlebigkeit beschreiben. Online-Inhalte werden je nach Plattform oder Urheber regelmäßig aktualisiert oder gelöscht und können, sofern sie nicht mit speziellen Programmen der Datenextraktion gesichert oder archiviert wurden (vgl. Andreotta et al., 2019; Dinand et al., 2022), nicht wiederhergestellt werden. Dies erfolgt jedoch häufig für die Forschenden unvorhergesehen und unterliegt keinem klaren Rhythmus. Für die Arbeit mit digitalen Daten bedeutet dies, dass bei der Konzeption der Studie mitbedacht werden muss, wie und in welchem Abstand der Datenbestand im Verlauf gesichert wird, ggf. auch im Minutentakt. Hierzu ist zudem ausreichend Zeit einzuplanen (Dinand et al., 2022).
2. *Medialität, Multimedialität bzw. Multimodalität:* Diese Kategorie bezieht sich auf die Art und Weise wie Online-Inhalte aufbereitet werden. Online-Inhalte präsentieren sich in der Anwendung einer Vielfalt auditiver und visueller Formate und ihrer Kombination (digitale Bild-, Video-, Audio-Formate für differierende Geräte, z. B. Bildschirm, Home-Entertainment-Station, mobile Endgeräte etc.) und entsprechender Zeichenmodalitäten bzw. -systemen (Bild, Film, Sprache, Design/Layout) (vgl. Meier et al., 2015). Für die Auswertung dieser Daten bedeutet das eine Zunahme an Komplexität und erfordert entweder eine klare und gegenstandsbezogen begründete Reduktion der auszuwertenden Daten oder eine Anpassung und Kombination der Methoden und Verfahren der Bild-, Video- und Textinterpretation. Dies wiederum setzt entsprechendes Wissen und Fertigkeiten der Forschenden voraus. Zu bedenken ist ebenso, dass die Daten bei einer Speicherung ihre spezifischen digitalen Merkmale verlieren können, dies ist in Bezug zur Fragestellung ständig gegenzuprüfen.
3. *Nonlinearität/Hypertextualität:* Online-Inhalte sind durch ihre vernetzten und verlinkten Strukturen zwischen verwendeten Modalitäten (Bild, Video, Text) oder zwischen einzelnen Webseiten gekennzeichnet und dadurch wenig linear angelegt. Welker et al. (2015) bezeichnen diese verlinkten Netzwerke als eine eigenständige „kommunikative Einheit". Schwierig im Forschungszusammenhang ist, genau zu bestimmen, wo eine Einheit anfängt oder diese aufhört und welche Inhalte in die Forschung einbezogen werden bzw. wo ihre Grenzlinie verläuft. Für die qualitative Auswertung werden hier zudem Fragen nach der Festlegung der Analyse-/Sinneinheit und damit der Sequenzbestimmung aufgeworfen, diese sollten nach Gegenstand und Fragestellung, aber auch nach Kapazitäten und Ressourcen festgelegt werden (vgl. Andreotta et al., 2019).
4. *Reaktivität und Personalisierung:* Im Gegensatz zu herkömmlichen Medieninhalten reagieren Online-Inhalte durch individuelle Nutzer*inneinstellungen und hinterlegte Algorithmen stark personalisiert auf ihre Nutzer*innen und variieren auch im weiteren Verlauf. Zudem sind diese mitunter auf Interaktivität ausgelegt. Dies muss im Forschungskontext mitbedacht werden und wirft auch Fragen nach der Forscher*innenrolle auf, die am besten im Vorfeld festgelegt und im Verlauf reflektiert werden sollte.

5. *Quantität:* Diese Kategorie beschreibt das gigantische, rasant anwachsende Datenvolumen (Big Data). Für die Forschung bietet das unendliche und neue Möglichkeiten der Datenauswertung, auch computerunterstützt. Jedoch werden Fragen des Zugangs und der Stichprobenziehung neu gestellt und sollten immer gegenstandsbezogen angepasst und eingesetzt werden.
6. *Digitalisierung/Maschinenlesbarkeit:* Online-Inhalte liegen aufgrund ihrer technischen Grundlage digital vor und können damit maschinell oder automatisiert ausgelesen werden. Das wird vor allem in quantitativen Analysen eingesetzt, indem z.B. die Worthäufigkeit, die Satzlänge oder die Gleichzeitigkeit von Begriffen untersucht wird. In der qualitativen Forschung sind KI-generierte und automatisierte Analysen wenig etabliert, werden aber seit Kurzem von Anbietern einschlägiger QDA-Software angeboten oder in der Videointerpretation diskutiert (Horn et al., 2018).

Weitere Aspekte, die in der Forschungsanwendung eine Rolle spielen können, sind die von Schirmer et al. (2015) genannten Aspekte der Entkörperung und der Asynchronität onlinebasierter Kommunikation, deren Daten auch als „Spurendaten" (Meißner, 2015) bezeichnet werden. Diese werden nicht prinzipiell für die Forschung erzeugt, können aber durch die digitale Form technologisch zurückverfolgt werden und werden von Forscher*innen im Sinne der Forschungsfrage erst zu Daten gemacht. Die Passung zur Forschungsfrage und die Gegenstandsangemessenheit im Abgleich oder in Kombination mit anderen Verfahren bleiben auch hier zentrale Parameter in der Begründung zur Wahl der Methode (Schirmer et al., 2015). Sogenannte natürliche Daten, die ohne die Beteiligung oder Intervention der Forschenden entstanden sind, kennen wir bereits aus der Dokumentenanalyse (Salheiser, 2019). Dokumente sind nicht nur Träger von Informationen bzw. Inhalten, die es heißt zu erschließen, sondern sind quellenkritisch zu lesen und immer auch in ihrem sozialen Kontext, d.h. vor dem Hintergrund ihrer Entstehung und (potenziellen) Rezeption bzw. ihrer Verwendung, zu verstehen und so auch zu verorten (Schulz et al., 2020). Die Dokumentenanalyse kann als ein nicht-reaktives Erhebungsverfahren bezeichnet werden (Flick, 2011). Strassnig (2009) unterscheidet in Bezug auf die Online-Forschung nicht-reaktive und reaktive Erhebungsverfahren. Die Analyse von Online-Inhalten (textbasiert, audiovisuell) oder Serveraktivitäten sowie Beobachtungen (z.B. virtuelle Welten) sind den nicht-reaktiven Verfahren zuzuordnen. Zu den reaktiven Verfahren zählen u.a. Online-Interviews, Online-Fokusgruppen und Online-Experimente. Einen detaillierten Überblick zu den Methoden der Social-Media-Analyse und eine Unterscheidung nach qualitativen, quantitativen und Mixed-Methods-Forschungsdesigns liefert Zeller (2017). Social-Media-Analysen sind sehr heterogen und unterliegen dem ständigen Wandel, sodass es kaum gelingt, eine abschließende Systematik herzustellen.

Inhalte von Social-Media-Plattformen weisen im Vergleich zu traditionell erhobenem qualitativem Untersuchungsmaterial einige Besonderheiten auf. Aufgrund der Anonymität der Nutzer*innen fehlen häufig soziodemografische Angaben, stehen folglich für die Einbeziehung in die Auswertung nicht zur Verfügung. Auch werden Inhalte der sozialen Medien häufig anonym publiziert, sodass in diesen Fällen keine Rückschlüsse auf die Identität der Rezensent*innen gezogen werden können (vgl. Säugling, 2021). Die Anonymität der Nutzer*innen hat Auswirkungen auf die Qualität der Daten und die Quellentransparenz. Die Datenqualität in den sozialen Medien kann variieren und möglicherweise unvollständig und verzerrt sein. Dessen sollten sich die Forscher*innen stets bewusst sein. Wie im Kapitel 6.3 zur Samplebildung noch genauer vorgestellt, spielen vor diesem Hintergrund nun auch andere – neue – Kontrastierungsmerkmale eine Rolle, die von den Forschenden erarbeitet werden müssen.

Die Beiträge in den Sozialen Medien sind anfällig für Manipulationen und Fälschungen, was die Genauigkeit der Auswertung beeinträchtigen kann. So könnten diese z.B. nicht von Patient*innen, sondern von Angestellten eines Unternehmens zur Bewertung von Gesundheitseinrichtungen verfasst worden sein. Auch sogenannte Social Bots, die (teil-)automatisiert Inhalte auf Plattformen verbreiten und mit Menschen interagieren, ihr Verhalten teilweise nachahmen und beeinflussen, stellen eine Herausforderung dar (Ferrara et al., 2016; Keller, 2019). Die Anonymität der Nutzer*innen hat u.a. auch Auswirkungen auf die Kontextualisierung, die in der qualitativen Forschung eine wichtige Rolle spielt. Häufig ist der Kontext, auch bei nicht anonymen Nutzerprofilen, hinter den veröffentlichten Social-Media-Beiträgen nicht erkennbar, lückenhaft oder schwer zu verstehen, was zu Missverständnissen führen kann. Dies hat wiederum Konsequenzen für die Auswertung und Interpretation der Beiträge. Eine weitere Besonderheit in der Online-Forschung ist, dass die Rollen von Produzent und Rezipient häufig nicht eindeutig sind (Fraas et al., 2012; Welker & Wünsch, 2010). Nicht aus dem Blick zu verlieren sind die Nicht-Nutzer*innen des Internets und der Sozialen Medien. 95 Prozent der deutschen Bevölkerung nutzen laut ARD/ZDF-Onlinestudie im Jahr 2023 das Internet (ARD/ZDF-Forschungskommission, 2024), bei den über 70-Jährigen tut dies jedoch etwa ein Viertel nicht. Die Nicht-Nutzer*innen der Sozialen Medien finden sich jedoch nicht nur in der älteren Bevölkerung, sondern auch in den jüngeren Jahrgängen werden u.a. Bedenken um einen potenziellen Datenmissbrauch oder die Wahrung der Privatsphäre als Ablehnungsgründe aufgeführt (Säugling, 2021). Soziale Ungleichheit entsteht, wenn bestimmte soziale Gruppen den Zugang zu den Sozialen Medien haben, andere hingegen keine Zugangsmöglichkeiten haben oder die Nutzung ablehnen. Es besteht die Gefahr der Diskriminierung der „Analogen". In diesem Zusammenhang wird auch von einer digitalen Spaltung und „Digital Divide" gesprochen (vgl. Säugling, 2021). Neben Altersunterschieden ist eine Bildungskluft zu verzeichnen, die sich in der Nutzung der Sozialen Medien zugunsten der jüngeren und der höher gebildeten Bevölkerung auswirkt. Frauen und Männer nutzen die Sozialen Medien annährend gleich, jedoch mit geringfügigen Unterschieden in Bezug auf Plattform-Nutzung (Koch, 2023; Schmidt & Taddicken, 2017).

6.3 Erhebung und Samplebildung

Die Betrachtung und Erhebung von Online-Content, z.B. auf Social-Media-Plattformen, stellt für die qualitative Versorgungsforschung eine Herausforderung dar. Die einfach anmutende Frage lautet: Welcher Content ist für die spezifische Fragestellung und das Forschungsinteresse relevant? Die Forscher*innen stehen zunächst vor der Aufgabe, eine Datengrundlage für die Samplebildung zu extrahieren. In der qualitativen Vorgehensweise werden traditionell zumeist Informationen z.B. aus Interviews oder Gruppendiskussionen gewonnen, die im Anschluss transkribiert, also in eine textbasierte Form gebracht werden. Schaut man in den digitalen Raum, so ist die Art und Weise der Datengewinnung nun auf eine völlig andere Weise möglich: Big Data sei hier als ein Stichwort genannt, hinter dem sich eine besondere Herausforderung verbirgt. Die große Menge an möglichen und direkt verfügbaren Daten, die für die Forschung verwendet werden können, stellt auf der einen Seite die Chance dar, bisher nicht zu erreichenden Content mit einzubeziehen. Auf der anderen Seite stehen die Forscher*innen vor der Aufgabe, begründet und nachvollziehbar die Samplebildung zu gestalten und aus der großen Menge auszuwählen, was vor dem Hintergrund der Fragestellung relevante Daten sein könnten. Daher sind Online-Forschende im Kontext ihrer Wissenschaftsdisziplin oftmals methodisch aufeinander angewiesen (vgl. Säugling, 2021; Welker & Wünsch, 2015), in diesem Fall betrifft dies z. B. die Zusammenarbeit von Versorgungsforscher*innen, Medienwissenschaftler*innen und Informatiker*innen für die Datenextraktion.

Social Media Scraping Tools können in einem Verfahren der Datenextraktion Hilfestellungen leisten und nutzer*innengenerierte Inhalte in Form von unstrukturierten Daten automatisch beziehen und in verschiedene Datenformate wie z. B. Excel exportieren. Jedoch ist die Nutzung dieser Tools meist mit hohen Kosten verbunden und die Bezugsmöglichkeiten der Daten begrenzt, sodass es sich lohnt, einen eigenständigen Web-Scraping-Algorithmus zu erstellen. Für einen weiteren Überblick zu diesem spezifischen Vorgehen siehe auch Dinand et al. (2022).

Meier und Pentzold (2015) schlagen das gezielte zirkuläre Vorgehen des Theoretical Samplings, entkoppelt von der Grounded Theory nach Glaser und Strauss, auch als Auswahlstrategie für Online-Inhaltsanalysen vor. Dies scheint insbesondere für die bewusste Auswahl bei angebotszentrierten Inhaltsanalysen und klarer Fokussierung auf bestimmte Themen, Personen oder Rezipient*innen geeignet zu sein. Auch Brüsemeister (2008) verweist auf die eigenständige Nutzung des theoretischen Samplings innerhalb der qualitativen Forschung; das bedeutet, auch außerhalb der Grounded Theory kann und soll diese Form der Samplebildung Anwendung finden. Für die so oder auch im Sinne eines Purposeful Samplings, d. h. einer gezielten Auswahl informationsreicher Fälle, generierten Daten können und müssen andere als die bekannten althergebrachten Kontrastierungsmerkmale genutzt werden. Sind im nicht digitalen Raum Merkmale wie Alter, Geschlecht, Einkommen, Wohnort etc. wichtige Kriterien der Kontrastierung (siehe hierzu auch den Beitrag von Stamer et al., Kap. 4), so kommen im digitalen Raum weitere und hiervon abweichende Kriterien hinzu. Je nach spezifischem Bereich können Merkmale wie Alter des Beitrags/Posts, Board-Alter, Anzahl der verfassten Postings oder erstellten Threads, Verknüpfungen mit anderen Nutzer*innen (Stichwort: Netzwerk), aber auch visuelle Inhalte (Art und Form eines Profilbildes, Darstellung eines Profils im Allgemeinen usw.) wichtig für die Analyse sein. Solche feldspezifischen digitalen Kontrastierungsmerkmale sind vor dem Hintergrund der Forschungsfrage und des -feldes aufzustellen (vgl. Dinand et al., 2022). Wichtig dabei ist, dass die Samplebildung nachvollziehbar abgebildet wird. Dem strategischen Vorgehen gerade im Rahmen der Erhebung und Zusammenstellung digitaler Daten kommt auf diese Weise ein erhebliches Gewicht zu. Forscher*innen müssen entscheiden und anhand des Feldes und des Spezifikums der Daten eigene Kriterien erarbeiten oder theoretisch ableiten, um das jeweils spezifische Sample aufzubauen.

6.4 Qualitative Inhaltsanalyse von Social Media Content

Eine Möglichkeit der Auswertung von Social Media Content für die Versorgungsforschung stellt die Inhaltsanalyse dar. Die qualitative und die quantitative Inhaltsanalyse sind dabei zwei Verfahren, die zunehmend ergänzend angewandt werden (vgl. Fraas et al., 2012). Welker et al. (2015) beschreiben die sogenannte Online-Inhaltsanalyse als keine eigenständige Methode, vielmehr ergeben sich aufgrund des empirischen Materials spezifische Besonderheiten (siehe Kap. 6.2). So stellt u. a. die Flüchtigkeit und Dynamik wie auch die Multimedialität der Inhalte die Forscher*innen vor besondere Herausforderungen. Ursprünglich war die Inhaltsanalyse ein quantitatives Verfahren (vgl. Fraas et al., 2012). Während es bei der quantitativen Inhaltsanalyse um die Beschreibung zuvor festgelegter Merkmale anhand möglichst vieler Fälle geht (Repräsentativität oder Analyse einer Grundgesamtheit von Texten, Daten, Medienprodukten), werden bei der qualitativen Inhaltsanalyse anhand einer begrenzten Fallanzahl kontextuelle Bedingungen einbezogen, um „latente Sinnstrukturen im interpretativen Schlussverfahren ermitteln zu können“ (Fraas et al., 2012, S. 172). Die Festlegung des Analyseziels, die systematische und schrittweise Analyse des Datenmaterials anhand von Kodierungen, die Kategorienbildung, ein zirkulärer Analyseprozess und die Wahrung von Gütekriterien sind dabei wichtige Kriterien des Vorgehens (siehe hierzu auch den Beitrag von Posselt, Kap. 9). Die qualitative Inhaltsanalyse ist einem „systematischen und transparenten Analyseprozesses und der intersubjektiven Überprüfbarkeit verpflichtet“ (Fraas et al., 2012, S. 178). Zu beachten ist, dass die Ermittlung der kontextuellen Bedingungen bei der Online-Forschung oft nicht möglich ist und, wie bereits beschrieben, andere Auswahlkriterien benötigt.

Unter den Voraussetzungen webbasierter Daten schlagen Rössler und Wirth (2001) wie auch Meier et al. (2015) eine Unterteilung der Inhaltsanalyse in angebotszentrierte und in nutzer*innenzentrierte Verfahren vor. Diese Systematik wurde ursprünglich nicht für den Online-Bereich entwickelt, erweist sich jedoch als gut anwendbar. Die Medieninhalte, die potenzielle Nutzer*innen rezipieren könnte, stehen bei den angebotszentrierten Verfahren im Mittelpunkt. Eine besondere Herausforderung stellt unter online-medialen Bedingungen dabei die für die Forschungsfrage zu bestimmende Grundgesamtheit dar, die sich kaum oder nur unter bestimmten Bedingungen (z.B. durch enge Auswahlzeiträume) bestimmen lässt. Diese spielt jedoch bei der qualitativen Inhaltsanalyse weniger eine Rolle als bei der quantitativen Analyse. So bieten u.a. Suchmaschinenabfragen keine vollständige Erfassung, Hindernisse auf den Webseiten oder auch die bedingte Archivierbarkeit des Materials stellen weitere Hürden dar (vgl. Fraas et al., 2012). Bei den nutzerzentrierten Verfahren wird die Angebotsrealisierung, d.h. das individuell rezipierbare Angebot, untersucht. Nähere Ausführungen zu beiden Verfahren sind bei Rössler und Wirth (2001) zu finden.

Fu et al. (2023) kommen im oben zitierten Review zu der Erkenntnis, dass die qualitative Inhaltsanalyse die vorherrschende Auswertungsmethode für Social-Media-Inhalte ist. Die Methode erweist sich laut den Autor*innen in der Verfahrensbeschreibung gut nachvollziehbar und praktikabel. So wurden in den Studien die Ergebnisse der qualitativen Inhaltsanalyse u.a. auch als Kontrollgruppe für die Ergebnisse der computergestützten Analyse genutzt. Die manuellen Auswertungsverfahren sind insbesondere in der Beschreibung von komplexen Konzepten wie z.B. Meinungen, Ideologien oder Wertvorstellungen den computergestützten Verfahren immer noch überlegen (Fielding et al., 2017). Die von Fu et al. (2023) beschriebenen Studien basieren hauptsächlich auf der Analyse von Online-Texten, lediglich in rund 14 Prozent der Studien wurden audiovisuelle Informationen wie Bilder und Videos ausgewertet, wobei diese erst seit 2017 publiziert wurden. Da sich die kommunikativen Praktiken durch die Nutzung digitaler Endgeräte im Sinne eines „iconic turns“ fortwährend verändern (vgl. Moritz & Corsten, 2018) und sich durch die Verwendung von z.B. Emojis, Memes oder Reels stark visualisieren, sollten zukünftige Forschungsinitiativen vermehrt audiovisuelle Inhalte in die Analysen einbeziehen und die qualitative Inhaltsanalyse mit quantitativen computergestützten Big-Data-Analysen kombinieren.

6.5 Netzwerkanalyse von Social Media Content

Grundsätzlich kann gesagt werden, dass gerade im Kontext von Versorgungsforschung Netzwerkanalysen einen wertvollen – qualitativen wie quantitativen – methodischen Beitrag leisten können. Vor allem im Bereich der Analyse regionaler Versorgungsdisparitäten sind die schon bestehenden methodischen Netzwerkanalysen bzw. Instrumente ein etablierter Bestandteil des methodischen Arsenals (vgl. Augustin et al., 2019). Auch im Bereich der sozialen Ungleichheitsforschung spielt die Netzwerkanalyse und allgemein die Netzwerkforschung eine wichtige Rolle und ist vor allem auch in diesem Bereich methodisch ausgearbeitet worden. Hier stehen nicht nur einzelne Beziehungen oder Dyaden im Mittelpunkt der Analyse(n), sondern betrachtet wird auf welche Weise Beziehungen miteinander verflochten sind und welche Struktur diese Beziehungsgeflechte aufweisen (Klärner et al., 2020; Stegbauer & Häußling, 2010). Vor allem sind es auch die qualitativen methodischen Ausprägungen der Netzwerkanalyse, die von Beginn an zentral sind: Hollstein (2010) zeigt in ihrem Grundlagenartikel exemplarisch auf, inwiefern gerade die qualitativen Aspekte einer Netzwerkanalyse schon in den 1950er- und 1960er-Jahren im Rahmen der Ethnografie wesentlich waren. Es lassen sich direkte Anknüpfungspunkte zu aktuellen Fragestellungen und Problemstellungen der Versorgungsforschung ziehen (vgl. Klärner et al., 2020).

Etabliert und ausgearbeitet ist jedoch die (qualitative) Netzwerkanalyse bislang weniger, wenn es um das spezifische Feld der digitalen Daten und hier vor allem um versorgungswissenschaftliche Fokussetzungen geht. In diesem Forschungsbereich hat sich die sogenannte Netnografie seit Beginn der 2000er-Jahre hervorgetan. Diese digitale Form der ethnografischen Forschungsrichtung schließt u. a. an teilnehmende Beobachtungsmechanismen an sowie an Darstellungen von Netzwerken und Netzwerkstrukturen, wie sie in der Netzwerkanalyse üblich sind (vgl. exemplarisch: Manning Hutson et al., 2022; Pink et al., 2016). Gerade die Netzwerkanalyse kann jedoch für den Bereich der digitalen Daten ein sinnvolles Analyseinstrument sein, das mit quantitativen wie auch qualitativen Elementen der Datenanalyse aufwartet. Da es sich, wie bereits dargestellt, im Kontext digitaler Zusammenhänge um einen großen und oft unüberschaubaren Fundus von Daten handelt, benötigen die Forschenden eine Form der Strukturierung und Einordnung sowie Bewertung der vorliegenden und der zu erhebenden Daten. Hier ist die Netzwerkanalyse in zweifacher Hinsicht ein wertvolles Instrument:

1. Alleine die Nutzung von digitalen Technologien, im Speziellen Social Media, generiert eine hohe Anzahl an „Verhaltensspuren“. Diese können in hohem Maße für versorgungswissenschaftliche Fragestellungen relevant sein. Diese digitalen Verhaltensspuren bzw. besser digitalen Verhaltensdaten bestehen aus relationalen Beziehungen untereinander, die als Netzwerke zu betrachten sind (Lietz et al., 2021).
2. So können einzelne digitale Momente, ein einzelnes digitales Datum, z. B. ein Post in einem Online-Forum, in den Fokus genommen werden und zur zentralen Beobachtungseinheit werden. Diese Beobachtungseinheit wiederum erfordert es, dass sie in Relation zu den sie umgebenden Daten gesetzt wird. Das bedeutet, dass ein Netzwerk sichtbar wird, das sich aus den Relationen der einzelnen Daten zueinander ergibt. Anschließend an Lietz et al. (2021) können „[…] digitale Verhaltensdaten als durch Nutzung digitaler Technologie hinterlassene oder durch digitale Technologie erhobene Verhaltensspuren […]“ (S. 91) definiert werden.

In der qualitativen Netzwerkforschung sind bislang visuelle Erhebungsverfahren gängig, die sich wie folgt darstellen: Hier werden u. a. sogenannte Netzwerkkarten erstellt und von den einzelnen Akteuren beschrieben, die in einer Befragungs-/Interviewsituation erhoben werden (z. B. Gamper & Schönhuth, 2019; Herz, 2012, 2016; Schönhuth, 2013; Schönhuth et al., 2013). Es lassen sich auch digitale Netzwerke von den einzelnen Akteuren beschreiben, man befindet sich so allerdings mehr im Modus des „reden über“ als im Modus des „konkret betrachten“. Hier können Fragen eine Rolle spielen, auf welche Weise Nutzer*innen ihre eigene Perspektive auf digitales Verhalten, ihre digitalen Nutzungsweisen und digitalen Netzwerke einschätzen und bewerten. „In der qualitativen

Netzwerkanalyse geht es [...] darum, sehr konkret diese Netzwerke, deren Sinn und Bedeutung zu beschreiben und hierbei die Prozesshaftigkeit des Netzwerkhandelns bzw. deren Dynamiken und Transformationen zu erfassen" (Hepp, 2016, S. 348).

Die Verbindung von Elementen der qualitativen mit der quantitativen Netzwerkanalyse bietet einen differenzierten methodischen Blick auf digitale Verhaltensdaten von Nutzer*-innen und deren Social-Media-Anwendung. Denn es geht in der Auswertung im Rahmen der Netzwerkanalyse immer um die Relation der einzelnen Daten zueinander. Ein Post in einem Online-Forum, ein Kommentar unter einem Beitrag, eine Bewertung in einem Ärzte-/Krankenhaus-Portal steht in einem Kontext und damit in einer Relation zu anderen Beiträgen und anderem Content der Webseite, des Blogs, des Online-Forums, der spezifischen Social-Media-Anwendung. So lässt sich mit der Netzwerkanalyse der einzelne Beitrag in ein Netzwerk weiterer, anderer Beiträge einordnen und in Beziehung zueinander setzen. So entsteht eine Netzwerkkarte mit Knoten und Verbindungen. Diese Karte wiederum kann als Grundlage der qualitativen Netzwerkanalyse dienen, um hier einzelne Daten herauszusuchen und sie einer genaueren Betrachtung, z. B. mittels einer inhaltsanalytischen Herangehensweise, zu unterziehen.

6.6 Ethik und Datenschutz

Ethische Prinzipien und Datenschutz spielen in der Online- bzw. internetbasierten Forschung eine ebenso wichtige Rolle wie in anderen Forschungsbereichen und müssen den gesamten Forschungsprozess durchziehen (Chesney & Su, 2010; Heise & Schmidt, 2014). Relevante rechtliche Aspekte berühren dabei den Datenschutz, das Urheber- und das Vertragsrecht (Bäcker & Golla, 2021). Hinsichtlich der Datenverarbeitung vor allem personenbezogener Daten (Datenschutz), die in Social-Media-Informationen oft enthalten sind, sind die europäische Datenschutz-Grundverordnung (DSGVO) sowie das Bundesdatenschutzgesetz (BDSG) bindend. Forscher*innen müssen hier die Forschungsinteressen gegenüber den Interessen/dem Schutz des Einzelnen abwägen bzw. rechtfertigen sowie entsprechende Garantien in Bezug auf Datensparsamkeit, Zugangsberechtigung, Einwilligung, Anonymisierung, Pseudonymisierung oder sichere Aufbewahrung etc. festlegen und einhalten. Gerade unter den Bedingungen des digitalen Raumes (z. B. offene oder geschlossene Gruppen, Klar- versus Kunstname, Rückverfolgung etc.) können einige Aspekte nur in Teilen sichergestellt werden und müssen in der ethischen Reflexion z. B. mit Ethikkommissionen offen diskutiert werden. Besonders in Bezug zur Anonymisierung ist zu bedenken, dass onlinebasierte Daten so lange sichtbar und zum Verfassenden zurückführbar sind, bis sie von diesen oder der Plattform gelöscht werden. So kann im Studienprozess zwar dem Prinzip der Pseudonymisierung entsprochen werden, indem Studiendaten und Identitätsdaten voneinander getrennt aufbewahrt werden, eine Anonymisierung ist jedoch nicht immer möglich, insbesondere, wenn – wie in der qualitativen Veröffentlichung üblich – die Ergebnisse z. B. durch Zitationen ergänzt werden und so direkt zum Ursprungsort/zu den Verfasser*innen zurückführbar sind. Kontextabhängig sollten gängige Praktiken überdacht und angepasst werden. Andernfalls ist dies als Risiko in der Information oder Einwilligungserklärung deutlich zu machen.

Mit Beitritt zu einer Plattform oder einer Nutzungsgemeinschaft unterschreiben Forschende die dort hinterlegten Nutzungsbestimmungen (Vertragsrecht). Damit dürfen sie z. B. keine Daten herunterladen und diese nur unter bestimmten Voraussetzungen weiterverwenden bzw. veröffentlichen (Urheberrecht). Das hat auch Auswirkungen auf die Anwendung des oben erwähnten Web-Scrapings. Dazu sind die Datenschutzbestimmungen der jeweiligen Portale und Netzwerke, in denen oder über die geforscht werden soll, von den Forschenden vor Antritt der Forschung gründlich zu prüfen und ggf. ist eine datenschutzbeauftragte Person frühzeitig zu involvieren (vgl. Bäcker & Golla, 2021).

Über klassische Aspekte der Wissenschafts- und Forschungsethik (Döring & Bortz, 2016) hinaus, kommt es durch die kontinuierliche Weiterentwicklung des World Wide Web zu einer Erweiterung kommunikativer Handlungsräume und ethischer Implikationen im Forschungskontext (Heise, 2013). Birsl und Junk (2021) weisen darauf hin, dass es sich um eine den Forschenden betreffende, eine institutionelle und eine gesellschaftliche, reflexive Forschungsverantwortung handelt, die auch für onlinebasierte Projekte von den Forschenden diskutiert werden muss. Heise und Schmidt (2014) berufen sich diesbezüglich auf die Prinzipien Wahrheit, Wahrhaftigkeit und Richtigkeit im Kontext von Authentizität sowie Reziprozität als Voraussetzung und Mindestanforderungen ethischen Forschungshandelns. Dies scheint für die qualitative Versorgungsforschung mit Bezug zu ihrem kommunikativen Charakter unter Einbeziehung von häufig vulnerablen oder marginalisierten Gruppen bedeutsam. Zu den drei wichtigsten Herausforderungen zählen (vgl. Heise & Schmidt, 2014):

- *Herstellung von Sichtbarkeit und Transparenz:* Wie gebe ich mich z.B. in Bezug zur Forscher*innenrolle zu erkennen und wie ermögliche ich eine freiwillige und informierte Teilnahme, so dass die Teilnehmer*innen wissen, dass ihre Posts oder Videoclips für Forschungszwecke verwendet werden?
- *Entgrenzung von Privatem und Öffentlichem:* Ab wann und unter welchen Bedingungen ist ein Informed Consent zwingend einzuholen? Wann darf darauf verzichtet werden? Welche Daten dürfen verwendet oder automatisch gespeichert werden?
- *Persistenz und Verknüpfbarkeit von Informationen:* Bei welchen Daten und bis zu welchem Grad ist eine Anonymisierung z. B. bei einer Veröffentlichung möglich?

Für die oben behandelte textbasierte Inhaltsanalyse schließen sich zusätzliche Fragen an, z. B.: Welche onlinebasierten Einträge oder Kommentare aus Artikeln und Vorträgen dürfen zitiert werden? Wie ist mit Screenshots umzugehen? Muss eine Freigabe durch den Profilinhaber oder auch durch dessen Kontakte erfolgen? In Bezug zur Netzwerkanalyse ist zu klären, wer alles einwilligen muss, damit Daten über das Beziehungsgeflecht eingeholt werden dürfen, besonders, wenn sie automatisch erfasst werden. Welche Rolle nehmen die Plattformbetreiber oder die Nutzenden ein? (vgl. Schmidt, 2009).

Einige Antworten auf diese forschungsethischen Fragen finden sich in den durch die internationale Gesellschaft für Internetforschung (International Association for Internet Research, AOIR) seit vielen Jahren veröffentlichten Richtlinien (vgl. Franzke et al., 2020). Auf nationaler Ebene übernimmt dies die Deutsche Gesellschaft für Online-Forschung e. V. (DGOF) (vgl. dazu: Deutsche Gesellschaft für Online-Forschung (2024) oder im Speziellen: Arbeitskreis Deutscher Markt- und Sozialforschungsinstitute e. V. (ADM) et al. (2021)). Je nach Disziplin sind additiv die Kodizes der jeweiligen Fachgesellschaften zur Orientierung und Reflexion des eigenen Forschungshandelns hinzuzuziehen. Konsens besteht darüber, dass ein Informed Consent, wenn immer möglich, eingeholt werden sollte (Birsl & Junk, 2021). Dem gegenüber stehen sogenannte höhere Forschungsinteressen mit besonders brisanten Themen oder Personengruppen (z. B. Forschung zu Radikalisierungstendenzen, vgl. Birsl & Junk, 2021) und praktische Hürden (z. B. fehlende Kontaktinformationen), bei denen von diesen Prinzipien begründet abgewichen werden kann bzw. welche die Forschungsvorhaben blockieren. Heise und Schmidt (2014) empfehlen zur Verortung der eigenen Forschung, die Zugänglichkeit der Daten (frei oder passwortgeschützt) der Sensibilität (Vulnerabilität) gegenüberzustellen und mit dem zu erwartenden Schadensrisiko abzuwägen. Forschende stehen hier in der Verantwortung, sich zum aktuellen Stand der Regelungen zu informieren und sich in ihren onlinebasierten Handlungspraktiken zum technisch Möglichen sowie dem ethisch Vertretbaren begründet zu verhalten (vgl. Heise, 2013; Heise & Schmidt, 2014).

6.7 Ausblick

Qualitative Auswertungs- und Erhebungsmethoden können, wie herausgestellt, gewinnbringend für verschiedene Forschungszusammenhänge im digitalen Raum angewandt werden. Qualitativer Forschungspraxis ist die Offenheit ihrem jeweiligen Gegenstand gegenüber inhärent. Sie ist prädestiniert, sich auf die im schnellen und kontinuierlichen Wandel befindlichen Gegenstände und Felder zu beziehen und hier angepasst und abgewandelt zu werden. Insgesamt ist das Forschungsfeld „digitaler Raum“ nicht mehr neu, jedoch ist es eines jener Systeme, die sich in einem sehr schnellen Wandlungsprozess befinden. Vielleicht zeigt sich an dieser Stelle das Potenzial gerade der qualitativen Versorgungsforschung besonders deutlich, da hier die unterschiedlichsten Professionen in Wissenschaft und Praxis zusammenkommen.

Die Künstliche Intelligenz (KI) bringt seit einiger Zeit dieses System erheblich zum Beben. Urheberschaft, Autor*innenschaft und die Frage nach Authentizität bzw. „Echtheit“ von Informationen, Beiträgen, Posts, Bildern, Videos usw. spielen im öffentlichen Diskurs zunehmend eine wichtige Rolle. Dieser beeinflusst auch den wissenschaftlichen Bereich. Aktuell ist noch nicht abzusehen, in welche Richtung die Debatte führt. Klar ist nur, dass auch und gerade qualitative Versorgungsforscher*innen sich hier positionieren müssen. Insgesamt bewegt sich die Versorgungsforschung in einem aufgeladenen Feld zwischen sozialpolitischer, realpolitischer und versorgungsrealer Verantwortung. Dieser Umstand macht es nicht einfach, jedoch umso wichtiger, mögliche Potenziale zu erkennen, Stellung zu beziehen, die eigene Haltung und Sichtweise zu reflektieren und in den Forschungsprozess mit einfließen zu lassen.

Die explorative Offenheit qualitativer Methoden können sich Forscher*innen zunutze machen, um Methoden-Weiterentwicklung für digitale Daten, Content, Felder und Räume zu betreiben. Mit qualitativen Auswertungsmethoden wie der vorgestellten Inhaltsanalyse oder der Netzwerkanalyse werden Erkenntnisse z. B. zu den Meinungen, Einstellungen und Verhaltensweisen oder der sozialen und strukturellen Verortung von Social-Media-Nutzer*innen gewonnen. Die Ausweitung auf die Analyse von Online-Texten zuzüglich ihrer Bilder, Videos oder Verlinkungen wäre eine zukunftsweisende Weiterentwicklung und würde es ermöglichen, weitere komplexe Zusammenhänge und Trends im Gesundheitswesen zu identifizieren und die Methodenkenntnisse auszubauen.

Die Reflexion ethischer und datenschutzrechtlicher Fragestellungen erscheint hier, wie dargestellt, vor einer veränderten Hintergrundfolie und wird so zu einem wichtigen Bezugspunkt für aktuelle Forschungspraktiken.

Spezifika der Online-Inhalte sind ebenso einem stetigen Wandel unterworfen und müssen immer wieder neu betrachtet werden. Mit jeder neuen Anwendung stellt sich wieder die Frage nach Autor*innenschaft, spezifischer Nutzungsweise, Zugriffsrechten, Öffentlichkeit oder Teilöffentlichkeit etc. Damit verbunden ergibt sich die Herausforderung für Forscher*-innen, sich immer wieder neu mit methodischen Herangehensweisen zu beschäftigen. Ein wie auch immer geartetes „Das-haben-wir-schon-immer-so-gemacht" kann hier nicht die Handlungspraxis leiten. In diesem Sinne ist die Digitalisierung Herausforderung und Chance zugleich und fordert dazu auf, immer wieder die Routinen qualitativer Forschungspraxis in alter Manier zu hinterfragen und auf den Prüfstand zu stellen. Eine kontinuierliche, offene, die Wissenschaftsgrenzen überschreitende Methoden- und Methodologien-Diskussion ist unabdingbar und muss sowohl innerhalb der Scientific Communities als auch inter- und transdisziplinär, im fachlichen Dialog und in einem Erfahrungsaustausch, auf Kongressen, Symposien u. a. transparent und streitbar ausgetragen werden.

Literatur

Advidera. (2024). *Content* (Das große Online-Marketing-Glossar). Advidera. Zugriff am 11. Juni 2024 unter https://www.advidera.com/glossar/content/

Andreotta, M., Nugroho, R., Hurlstone, M. J., Boschetti, F., Farrell, S., Walker, I. & Paris, C. (2019). Analyzing social media data: a mixed-methods framework combining computational and qualitative text analysis. *Behavior Research Methods, 51*(4), 1766–1781. https://doi.org/10.3758/s13428-019-01202-8

Arbeitskreis Deutscher Markt- und Sozialforschungsinstitute (ADM), Arbeitsgemeinschaft Sozialwissenschaftlicher Institute (ASI), Berufsverband Deutscher Markt- und Sozialforscher (BVM) & Deutsche Gesellschaft für Online-Forschung (DGOF). (2021). *Richtlinie für Untersuchungen in den und unter Einsatz der Sozialen Medien (Soziale Medien Richtlinie)*. Verfügbar unter https://www.dgof.de/wp-content/uploads/2021/03/RL-Soziale-Medien-neu-2021-3.3.2021.pdf

ARD/ZDF-Forschungskommission. (2024). *ARD/ZDF Onlinestudie. Ergebnispräsentation 2023. Grundlagenstudie im Auftrag der ARD/ZDF-Forschungskommission*. Verfügbar unter https://www.ard-zdf-onlinestudie.de/ardzdf-onlinestudie/ergebnispraesentation/

Augustin, J., Austermann, J. & Erasmi, S. (2019). Netzwerkanalysen in der regionalen Versorgungsforschung: Das Beispiel der dermatologischen Versorgung in der Metropolregion Hamburg. *Gesundheitswesen, 81*(01), 50–57. https://doi.org/10.1055/s-0042-116591

Bäcker, M. & Golla, S. (2021). Rechtliche Einordnung: Möglichkeiten und Grenzen der sozialwissenschaftlichen Forschung in sozialen Medien. In U. Birsl, J. Junk, M. Kahl & R. Pelzer (Hrsg.), *Inszenieren und Mobilisieren: Rechte und islamistische Akteure digital und analog* (S. 35–58). Barbara Budrich. https://doi.org/10.2307/j.ctv25dh3tc.5

Barrett, E. (1992). *Sociomedia: multimedia, hypermedia, and the social construction of knowledge*. MIT Press.

Birsl, U. & Junk, J. (2021). Wissenschaft und Verantwortung: Ethische Einordnungen sozialwissenschaftlicher Forschung in sozialen Medien. In U. Birsl, J. Junk, M. Kahl & R. Pelzer (Hrsg.), *Inszenieren und Mobilisieren: Rechte und islamistische Akteure digital und analog* (S. 59–78). Barbara Budrich. https://doi.org/10.2307/j.ctv25dh3tc

Brüsemeister, T. (2008). *Qualitative Forschung*. VS Verlag für Sozialwissenschaften. https://doi.org/10.1007/978-3-531-91182-3

Chesney, T. & Su, D. K. (2010). The impact of anonymity on weblog credibility. *International Journal of Human-Computer Studies, 68*(10), 710–718. https://doi.org/10.1016/j.ijhcs.2010.06.001

Chu, H. S. & Jang, H. Y. (2022). Exploring unmet information needs of people with Parkinson's disease and their families: focusing on information sharing in an online patient community. *International Journal of Environmental Research and Public Health, 19*(5), 2521. https://doi.org/10.3390/ijerph19052521

Deutsche Gesellschaft für Online-Forschung (DGOF). (2024). *Standesregeln & Co*. Zugriff am 08. Juli 2024 unter https://www.dgof.de/standesregeln/

Dinand, C. (2016, April). Selbstpräsentationen von Menschen mit Frontotemporaler Demenz. Methodische Herausforderungen der Analyse von Weblogs [Beitrag zum Workshop]. B. Panke-Kochinke, C. Dinand & B. Döttlinger: *Den Menschen gerecht werden. Die Gegenstandsangemessenheit von Datenerhebungsmethoden an Beispielen aus dem Forschungsfeld des Umgangs mit Demenz. Forschungswelten 2016, 7. Internationaler Wissenschaftlicher Kongress für angewandte Pflege- und Gesundheitsforschung*. Katholische Stiftungshochschule (KSFH), München.

Dinand, C. (2018, Juli). *Social-Media-Analysen – Die Analyse internetbasierter Daten am Beispiel von Weblogs*. QuPuG-SUMMER OF SCIENCE, Summer School zu qualitativen Methoden in der Pflege- und Gesundheitsforschung, Universität Wien.

Dinand, C., Hartkopf, M., Patzelt, C. & Karlheim, C. (2022). Zwischen analoger Historie und digitaler Zukunft. Methodische Reflexionen zur Erhebung und Analyse digitaler Daten in der qualitativen Versorgungsforschung. *Journal für Qualitative Forschung in Pflege- und Gesundheitswissenschaft, 9*(1), 6–14.

Döring, N. & Bortz, J. (2016). Forschungs- und Wissenschaftsethik. In N. Döring & J. Bortz (Hrsg.),

Forschungsmethoden und Evaluation in den Sozial- und Humanwissenschaften (S. 121–139). Springer. https://doi.org/10.1007/978-3-642-41089-5_5

Ferrara, E., Varol, O., Davis, C., Menczer, F. & Flammini, A. (2016). The rise of social bots. *Communications of the ACM, 59*(7), 96–104. https://doi.org/10.1145/2818717

Fielding, N.G., Lee, R.M. & Blank, G. (2017). *The Sage handbook of online research methods*. Sage. https://doi.org/10.4135/9781473957992

Flick, U. (2011). *Qualitative Sozialforschung. Eine Einführung*. Rowohlt.

Fraas, C., Meier, S. & Pentzold, C. (2012). *Online-Kommunikation: Grundlagen, Praxisfelder und Methoden*. Oldenbourg. https://doi.org/10.1524/9783486714814

Franzke, A.S., Bechmann, A., Zimmer, M., Ess, C. (2020). *Internet research: ethical guidelines 3.0*. Available from https://aoir.org/reports/ethics3.pdf

Fu, J., Li, C., Zhou, C., Li, W., Lai, J., Deng, S., Zhang, Y., Guo, Z. & Wu, Y. (2023). Methods for analyzing the contents of social media for health care: scoping review. *Journal of Medical Internet Research, 25*, e43349. https://doi.org/10.2196/43349

Gamper, M. & Schönhuth, M. (2019). Ansätze und Verfahren der Visuellen Netzwerkforschung. In K. Lobinger (Hrsg.), *Handbuch Visuelle Kommunikationsforschung* (S. 621–647). Springer Fachmedien. https://doi.org/10.1007/978-3-658-06508-9_30

Heise, N. (2013). „Doing it for real" – Authentizität als eine kommunikationsethische Grundlage onlinebasierter Forschung. In M. Emmer, A. Filipović, J.H. Schmidt & I. Stapf (Hrsg.), *Echtheit, Wahrheit, Ehrlichkeit. Authentizität in der Online-Kommunikation* (S. 88–109). Weinheim.

Heise, N. & Schmidt, J.-H. (2014). Ethik der Online-Forschung. In M. Welker, M. Taddicken, J.H. Schmidt & N. Jackob (Hrsg.), *Handbuch Online-Forschung. Sozialwissenschaftliche Datengewinnung und-auswertung in digitalen Netzen* (Bd. 12, S. 519–539). Herbert von Halem.

Hepp, A. (2016). Qualitative Netzwerkanalyse in der Kommunikationswissenschaft. In S. Averbeck-Lietz & M. Meyen (Hrsg.), *Handbuch nicht standardisierte Methoden in der Kommunikationswissenschaft* (S. 347–367). Springer Fachmedien. https://doi.org/10.1007/978-3-658-01656-2_22

Herz, A. (2012). Erhebung und Analyse ego-zentrierter Netzwerke. In S. Kulin, K. Frank, D. Fickermann & K. Schwippert (Hrsg.), *Soziale Netzwerkanalyse. Theorie, Methoden, Praxis* (Bd. 5, S. 133–150). Waxmann.

Herz, A. (2016). *Ego-zentrierte Netzwerkanalysen zur Erforschung von Sozialräumen*. Verfügbar unter https://www.sozialraum.de/ego-zentrierte-netzwerkanalysen-zur-erforschung-von-sozialraeumen.php

Hollstein, B. (2010). Qualitative Methoden und Mixed-Method-Designs. In C. Stegbauer & R. Häußling (Hrsg.), *Handbuch Netzwerkforschung* (S. 459–470). VS Verlag für Sozialwissenschaften. https://doi.org/10.1007/978-3-531-92575-2_40

Hopf, F., Patzelt, C., Emmert, M. & Sander, U. (2020). *Online-Nutzerkritik zu Notaufnahmen auf den Portalen Facebook, Google und Klinikbewertungen. Eine quantitativ-qualitative Analyse*. 19. Deutscher Kongress für Versorgungsforschung (DKVF). sine loco [digital], 30. September – 01. Oktober 2020, Düsseldorf.

Horn, D., Ibisch, A. & Tschentscher, M. (2018). Automatisierte Videoanalyse. In C. Moritz & M. Corsten (Hrsg.), *Handbuch Qualitative Videoanalyse* (S. 445–455). Springer Fachmedien. https://doi.org/10.1007/978-3-658-15894-1_23

Ihnenfeldt, E. (2017). *Ethority: Social Media Prisma 2017/2018 für Deutschland – Disruptiver Wandel*. Zugriff am 18. September 2024 unter https://steadynews.de/management/socialmedia/ethority-social-media-prisma-2017-2018-fuer-deutschland-disruptiver-wandel

Kaplan, A. & Haenlein, M. (2010). Users of the world, unite! The challenges and opportunities of Social Media. *Business Horizons, 53*(1), 59–68. https://doi.org/10.1016/j.bushor.2009.09.003

Kaplan, A. & Haenlein, M. (2014). Collaborative projects (social media application): about Wikipedia, the free encyclopedia. *Business Horizons, 57*(5), 617–626. https://doi.org/10.1016/j.bushor.2014.05.004

Kapoor, K.K., Tamilmani, K., Rana, N.P., Patil, P., Dwivedi, Y.K. & Nerur, S. (2018). Advances in social media research: past, present and future. *Information Systems Frontiers, 20*(3), 531–558. https://doi.org/10.1007/s10796-017-9810-y

Karlheim, C. (2016). *Hilfe@Depressions-Online-Forum: Eine qualitative Studie zu Unterstützungs- und Hilfebestrebungen in Depressions-Online-Foren im Internet* [Dissertation]. Universität Bielefeld.

Karlheim, C. (2019). Gesundheitsbezogene virtuelle (Selbst)Hilfe und soziale Unterstützung in Laienzusammenschlüssen am Beispiel von Depressions-Online-Foren. In N.B. Heyen, S. Dickel & A. Brüninghaus (Hrsg.), *Personal Health Science: persönliches Gesundheitswissen zwischen Selbstsorge und Bürgerforschung* (S. 175–193). Springer Fachmedien. https://doi.org/10.1007/978-3-658-16428-7_9

Keller, T.R. (2019). *Social Bots: Zwischen Phänomen und Phantom.* Bundeszentrale für Politische Bildung. Zugriff am 18. September 2024 unter https://www.bpb.de/themen/medien-journalismus/digitale-desinformation/290555/social-bots-zwischen-phaenomen-und-phantom

Klärner, A., Gamper, M., Keim-Klärner, S., Lippe, H. von der, Moor, I., Richter, M. & Vonneilich, N. (2020). Soziale Netzwerke und gesundheitliche Ungleichheiten – eine neue Perspektive für die Forschung. In A. Klärner, M. Gamper, S. Keim-Klärner, I. Moor, H. von der Lippe & N. Vonneilich (Hrsg.), *Soziale Netzwerke und gesundheitliche Ungleichheiten – eine neue Perspektive für die Forschung* (S. 1–30). Springer VS. https://doi.org/10.1007/978-3-658-21659-7_1

Koch, W. (2023). Soziale Medien werden 30 Minuten am Tag genutzt – Instagram ist die Plattform Nummer eins. Ergebnisse der ARD/ZDF-Onlinestudie 2023. *Media Perspektiven, 26*, 1–8.

Lietz, H., Schmitz, A. & Schaible, J. (2021). Analyse sozialer Netzwerke mit digitalen Verhaltensdaten. *easy_social_sciences, 66*, 90–98.

Manning Hutson, M., Hosking, S.M., Mantalvanos, S., Berk, M., Pasco, J. & Dunning, T. (2022). What injured workers with complex claims look for in online communities: netnographic analysis. *Journal of Medical Internet Research, 24*(4), e17180. https://doi.org/10.2196/17180

Meier, S. & Pentzold, C. (2015). Theoretical Sampling als Auswahlstrategie für Online-Inhaltsanalysen. In M. Welker & C. Wünsch (Hrsg.), *Die Online-Inhaltsanalyse. Forschungsobjekt Internet.* (S. 124–143). Herbert von Halem.

Meier, S., Wünsch, C., Pentzold, C. & Welker, M. (2015). Auswahlverfahren für Online-Inhalte. In M. Welker & C. Wünsch (Hrsg.), *Die Online-Inhaltsanalyse: Forschungsobjekt Internet* (S. 103–123). Herbert von Halem.

Meißner, S. (2015). Die Medialität und Technizität internetbasierter Daten. In D. Schirmer, N. Sander & A. Wenninger (Hrsg.), *Die qualitative Analyse internetbasierter Daten* (S. 33–49). Springer VS. https://doi.org/10.1007/978-3-658-06296-5_2

Moritz, C. & Corsten, M. (2018). *Handbuch Qualitative Videoanalyse.* Barbara Budrich. https://doi.org/10.1007/978-3-658-15894-1

Patzelt, C. (2019, Oktober). *Rehabilitandenzufriedenheit in den sozialen Medien. RehaStimme, 4*, 13.

Patzelt, C., Kiss, S., Hopf, F., Emmert, M. & Sander, U. (2021a). Alles schlecht oder doch ganz recht? Aktuelle Erkenntnisse zu Sterneratings und Erfahrungsberichten von Rehabilitanden. *KU Gesundheitsmanagement, 1*, 52–54.

Patzelt, C., Kiss, S., Hopf, F., Emmert, M. & Sander, U. (2021b). Zufriedenheit von Rehabilitanden in Erfahrungsberichten der sozialen Medien (ZURESO-Studie). *Gesundheitswesen, 83*(08/09), 714. https://doi.org/10.1055/s-0041-1732167

Pink, S., Horst, H., Postill, J., Hjorth, L., Lewis, T. & Tacchi, J. (2016). *Digital ethnography: principles and practice.* Sage.

Rössler, P. & Wirth, W. (2001). Inhaltsanalysen im World Wide Web. In W. Wirth & E. Lauf (Hrsg.), *Inhaltsanalyse: Perspektiven, Probleme, Potentiale* (S. 280–302). Herbert von Halem.

Salheiser, A. (2019). Natürliche Daten: Dokumente. In N. Baur & J. Blasius (Hrsg.), *Handbuch Methoden der empirischen Sozialforschung* (S. 1119–1134). Springer Fachmedien. https://doi.org/10.1007/978-3-658-21308-4_80

Sander, U., Kolb, B., Taheri, F., Patzelt, C. & Emmert, M. (2017). Verstehen Laien Informationen über die Krankenhausqualität? Eine empirische Überprüfung am Beispiel der risikoadjustierten Mortalität. *Zeitschrift für Evidenz, Fortbildung und Qualität im Gesundheitswesen,* 127–128, 21–29. https://doi.org/10.1016/j.zefq.2017.09.010

Säugling, C. (2021). *Die Praxis der Social-Media-Analyse: Eine explorative Untersuchung kalibrierten Zuhörens in der Automobilindustrie* (Dissertation Universität Augsburg). Springer VS.

Scheffler, H. (2014). Soziale Medien. In C. König, M. Stahl & E. Wiegand (Hrsg.), *Soziale Medien: Gegenstand und Instrument der Forschung* (S. 13–27). Springer Fachmedien.

Schirmer, D., Sander, N. & Wenninger, A. (2015). Herausforderungen und Potenziale von Online-Medien für die qualitative Forschung – eine Einführung. In D. Schirmer, N. Sander & A. Wenninger (Hrsg.), *Die qualitative Analyse internetbasierter Daten* (S. 7–32). Springer. https://doi.org/10.1007/978-3-658-06296-5_1

Schmidt, J.-H. (2009). Braucht das Web 2.0 eine eigene Forschungsethik? *Zeitschrift für Kommunikationsökologie und Medienethik, 11*(2), 40–44.

Schmidt, J.-H. & Taddicken, M. (2017). *Handbuch Soziale Medien.* Springer Fachmedien. https://doi.org/10.1007/978-3-658-03765-9

Schönhuth, M. (2013). Landkarten sozialer Beziehungen: Partizipativ-visuelle Datenerhebung mit haptischen und elektronischen Werkzeugen. Entwicklung – Typen – Möglichkeiten – Grenzen. In M. Schönhuth, M. Gamper, M. Kronenwett & M. Stark (Hrsg.), *Visuelle Netzwerkforschung* (S. 59–78). transcript.

Schönhuth, M., Gamper, M., Kronenwett, M. & Stark, M. (2013). *Visuelle Netzwerkforschung: Qualitative, quantitative und partizipative Zugänge.* Transcript.

Schulz, M., Bischoff-Pabst, S. & Coos, P. (2020). Editorial: Dokumentenanalyse aus historischer, diskursanalytischer, dokumentarischer und ethnografischer Perspektive. Fallarchiv Kindheitspädagogische Forschung. *Online-Zeitschrift zu Qualitativen Methoden in Forschung und Lehre, 3*(1), 3–13.

Snelson, C.L. (2016). Qualitative and mixed methods social media research: a review of the Literature. *International Journal of Qualitative Methods, 15*(1), 1–15. https://doi.org/10.1177/1609406915624574

Steffen, H.-T. & Karlheim, C. (2019). eMental Health: Digital produziertes Wissen im Kontext gesundheitlicher Selbsthilfe. In C. Dockweiler & F. Fischer (Hrsg.), *ePublic Health* (S. 245–256). Hogrefe.

Stegbauer, C. & Häußling, R. (2010). Einleitung: Geschichte der Netzwerkforschung. In C. Stegbauer & R. Häußling (Hrsg.), *Handbuch Netzwerkforschung* (S. 19–19). VS Verlag für Sozialwissenschaften. https://doi.org/10.1007/978-3-531-92575-2_2

Strassnig, B. (2009). Einblicke in Online-Research – Das Internet als Medium zur Datenerhebung. In B.U. Stetina & I. Kryspin-Exner (Hrsg.), *Gesundheit und Neue Medien: Psychologische Aspekte der Interaktion mit Informations- und Kommunikationstechnologien* (S. 277–296). Springer Vienna. https://doi.org/10.1007/978-3-211-72015-8_13

Taddicken, M. & Schmidt, J.-H. (2017). Entwicklung und Verbreitung sozialer Medien. In J.-H. Schmidt & M. Taddicken (Hrsg.), *Handbuch Soziale Medien* (S. 3–22). Springer Fachmedien. https://doi.org/10.1007/978-3-658-03765-9_1

Welker, M., Taddicken, M., Schmidt, J.-H. & Jackob, N. (2014). *Handbuch Online-Forschung: sozialwissenschaftliche Datengewinnung und -auswertung in digitalen Netzen* (Bd. 12). Herbert von Halem.

Welker, M. & Wünsch, C. (2010). Methoden der Online-Forschung. In W. Schweiger & K. Beck (Hrsg.), *Handbuch Online-Kommunikation* (S. 487–517). VS Verlag für Sozialwissenschaften. https://doi.org/10.1007/978-3-531-92437-3_20

Welker, M. & Wünsch, C. (2015). *Die Online-Inhaltsanalyse. Forschungsobjekt Internet.* Herbert von Halem.

Welker, M., Wünsch, C., Böcking, S., Bock, A., Friedemann, A., Herbers, M., Isermann, H., Knieper, T., Meier, S. & Pentzold, C. (2015). Die Online-Inhaltsanalyse: methodische Herausforderung, aber ohne Alternative. In M. Welker & C. Wünsch (Hrsg.), *Die Online-Inhaltsanalyse. Forschungsobjekt Internet* (S. 9–30). Herbert von Halem.

Wenninger, A. (2015). Hermeneutische Analysen neuer Kommunikationsformen im Internet. In D. Schoirmer, N. Sander & A. Wenninger (Hrsg.), *Die qualitative Analyse internetbasierter Daten. Methodologische und methodische Erörterungen am Beispiel eines wissenschaftlichen Blogportals* (S. 51–87). Springer VS. https://doi.org/10.1007/978-3-658-06296-5_3

Xyländer, M., Kleineke, V., Jünger, S., Klindtworth, K., Karlheim, C., Steffen, H., Müller, V., Höfling-Engels, N., Patzelt, C. & Stamer, M. (2020). Gruppendiskussionen in der Versorgungsforschung. Teil 2: Überlegungen zum Begriff der Gruppe, zur Moderation und Auswertung von Gruppendiskussionen sowie zur Methode der Online-Gruppendiskussion. *Gesundheitswesen, 82*(12), 998–1007.

Zeller, F. (2017). Soziale Medien in der empirischen Forschung. In J.-H. Schmidt & M. Taddicken (Hrsg.), *Handbuch Soziale Medien* (S. 389–408). Springer Fachmedien. https://doi.org/10.1007/978-3-658-03765-9_21

7
Ethnografisches Arbeiten

Christine Holmberg

> „The anthropologist engages in peculiar work. He or she tries to understand a different culture to the point of finding it to be intelligible, regardless of how strange it seems in comparison with one's own background. This is accomplished by attempting to experience the new culture from within, living in it for a time as a member, all the while maintaining sufficient detachment to observe and analyse it with some objectivity. This peculiar posture – being inside and outside at the same time – is called participant-observation. It is a fruitful paradox, one that has allowed anthropologists to find sense and purpose within a society's seemingly illogical and arbitrary customs and beliefs. The assumption of the natives' viewpoint, so to speak, is a means of knowing others through oneself, a professional technique […]."
> (Myerhoff, 1978, S. 18)

Dieses Kapitel stellt ethnografisches Arbeiten unter besonderer Berücksichtigung zweier theoretischer Entwicklungen, der Praxeologie oder Praxistheorie und der darauf aufbauenden Akteur-Netzwerk-Theorie (ANT) vor. Diese theoretischen Ansätze überwinden typische Dichotomien der Moderne wie Theorie – Praxis, Subjekt – Objekt. Auch die in der Versorgungsforschung (VF) typische Unterscheidung zwischen Intervention und Kontext wird entsprechend mit einem praxeologischen oder ANT-inspirierten Ansatz als *a priori* existierender Forschungsgegenstand aufgelöst, da der Forschungsfokus auf Prozessen liegt. Durch die Prozessorientierung werden für uns selbstverständliche, logische und damit *sinnhafte* Objekte, Subjekte, Konzepte und Ideen so analysiert, dass dadurch (scheinbar) unhintergehbare Selbstverständlichkeiten, auch *Raison d'être* genannt, herausgearbeitet werden. Damit wird ein Blick „hinter die Dinge" möglich. Zur Erläuterung nutze ich das Feld der Qualitätssicherung. Wir gehen davon aus, dass gemeinschaftlich finanzierte medizinische Versorgung „effizient" oder mindestens „effektiv" und „qualitätsgesichert" gestaltet werden sollte. Diese Begrifflichkeiten und ihre dahinterliegenden Ideen sind historisch verortet. In einem Leitartikel von Arnold S. Relman, Redakteur des New England Journal of Medicine in den 1980iger-Jahren, ist 1988 zu lesen, dass Versorgungsqualität zu einem zentralen Aspekt medizinischer Forschung werden muss (Relman, 1988). Heute, 2024, erachten wir es als selbstverständlich, Versorgungsqualität zu berücksichtigen. Damit hört die Selbstverständlichkeit auf: Wir diskutieren sowohl auf wissenschaftlicher als auch auf gesellschaftlicher Ebene intensiv darüber, wie wir Versorgungsqualität beurteilen und wie wir die Ergebnisse solcher Beurteilungen steuernd im Gesundheitswesen nutzen wollen, können oder sollen. Es gibt also einen Diskussionsrahmen „Versorgungsqualität", der von allen als relevant bzw. selbstverständlich erachtet wird, in diesem Rahmen werden die Ausprägung und

Bedeutung der Begrifflichkeit wissenschaftlich und gesellschaftlich intensiv verhandelt.

Kolleg*innen aus der Versorgungsforschung fragen danach, was Qualität ist, was ein Qualitätsindikator sein sollte und was nicht, wie man diesen misst, aber auch, woran sich der Erfolg einer Behandlung festlegen oder numerisch fassen lässt. Einig ist man sich weitgehend darüber, dass die Versorgungsqualität gemessen werden muss und grundsätzlich messbar ist. Auf dieser Voransnahme basierend werden messbare Indikatoren entwickelt, die diese Konzepte (Effektivität, Qualität, Effizienz) repräsentieren. Das Institut für Qualität und Transparenz im Gesundheitswesen, kurz IQTIG genannt, stellt die gegenwärtige Ausprägung dieser Idee dar, wie sie im Sozialgesetzbuch V § 137a verankert ist. Eine der wichtigsten gesetzlich verankerten Aufgaben des IQTIG ist es, Indikatoren und Instrumente zur Messung von Versorgungsqualität zu entwickeln. Die Verfahren entstehen im kritischen wissenschaftlichen, aber auch politischen Diskurs. Ein Indikator kann Versorgungsrealität bzw. Versorgungsprozesse besser oder schlechter abbilden, weswegen viel über adäquate Indikatoren diskutiert und erheblicher Aufwand in die Entwicklung guter Methoden zur Messung angemessener Indikatoren betrieben wird.

„Accountability" – prüfbare Verantwortlichkeit – gilt heute nicht nur in der Versorgung als Raison d'être oder unhintergehbare Selbstverständlichkeit (Strathern, 2000; Power, 1999). Sie spielt in vielen gesellschaftlichen Bereichen, wie der Bildung, eine zentrale Rolle. Wichtig bei der prüfbaren Verantwortlichkeit ist, dass prüfbar explizit die Prüfung aus einer Distanz heraus meint, sowohl räumlich als auch personell. Es ist hier also keine individuelle Wahrnehmung oder Einschätzung von Prozessen gemeint, sondern eine objektivierte, die nicht persönlich, subjektiv, eingefärbt ist. Die „era of assessment and accountability" (Relman, 1988), die Relman 1988 eingefordert hatte, ist nun gesellschaftlich und institutionell verankert. Wie kann *wirklich* gemessen werden, ob qualitativ hochwertig versorgt wird, ist die Frage, die umtreibt. Etwas messbar zu machen, bedeutet immer gleichzeitig auch, es vergleichbar und dadurch beurteilbar zu machen. Dabei bleibt das dahinterliegende Konzept und damit verbunden die Voransnahme, dass Versorgungsqualität aus der Distanz beurteilbar ist und auch sein muss, heute meist unhinterfragt. Anders gesagt, dass wir das können *müssen*, um gut versorgen zu können und gut versorgt zu sein, wird als gegeben angenommen. Dabei ist in der gegenwärtigen Vorstellung von guter Versorgung auch verankert, dass sie orts- und personenunabhängig *gleich* bzw. gleichwertig sein sollte (siehe dazu bereits Relman, 1988), auch deshalb ist der Vergleich wichtig.

Ethnografische Studien zu Qualitätssicherung können einerseits die historische Verortung wissenschaftlicher Begrifflichkeiten und Debatten ins Zentrum der Forschung stellen und damit andererseits Forschungsfragen untersuchen, die gegenwärtige Selbstverständlichkeiten zum Vorschein bringen und hinterfragen. Damit kann verstanden werden, *wie* Versorgung aus unterschiedlichen Perspektiven gedacht und strukturiert wird bzw. werden kann. Für gegenwärtige Debatten um Qualitätssicherung kann damit zum Beispiel aufgezeigt werden, dass unser Verständnis von Qualitätssicherung und unsere Diskurse um Qualitätssicherung mit einem Qualitätsbegriff arbeiten, der „tatsächliche" Qualität als eine versteht, die nur aus der Distanz und akteursunabhängig festzustellen ist bzw. wahrgenommen werden kann. Im Umkehrschluss bedeutet dies auch, dass Akteure vor Ort nicht valide beurteilen können, was Versorgungsqualität ist bzw. bedeutet. Vor-Ort-Erlebnisse und -Erfahrungen müssen wissenschaftlich umgearbeitet werden, um in eine valide Beurteilung von Qualität einfließen zu können. Mögliche Konfliktlinien, die sich aus den skizzierten Perspektiven ergeben, können ethnografisch aufgebrochen werden.

Mithilfe ethnografischer Methoden kann gefragt werden, *wie* eine spezifisch ausgeprägte Idee von Qualitätssicherung Versorgung als

Konzept und als Praxis verändert. Damit kann untersucht werden, *was unter bestimmten spezifischen Bedingungen in der Versorgung geschieht*. Ethnografie kann also die Spezifik von Versorgung in bestimmten historisch verorteten Zeiten und Räumen herausarbeiten. Man könnte zum Beispiel ethnografisch mithilfe einer teilnehmenden Beobachtung untersuchen, was Dokumentationssysteme zur Qualitätsdarstellung mit und in der Versorgung *tun*: Welche Ideen von Versorgung vermitteln sie und wie werden sie im versorgenden Alltag verhandelt und ausgefüllt? Eine solche ethnografische Studie führte die Ethnologin Sonja Jerak-Zuiderent in den Niederlanden durch. Ausgangspunkt ihrer Arbeit *Generative Accountability: comparing with Care* (Jerak-Zuiderent, 2013) ist die Beobachtung, dass in verschiedenen sozialen Sphären, wie der Pflege, Universitäten oder Versorgungsinstitutionen, spezifische finanzielle Rechtfertigungsstrategien (accountability procedures), oder – wie ich sie oben genannt habe – prüfbare Verantwortlichkeiten, existieren (Mulgan, 2000; Neyland, 2012; Power, 1999; Strathern, 2000). Dieser Sachverhalt wird sowohl als selbstverständlich erachtet und ruft gleichzeitig viel Widerstand hervor (Mol, 2008; Robins, 2001; Wiener & Kayser-Jones, 1989). Ausgangspunkt der ethnografischen Arbeit Jerak-Zuiderents' ist ein unter verschiedenen Akteuren im Gesundheitswesen geführter Konflikt um die mit den Qualitätssicherungsmaßnahmen verbundenen Dokumentationspflichten. Dieser Konflikt handelt davon, dass ein hoher Anteil der Arbeitszeit in Dokumentation investiert werden müsse und diese Zeit damit aber für die Versorgung vor Ort fehle. Damit, so die Argumentation einiger Akteure, würde *de facto* gute Versorgung gefährdet. Hinter der Kritik steht ein Konzept von Versorgung, das die Beziehung zweier Akteur*innen, nämlich die am Krankenbett oder zu Hause Versorgenden und die Versorgten, in den Mittelpunkt von Versorgung stellt (Hopper, 2001; Kirschner & Lachicotte, 2001; Robins, 2001; Wiener & Kayser-Jones, 1989). Versorgung stellt eine zwischenmenschliche, leibliche, örtlich gebundene Beziehung dar, die in spezifischen leiblichen Begegnungen und Handlungen verortet ist. An diesem Spannungsverhältnis und unterschiedlichen Vorstellungen von Versorgung setzt Jerak-Zuiderent (2013) an. Sie analysiert die Aktivitäten, die die Entwicklung von Qualitätsindikatoren und ihr Einsatz im Versorgungsalltag benötigen. Sie argumentiert, dass Versorgung und Indikatoren prozesshaft gemeinsam entstehen und sich entwickeln. Sie spricht von „narrativer Arbeit", mit deren Hilfe Versorgungsindikatoren in spezifische Versorgung eines Individuums an einem spezifischen Ort und in einer bestimmten Zeit verwandelt werden. In ihren Beobachtungen der *Praxis* stellt sie fest, dass die oben dargestellten Konfliktlinien der guten Versorgung als Kontrast zwischen „Dokumentationspflicht" und „tatsächlicher" Versorgung so nicht beobachtbar ist. Vielmehr entstehe gute Versorgung in der Perspektive der Handelnden vor Ort in der Spezifik der Versorgungssituation im Aushandlungsprozess mit den Versorgungsindikatoren. Ethnografisches Vorgehen mit einem Fokus auf die Praxis von Versorgung kann somit die vielen Aktivitäten, die Akteur*innen durchführen, um vorgegebenen Richtlinien und Bestimmungen gerecht zu werden, ebenso wie ihren eigenen moralischen Vorstellungen guter Versorgung, mit in den Blick nehmen und damit Perspektiven verändern.

Ethnografische Methoden, kurzgesagt, das Beobachten und theoretische Verstehen alltäglicher Handlungen aus Perspektive derer, die beobachtet werden, können für die Anliegen der Versorgungsforschung also sehr hilfreich sein. Durch ihren Fokus auf alltägliches Handeln bei gleichzeitiger robuster theoretischer Verortung kann die Ethnografie die Lücke zwischen Theorie und Praxis oder, anders formuliert, zwischen Wissenschaft und Alltag überbrücken (Cubellis et al., 2021). Dafür werde ich in diesem Kapitel zuerst die Ethnografie historisch und disziplinär verorten. Darauf aufbauend zeige ich Entwicklungslinien der Ethnografie auf und schlage vor, dass für die

Versorgungsforschung eine Ethnografie, die theoretisch in der Praxeologie bzw. Praxistheorie verankert ist, Wissensbestände erfassen kann, die bisher in der Versorgungsforschung und -wissenschaft kaum beachtet wurden.

Zusammengefasst stellt Ethnografie eine Forschungsstrategie dar. Es ist also nicht eine Methode, sondern eine Methodologie, die sich verschiedener qualitativer, aber auch quantitativer Erhebungsmethoden sowie vorhandener Daten und Materialien bedient, um ein soziales oder kulturelles Phänomen erklärbar zu machen. *Innerhalb eines solchen Rahmens können je nach Forschungsinteresse unterschiedliche Erhebungs- und Auswertungsmethoden in flexiblen Forschungsdesigns miteinander verbunden werden.* Durch die hier vorgeschlagene methodologische Verankerung in Ansätzen der Praxeologie können Ethnografien zu radikalen Verschiebungen der Perspektive führen, die andere Wissensbestände der Versorgung sichtbar machen. Wie im Laufe des Kapitels gezeigt wird, ändern sich dadurch Forschungsgegenstand und mögliche Fragestellungen einer Versorgungsforschung.

7.1 Historische Verortung

Der Begriff der Ethnografie stammt aus dem Griechischen und bedeutet ein Volk, eine „Ethnie“ beschreiben. Er hat sich im Zuge der disziplinären Entwicklung der Anthropologie, der Lehre des Menschen, und der Soziologie, der Lehre moderner Gesellschaften, im Laufe des 19. Jahrhunderts herausgebildet.

Wie auch die Anthropologie als Forschungstradition steht die Entwicklung der Forschungsstrategie Ethnografie eng im Zusammenhang mit den Forschungsexpeditionen des 18. und 19. Jahrhunderts. Detaillierte Reiseberichte, inklusive der genauen Beschreibung sogenannter „Naturvölker“ und ihrer Traditionen, inklusive des extensiven Sammelns von Gegenständen, waren Anliegen bei diesen Reisen. Aber nicht nur ferne Länder, auch ländliche Regionen in Deutschland und Europa wurden als Forschungsräume entdeckt. Das Studieren von „Kultur“ und „Tradition“ als dem „Anderen“ gehört zur Geschichte der Entwicklung der Methodologie der Ethnografie. Mit der Entwicklung und Ausdifferenzierung unterschiedlicher Wissenschaftstraditionen, wie der empirischen Geistes-, Sozial- und Naturwissenschaften, erfuhr auch die Methodik der „Völkerbeschreibung“ eine Professionalisierung und Ausdifferenzierung in unterschiedlichen Wissenschaftsdisziplinen, z.B. Soziologie, Ethnologie/Anthropologie und später auch innerhalb der Geschichte als Historiografie. Ihre erste wissenschaftliche Kanonisierung erfuhr die Ethnografie in der Anthropologie durch Bronislaw Malinowski (1884–1942) in Europa und Franz Boas in den USA. Malinowski stellte in seinem Werk *Argonauts of the Western Pacific* (Malinowski, 1922) methodische Regeln vor, die bei einer Ethnografie zu berücksichtigen seien. Damit systematisierte er notwendige Bedingungen für eine auf Empirie basierende, wissenschaftliche Beschreibung, die er methodisch detailliert darstellte. Für Malinowski war Grundbedingung einer wissenschaftlichen Ethnografie die „teilnehmende Beobachtung“, auch als „Feldforschung“ bekannt. Als wichtigste Bedingung einer wissenschaftlichen Ethnografie hat er das Da-Sein bei der zu untersuchenden Gruppe formuliert, die Teilnahme an deren alltäglichem Leben. Dieses Da-Sein muss demnach mit einem längeren Aufenthalt verbunden sein, in dem eng mit Einzelnen und der gesamten Gruppe und deren Alltagsleben interagiert wird, um Beschreibungen zu ermöglichen, die Phänomene aus der Perspektive der untersuchten Gruppe bzw. „Kultur“ heraus erklären können.

Die Forschende wird zum Forschungsinstrument. Durch das Da-Sein im Forschungsfeld wird die Forschende selbst zum zentralen „Erhebungsinstrument“. Über ihr Im-Feld-Sein werden Forschungsdaten, häufig auch Material genannt, gesammelt und erhoben. Bis heute ist dabei eine gängige Praxis in der anthropologisch inspirierten Ethnografie, sich auf *eine* Region zu fokussieren, die für das gesamte Forscher*innenleben die empirische Grundlage ihrer wissenschaftlichen Arbeiten bildet. Damit verbunden ist meist ein erster langer Aufenthalt, gefolgt von wiederkehrenden kürzeren oder längeren Aufenthalten in der Region. Historisch galt die Faustregel, dass eine Feldforschung mindestens ein Jahr dauern muss, um alle Veränderungen im Jahresverlauf zu erfassen. Dieses Erleben der verschiedenen Jahreszeiten konnte, musste aber nicht notwendigerweise in zeitlichem Zusammenhang stehen. Ethnografie war damit in ihrer Forschungstradition also stark *räumlich* orientiert. Diese räumliche Orientierung bedeutete auch, dass sie die Veränderung von Raum im Verhältnis zu Zeit als Grundprinzip ihrer Forschungsstrategie im Blick hatte und dadurch das sich im zeitlichen Verlauf verändernde Verhalten der beobachteten Gruppe fokussierte. Dies liegt am damaligen Verständnis des Forschungsgegenstands der Ethnografie, Alltagswelt (Kultur) sozialer Gruppen zu erfassen, die räumlich-geografisch definiert waren und als näher an „ursprünglichen Lebensverhältnissen seiend" betrachtet wurden. Damit verknüpft war auch, dass „das Fremde" oder „das Andere" den Forschungsgegenstand darstellte. Die wissenschaftliche Methodologie der Ethnografie wird seither in kritischer Auseinandersetzung mit ihrer kolonialen Geschichte entwickelt und verändert. Einen Überblick dieser Entwicklungen findet sich unter anderem bei Fuchs (2022). Die Entwicklung hin zu sogenannten Multi-sited Ethnographies (Marcus, 1995), die nicht orts- sondern gegenstandsgebunden sind, zählt dabei zu einer der Entwicklungen, die für die Versorgungsforschung fruchtbar gemacht werden können (Closser et al., 2016). Kern der Multi-sited Ethnography ist es dabei, globale Systeme und lokale Gegebenheiten zusammen zu denken, indem man Menschen, Gegenständen oder auch Metaphern „folgt". Zurückkehrend zum oben genannten Beispiel der Qualitätssicherung, wäre es bei einer Multi-sited Ethnography möglich, den Begriff der „Qualitätssicherung" zu fokussieren. Er könnte dann zu seinen diskursiven Ursprüngen verfolgt werden, ebenso wie zu seinen unterschiedlichen Ausprägungen und Verständnissen in verschiedenen Systemen und Regionen. Man könnte sich also anschauen, was der Begriff an verschiedenen Orten macht, gestaltet und in welchen Praktiken er sich wie manifestiert. Die Forschende ist also „da" bzw. geht da *hin*, wo sich der Begriff bzw. das Konzept befindet. Sie folgt der Idee in ihre Praktiken und Ausprägungen. Die Veränderung ethnografischen Arbeitens über ihre veränderten Forschungsgegenstände führt zunehmend dazu, dass Ethnografie von vielen gemeinsam durchgeführt wird. Hier wird manchmal auch von Gruppenethnografie gesprochen. Die Datenerhebung und häufig auch die Analyse werden in Gruppen durchgeführt, die an verschiedenen Orten glokale Prozesse untersuchen, um die intrinsischen Verschränkungen globaler und lokaler Strukturen und Prozessen zu analysieren.

Keine wissenschaftliche Disziplin wird so über die Methodologie der Ethnografie bestimmt wie die Anthropologie, in Deutschland Ethnologie genannt. Allerdings gab und gibt es auch innerhalb der Soziologie wichtige Impulse, die die Methodologie der Ethnografie weiterentwickelt haben. Hier ist der Begriff der „Soziografie" zu nennen, wie sie sich in „Die Arbeitslosen von Marienthal" von Marie Jahoda, Hans Zeisel und Paul Felix Lazarsfeld darstellt, ebenso wie die Tradition der sogenannten „Chicago School", innerhalb derer ethnografisches Arbeiten für eine Soziologie der Industrialisierung und Urbanisierung fruchtbar gemacht wurde. Der Fokus lag auf sozialen Prozessen gesellschaftlicher Entwicklungen der Industriegesellschaften. Die Forschenden der Chicago School, die alle an der University of Chicago tätig waren, untersuchten mithilfe der teilnehmenden Beobachtung das Leben in den rasant entstehenden Arbeiter- und Einwanderungsvierteln Chicagos. Ziel war dabei das Verstehen und Erklären von städtischen Phänomenen aus Perspektive der Stadtbewohner*innen. Das Da-Sein der Forschenden in den Quartieren der Stadt, oder „hanging out", ist eines der Markenzeichen der frühen Chicagoer Schule. Dabei orientierten sich die Arbeiten an den ethnografischen Methoden des US-amerikanischen Anthropologen Franz Boas und seinen Kolleg*innen.

Ethnografien und Soziografien sind empirisch fundierte theoretische Abhandlungen über Gruppen oder gesellschaftliche Phänomene, die sich durch ihre methodische Offenheit, die am Forschungsgegenstand orientiert ist, auszeichnet. Über detaillierte Beschreibungen und Beobachtungen (menschlicher) Handlungen werden theoretische Ansätze (weiter-)entwickelt. Hierbei ist die Forschende explizit einbezogen in das Beobachtungsfeld. Theoretische Einbettung ethnografischen Arbeitens heißt dabei nicht, dass ein theoretischer Blick die Sicht auf das Untersuchungsfeld verdeckt, vielmehr unterstützt es die Wissenschaftlerin, den Blick zu weiten. Theorieweiterentwicklung, -vertiefung oder -bildung findet mithilfe des empirischen Materials statt, das durch die Akteurs- bzw. Feldperspektive geprägt ist. Ein weiteres grundsätzliches Prinzip ethnografischen Arbeitens ist damit genannt: Es geht darum, die Perspektive des*der Anderen im empirischen Arbeiten zu dokumentieren und zu theoretisieren. Dies führt zu „dichten" Beschreibungen (Geertz, 1973), wie der Anthropologe Clifford Geertz das Ergebnis ethnografischen Arbeitens umschrieb.

Grundprinzipien des Da-Seins, der damit verbundenen Anpassung an das Feld, des Verstehens einer Situation aus sich heraus, der historischen Verortung und Einbettung des Untersuchungsfeldes in größere soziale und politische Kontexte, ebenso wie die Flexibilität der angewendeten Methoden der Datenerhebung prägen die Methodologie dabei bis heute. Allerdings ist die Position der Forschenden sowohl während der Forschung als auch in den daraus resultierenden Publikationsprozessen und wissenschaftlichen Diskursen seit den 1970er-Jahren stark in Kritik geraten. Im Mittelpunkt der Kritik stand die hierarchische Beziehung in Forschungsprozessen zwischen Forschenden und denen, die untersucht wurden, die Objektivierung von Ethnografien durch das „Verschwinden-lassen" der Forschenden in den Forschungsergebnissen und, damit verbunden, die Suggestion, die Forschenden stünden in einer Position des neutralen „Beobachtens". Nicht zuletzt wurde auch die historische, gesellschaftliche und machtpolitische Bedingtheit der Entwicklung der Ethnografie im Kontext des Kolonialismus kritisch in den Blick genommen. Damit haben sich sowohl die Forschungsfelder als auch der Begriff des Forschenden und die Beziehungen im Feld ebenso wie die Analyse- und Darstellungsformen der Ergebnisse verändert.

Exkurs

Awareness of Dying (Anselm Strauss und Barney Glaser)

Awareness of Dying ist ein Buch, das aus einem sechsjährigen Forschungsprojekt entstanden ist und sich mit dem Thema Sterben im Krankenhauskontext beschäftigt. Die Studie untersuchte aus Perspektive von Patient*innen und Personal Sterbeprozesse. Dabei fokussierte sie auf Interaktionen im Sterbeprozess. Das empirische Material für ihre Feldstudie erhoben die Autor*innen mithilfe von Beobachtungen, qualitativen Interviews, Dokumenten, später auch Surveys und Experimenten. Die Art der Daten und Erhebungsmethoden wurde flexibel am Forschungsgegenstand ausgerichtet. Das Buch stellt die aus dem empirischen Material entwickelte Theorie des „Bewusstsein des Sterbens" vor. Der daraus entwickelte theoretische Ansatz besagt, dass das (Nicht-)Wissen um das Sterben die Interaktionen rund um Sterbende und damit den Sterbeprozess strukturiert (Glaser & Strauss, 2017). Diese Theorie solle vor allem für Professionelle, die Sterbeprozesse begleiten und gestalten, in ihrer Arbeit nützlich sein. Dies sei möglich, so die beiden Autoren, weil die Theorie systematisch und unmittelbar aus dem empirischen

Material heraus erarbeitet und damit alle empirischen Befunde in ihre Entwicklung eingebunden wurden. Glaser und Strauss haben ihr Vorgehen expliziert und „Grounded Theory" (Glaser & Strauss, 2017) genannt. Sie zielen mit ihrer Theoriebildung auf deren praktischen Anwendungsmöglichkeiten für diejenigen, die Sterbeprozesse begleiten: Professionelle und Angehörige sowie praktisch tätige Soziologen (Glaser, 2021).

Grounded Theory, heute ein viel genutzter Ansatz in qualitativen Studien, ist somit in der Tradition ethnografischen Arbeitens entstanden. Das Wissen um diese Entwicklung der Grounded Theory ist in der weiteren Ausdifferenzierung und Professionalisierung der Methodologien innerhalb der Soziologie immer mehr in den Hintergrund gerückt (Strübing, 2022). Die Anfänge der Grounded Theory sind in einem Kontext und mit einer Zielsetzung entstanden, die denen der Versorgungsforschung sehr ähnlich sind. Neben ihrem Beitrag zum Verständnis der Strukturierung von Sterbeprozessen durch das bei den Akteuren vorhandene Wissen, trug dieses langjährige Forschungsprojekt maßgeblich zur Lehrbarkeit qualitativer Forschungsverfahren bei, indem die Autoren ihr Vorgehen expliziert, publiziert und als Systematik ausgebaut haben (Mühlmeyer-Mentzel & Schürmann, 2011).

7.2 Ethnografie für die Versorgungsforschung

In der Medizinanthropologie und -soziologie spielen ethnografische Arbeiten, vor allem Krankenhausethnografien, eine wichtige Rolle und können als Vorreiter für die Versorgungsforschung gelten. Auch ist eine der bis heute wichtigsten Methodologien qualitativer Forschung aus einer Krankenhausethnografie entstanden: die Grounded Theory (Glaser & Strauss, 2017; siehe dazu Kap. 10).

Anselm Strauss, einer der Begründer der Grounded Theory (siehe auch Exkurs), studierte in Chicago bei Herbert Blumer, dem Begründer des symbolischen Interaktionismus (Blumer, 1969) und explizierte unter dem Eindruck der theoretischen Ansätze Blumers, gemeinsam mit Bernhard Glaser, ihre methodische und methodologische Vorgehensweise. Grundprinzipien waren dabei, „die systematisch-vergleichende Beobachtung von Interaktionssituationen und Prozessen, die Nutzung unterschiedlicher Datenquellen, das Ziel der reflektierten Begriffsentwicklung und Entwicklung neuer Sichtweisen [...]" (Keller, 2022, S. 77). Innerhalb der Soziologie haben also ethnografisches Arbeiten und Grounded Theory gemeinsame Wurzeln und Anliegen (Strübing, 2022).

Ethnografisches Arbeiten hat sich weit über die Anthropologie und Soziologie hinaus in unterschiedlichsten Wissenschaftsdisziplinen und Anwendungsfeldern etabliert. Heute gehört ethnografisches Arbeiten in unterschiedlichsten Ausprägungen zum Kanon qualitativer Methoden, wobei die (teilnehmende) Beobachtung als ihr Herzstück gilt.

Zunehmend wird auch in der Versorgungsforschung das Potenzial ethnografischen Arbeitens wahrgenommen. Dabei sind die methodologischen, anthropologisch-soziologisch reflexiven Weiterentwicklungen noch wenig aufgenommen worden. Gleichwohl ist es gerade die Versorgungsforschung, die Versorgung nicht nur beforschen, sondern auch verändern will, die von neueren Entwicklungen ethnografischer Ansätze stark profitieren kann (Cubellis et al., 2021).

Um das erkenntnistheoretische Potenzial ethnografischen Arbeitens für die Versorgungsforschung fruchtbar zu machen, ist das Aufbrechen der epistemologischen Voraussetzungen, die der Versorgungsforschung regelhaft inhärent sind, notwendig. Die Ethnografie kann dann wegweisende Unterstützung für die Anliegen der Versorgungsforschung bieten, wenn ihr ein Verständnis von Welt als Relationale zugrunde liegt. Damit ist zum Beispiel gemeint, dass Dinge und Personen sich immer in Beziehung zu- oder gegeneinander entwickeln. Sie sind also nicht von vorneherein als gegeben angenommen, sondern immer im Entstehen. Dies wird anhand der erkenntnistheoretischen Einbettung ethnografischen Arbeitens im Folgenden ausgeführt.

7.3 Praxeologie: Vorschlag einer erkenntnistheoretischen Rahmung ethnografischen Arbeitens

Die Wurzeln und die Historie ethnografischen Arbeitens sind, wie oben dargestellt, sehr vielfältig. Für die Versorgungsforschung möchte ich im Folgenden die Theorie der Praxis, auch Praxeologie genannt, fruchtbar machen. Der Fokus auf Leiblichkeit und Materialität als Grundlage allen sozialen Handelns zeichnet diesen Ansatz aus.

Ähnlich wie die oben dargestellten Kolleg*-innen der Ethnologie und Traditionen der Chicago School hat der französische Sozialwissenschaftler Pierre Bourdieu mit seiner Theorie der Praxis den Versuch unternommen, soziale Welten aus sich heraus erklärbar zu machen (Bourdieu, 2018). Die soziale Welt ist konfiguriert durch gegebene Strukturen und Institutionen, ebenso wie durch die Interpretationen und Wahrnehmungen der Akteure. Er baut dabei unter anderem auf dem Soziologen und Ethnomethodologen Harold Garfinkel auf, wenn er davon ausgeht, dass soziale Realität nicht gegeben, sondern eher als kontinuierlicher Prozess von Akteuren zu verstehen ist. Akteure interagieren im praktischen Handeln mithilfe von Deutungen und Interpretationen sowie in kontinuierlicher Auseinandersetzung mit Strukturen, Institutionen und Dingen. Dadurch schaffen sie Alltag (Bourdieu & Wacquant, 2004).

Ziel *praxeologischer* Ansätze ist es, die „Selbstverständlichkeit der *erfahrenen* sozialen Praxis“ (Barlösius & Schiek, 2007, S. 28) [Hervorhebung durch C.H.] wissenschaftlich zugänglich zu machen. Soziale Praxis beinhaltet verschiedene, eng miteinander verzahnte Elemente: (1) Formen körperlicher Handlungen, (2) Materialitäten, (3) Hintergrundwissen über die Handlung, also ein Verständnis und ein Wissen über die spezifische Situation und Handlung (Schatzki, 2002). Materialitäten umfassen dabei sowohl den menschlichen Körper als auch Artefakte und Technologien, wie den Schreibtisch, den Computer oder auch Architektur, die unser Handeln bestimmen. Körper und Objekte sind notwendige Bedingungen (und gleichzeitig Objektivierungen) des Sozialen. Aber auch Emotionen sind über die Leiblichkeit zentraler Bestandteil sozialer Praktiken. (Gesundheits-)Versorgung ist als soziale Praxis zu fassen, die über die Analyse der drei verzahnten Elemente aus ihrer Selbstverständlichkeit herausgeschält wird; damit können ihre unterliegenden Logiken und Regeln herausgearbeitet werden. Nur in der Innenschau, so Bourdieu, nicht aber durch eine Betrachtung von außen können solche *praktischen Logiken* erkannt werden. Über den Blick von innen, von der *Praxis*, kann die Pluralität an Perspektiven, die den sozialen Raum gestalten, sichtbar gemacht werden. Es ist das *praktische Handeln*, was hier zum wissenschaftlichen Gegenstand wird (Bourdieu, 2021). Im Zentrum einer Theorie der Praxis sind die *leiblichen* Akteur*innen in ihrem praktischen (alltäglichen) Handeln. Dieses Handeln ist weitgehend habituiert und findet sich in alltäglichen Routinen wieder. Im praktischen Handeln werden (objektive) Strukturen erfahrbar, verstärkt, aber auch verändert. Dabei verbirgt sich der Sinn praktischen Handelns im Habituellen und ist gerade deshalb so wirkmächtig.

Andreas Reckwitz (2003) hat aus verschiedenen praxeologischen Ansätzen die wichtigsten Bedingungen einer Praxistheorie im Allgemeinen herausgearbeitet. Diese benennt er als „die Materialität des Sozialen/Kulturellen“ ebenso wie „eine dem sozialen Leben innewohnende ‚implizite‘, ‚informelle‘ Logik“ (Reckwitz, 2003, S. 290). Damit ist praxeologisch keine Trennung in Handeln und Kontext möglich. Beides ist immer schon in der sozialen Praxis vernetzt. Damit werden verschiedene, voneinander abgrenzbare Objekte, Bezeichnungen oder Wahrnehmungen nur relational denkbar. Etwas ist also nicht aus sich heraus „so", sondern wird durch Beziehung zu etwas Anderem „so". Dieses relationale Denken und Verstehen von sozialer Wirklichkeit als in Beziehung seiend stellt für die Versorgungsforschung einen besonderen Mehrwert dieses Forschungsansatzes dar. Praxeologische Ansätze ermöglichen es, die sonst übliche Trennung von Strukturen und Akteuren aufzulösen, bei der grundsätzlich dem einen oder dem anderen mehr Beachtung geschenkt wird. Vielmehr sind Gegebenheiten und Akteure ständig als emergierend zu begreifen. Was also zum Kontext wird, was zum Akteur, sind situationsspezifische Prozesse und Sachverhalte.

Eine praxeologische Perspektive auf den Forschungsgegenstand der Versorgungsforschung ermöglicht also keine A-priori-Trennung in Objekte und Subjekte. Die Definition(en) der Versorgungsforschung ebenso wie ihre etablierten Modelle (siehe Kap. 2) sind objektorientiert. Die Definition im aktuellen *Lehrbuch Versorgungsforschung* (Pfaff et al., 2024, S. 7) lautet:

> „Versorgungsforschung ist eine Forschungsdisziplin, die zum Ziel hat, die gesundheitliche Versorgung von Einzelnen und der Bevölkerung sowie deren Kontextfaktoren zu beschreiben, zu verstehen und zu erklären, zur (Weiter)Entwicklung, Evaluation und Implementierung von Versorgungskonzepten beizutragen, grundlegende Erkenntnisse über die Versorgung zu gewinnen und die methodischen und theoretischen Grundlagen weiterzuentwickeln."

In dieser Definition sind a priori folgende, vorgegebene Objekte gegeben: „der Einzelne", „gesundheitliche Versorgung", „Bevölkerung", „Kontextfaktoren". Diese werden als diskrete, abgrenzbare Entitäten gedacht, die entsprechend analytisch in Systemen untersucht werden können. Auch die Modelle der Versorgungsforschung arbeiten mit diskreten, voneinander abgrenzbaren Entitäten im Input- und-Throughput-Modell (Pfaff et al., 2024). Diese Trennungen sind aus praxeologischer Perspektive nicht aufrechtzuerhalten. Vielmehr entstehen sie erst in der Beziehung zueinander, in sozialen Praktiken von „Versorgung".

Wenn wir die Definitionen der Versorgungsforschung, wie sie in den Einführungskapiteln dieses Lehrbuchs genealogisch dargestellt wurden, mit der erkenntnistheoretischen Rahmung einer Praxeologie betrachten, würden sie transformiert werden in Fragen über soziale Praktiken im sozialen Raum „Versorgung". Eine Gegenstandsbeschreibung aus praxeologischer Perspektive könnte so aussehen:

Ziel ist es, unterschiedliche Praktiken von Versorgung herauszuarbeiten und aufzuzeigen, welche Konzeptionen und Figuren sie von Versorgenden und Versorgten haben, welche Handlungsbeziehungen und damit verbunden Objekte und Subjekte darin agieren (also: Wer oder was handelt mit wem oder was zu welchem Zweck? Wer oder was sind die Objekte und Subjekte in diesen Praktiken und wie stehen sie zueinander? Welches Wissen benötigt man, um situationsspezifisch adäquat zu handeln?).

Eine solche Herangehensweise könnte dazu beitragen, „grundlegende Erkenntnisse über die Versorgung zu gewinnen und die [...] theoretischen Grundlagen weiterzuentwickeln" (Pfaff et al., 2024, S. 7).

Wenn ich zu Beginn des Kapitels davon sprach, dass ethnografisches Vorgehen einer radikalen Verschiebung der Perspektive dienen kann, um andere Wissensbestände der Versorgung sichtbar machen zu können, ist genau dies gemeint: Den forschenden Blick auf die Selbstverständlichkeiten, auf das (vermeintlich) Unhinterfragebare zu lenken, auf das, was wir wissen, aber nicht benennen können.

„Das praktische Wissen", das in einer sozialen Praktik aktiviert wird und das die Praxistheorie rekonstruieren will, umfasst dabei verschiedene Elemente: ein Wissen im Sinne eines interpretativen Verstehens, d.h. einer routinemäßigen Zuschreibung von Bedeutungen zu Gegenständen, Personen, abstrakten Entitäten, dem „eigenen Selbst" etc., ein i. e. S. methodisches Wissen, d. h. scriptförmige Prozeduren, wie man eine Reihe von Handlungen „kompetent" hervorbringt, schließlich das, was man als ein motivational-emotionales Wissen bezeichnen kann, d. h. einen impliziten Sinn dafür ‚was man eigentlich will', ‚worum es einem geht' und was ‚undenkbar wäre' (Reckwitz, 2003, S. 292).

Praxistheorie fokussiert also vor allem auf das unhinterfragte, selbstverständliche Wissen, das Clifford Geertz „common sense" nennt (Geertz, 2008). Um ein solches unhintergehbares Wissen handelt es sich bei der eingangs erwähnten Qualitätssicherung. Versorgung muss qualitätsgesichert sein, nur dann ist es gute Versorgung, könnte man als „common sense" im Geertz'schen Sinne formulieren. Praxistheoretische Forschungsansätze erfordern ein sehr genaues Studium von Praktiken und sind daher methodologisch eng an ethnografische Forschungsstrategien angebunden. Daraus ergibt sich die methodologische Notwendigkeit, über detaillierte Alltagsbeobachtungen, wozu auch Befragungen und Dokumentationen gehören, die analytisch getrennten Elemente sozialer Praktiken aufzubereiten.

Exkurs

Eine klassische praxeologisch inspirierte Ethnografie ist die Studie der niederländischen Anthropologin Annemarie Mol zu Pflege, die sie in ihrem Buch „The logic of care" vorstellt (Mol, 2008). In dieser Studie hat sie sich mithilfe eigener Erfahrungen, Gesprächen, Interviews, Beobachtungen und am Detail orientierten, theoretisch inspirierten Analysen der Frage genähert, was gute Versorgung sein könnte. Dazu, so die Ergebnisse der Analysen, gehört es nicht notwendigerweise, Patient*innen Wahlmöglichkeiten in schematischer und rationaler Logik zu eröffnen und sie dadurch zu „aktivieren". Vielmehr interagieren vielfältige Aktivitäten von Patient*innen, Professionellen und anderen, die dann als Versorgung zusammenwirken; der „Logik von Versorgung" entsprechend.

7.4 Ethnografie als praxeologische Forschungsstrategie für die Versorgungsforschung

Ethnografische Ansätze bieten der Versorgungsforschung die Möglichkeit, die Subjekt-Objekt-Perspektive aufzubrechen. Dies gilt sowohl für das Verhältnis von Forschenden und Beforschten als auch für den Forschungsgegenstand selbst. Die Forschende wird in der Ethnografie zum Forschungsinstrument und damit zum Forschungssubjekt und -objekt. Ebenso werden die Begriffe „Kontext" und „Intervention" als Entitäten und *A-priori-Tatbestände* aufgelöst und stattdessen als relationale Beziehungen in ihren Bedeutungen untersucht. Damit liegt der Fokus darauf, wie Versorgung strukturiert und gestaltet wird, als Handlungen verortet in Raum und Zeit, die in sich für das handlungsorientierte, *leibliche* Subjekt von Bedeutung sind.

Die Forschende als Forschungsinstrument. Ethnografisches Arbeiten bedeutet, sich als Forscher*in in eine soziale Welt zu begeben, die in und durch ihr *Da-Sein* Forschungsdaten generiert. Dadurch können soziale Praktiken über Theorien der Praxis wissenschaftlich gefasst und ausgewertet werden. Unter dieser Annahme ist Ziel einer ethnografischen Forschungsstrategie, den Sinn und die Bedeutung praktischen Handelns für ein soziales Feld mithilfe der eigenen Beteiligung im Feld *begreifbar* zu machen. Im Sinne einer Theorie der Praxis werden Routinen und Regelmäßigkeiten, also alltägliches Handeln, nicht (nur) beobachtet, sondern es wird, wenn möglich, daran teilgenommen und mitgewirkt. Der ethnografische Blick fokussiert darauf, was Menschen wie machen, wie sie Dinge erledigen und welche Bedeutungen sie dabei wem zuschreiben. Das leibliche Eintauchen in das zu untersuchende Feld ist ein wichtiger Bestandteil dieses Forschungsansatzes. Die Ethnograf*in ist in einer „teilnehmenden Beobachtung“ also nicht Begleiterin, sondern als Akteurin und damit Lernende ins Feld eingebunden.

Das Eintauchen in das Feld wird dabei regelmäßig gebrochen durch ein Herausziehen aus dem Feld für das ausführliche Notieren des Erlebten, Gesehenen und Gehörten. Ethnografisches Arbeiten ist somit ein ständiges Oszillieren zwischen Subjekt- und Objektpositionen, zwischen innen und außen. Die „Feldforscher*innen“, wie Ethnograf*innen auch genannt werden, müssen das Beobachtete und Erlebte mithilfe von Feldnotizen objektivieren (Sanjek, 1990). Ansonsten bleibt das *Da-Sein* dem wissenschaftlichen Erkenntnisprozess verschlossen und ist eben kein *forschendes Da-Sein*. Dabei lautet die Faustregel, dass man für das Verfassen der schriftlichen Notizen die doppelte Menge an Zeit im Verhältnis zur Beobachtungszeit einplanen sollte.

Es sind *Feldnotizen*, die als Daten einerseits der späteren wissenschaftlichen Bearbeitung dienen, die aber andererseits im Laufe eines Forschungsprozesses bereits zu Analysetexten werden. Auch wird über die Feldnotizen die Forscherin zum Forschungsobjekt. Feldnotizen stellen ein sehr flexibles und „privates“ Datengenre dar. Damit ist gemeint, dass sie individuell gestaltet sind und dadurch sehr unterschiedlich ausgeprägt sein können. Zum Beispiel sind manche sehr strukturiert und organisiert, andere sehr unstrukturiert. Sie werden häufig in ihrer Strukturierung inklusive Inhalten im Verlaufe der Forschung verändert, da ihr Charakter im Prozess angepasst wird und sie zu deutlich fokussierteren Analysetexten werden. Die Änderungen im Forschungsverlauf spiegeln den Prozess der Lernenden wider und die damit verbundene, häufig stärkere Fokussierung und zunehmend auch theoretisierende Strukturierung der Feldnotizen. Grundsätzlich empfiehlt sich mindestens eine Teilstrukturierung in detaillierte Deskriptionen von Praktiken und Situationen, indem genau protokolliert wird, wer anwesend war, wo die Personen im Raum verteilt waren, wie sie leiblich im Raum verortet schienen, wie der Raum materiell ausgestaltet war, wie die Personen zu den Materialitäten im Raum standen sowie welche interpersonellen verbalen und non-verbalen Interaktionen stattfanden. Dabei ist immer die eigene Person, ihre Rolle, Handlungen und Empfindungen mit zu beschreiben. Auch diese verändern sich im Verlaufe einer Feldforschung. Hier ist es hilfreich, so genau und detailliert wie möglich Beobachtungen ohne weitere Interpretationen zu verschriftlichen. Diese sollten ergänzt werden durch Interpretationen, die begründet im Beobachtungsmaterial dargelegt werden. Ebenso sind eigene, persönliche Eindrücke Teil der Feldnotizen. Dazu gehören die wahrgenommene Stimmung und Atmosphäre im Raum. Auch hier sollte genau im Beobachtungsmaterial begründet sein, woran diese Einschätzungen festgemacht werden. Schließlich ist Selbstreflexion und die eigene Verortung im Raum und in den beschriebenen Szenen und Handlungen zwingender Bestandteil der Feldnotizen. Dazu gehört auch und vor allem die Beschreibung der eigenen Emotionen und Empfindungen. Die Verortung als Forschungssubjekt in den Daten der Feldnotizen kann (und muss) die klassische Subjekt-Objekt-Beziehung wissenschaftlicher Methoden aufheben und kritisch reflektieren.

Leiblichkeit. Wie oben beschrieben, ist die leibliche Präsenz der Forschenden ein wichtiges Datenerhebungsinstrument, das über die Feldnotizen als Datenmaterial wissenschaftlich aufbereitet und analysiert werden kann. Ethnografische Daten entstehen erst durch soziale Interaktionen (Lubrich & Stodulka, 2019). Dies gilt zwar für wissenschaftliche Daten im Allgemeinen, allerdings werden die sozialen Situationen wissenschaftlichen Arbeitens, ebenso wie Emotionen und Affekte der Forscher*innen, in wissenschaftlichen Diskursen regelhaft ausgeschlossen (Daston & Galison, 2010). Wie Lubrich und Sudolka zeigen, kann ein ethnografischer Forschungsprozess in „Feld-Emotionen" zyklisch dargestellt werden (Lubrich & Stodulka, 2019). Gerade der Einstieg in eine ethnografische Studie kann hohe Anforderungen an die Forscherin stellen. Sie wird zur Lernenden, die in einem Feld das praktische Wissen erlernen soll, um sich dort gut zurechtzufinden. Dies kann für Wissenschaftler*innen eine Herausforderung sein, weil sie gesellschaftlich und oft auch innerhalb ihres Berufes als „Wissende" gelten, deren Wissen mit Macht ausgestattet ist. Dies wird im Gesundheitswesen, in dem anhand von Wissen Interaktionen strukturiert und Demarkationslinien ebenso wie Hierarchien und Machtstrukturen zwischen Berufsgruppen, aber auch zu Patient*innen legitimiert werden, noch verstärkt. Es kann persönlich sehr anstrengend werden, sich als „nicht wissend" zu positionieren. Grundsätzlich ist das Eintauchen in ein Feld eine langfristige und vereinnahmende Tätigkeit. Das Verstehen eines Feldes braucht Zeit und das Einlassen der Forscherin. Sie braucht Beziehungen ins Feld, die es ihr ermöglichen, an den alltäglichen Aktivitäten teilzunehmen. Häufig ist ein sogenannter „key informant" oder „gate keeper" eine zentrale Figur, die den Zugang zum Feld moderiert. Dabei hängt viel an der Person der Forscherin, was wann und wie gelingt. Wie diese sozialen Prozesse strukturiert sind, welche Irritationen und Missverständnisse dabei auftreten, können für den wissenschaftlichen Erkenntnisprozess fruchtbar gemacht werden. Allerdings sind damit einige forschungsethische Herausforderungen verbunden. Feldnotizen, die, wie oben vorgeschlagen, die eigene Person mitreflektieren, sind sehr private und damit sensible Dokumente. Es darf nicht vorausgesetzt werden, dass diese als Datenmaterial geteilt werden, auch wenn es für das Erkenntnisinteresse erstrebenswert wäre. Gleichzeitig muss die Bedeutung der eigenen Person im Feld und die damit verbundene, notwendige Reflexionsarbeit ethnografisch Arbeitenden bewusst sein; sie müssen einen für sich adäquaten Rahmen zur Berücksichtigung dieses Forschungsmaterials in den Analysen finden. Wenn man sich für eine explizite Berücksichtigung der eigenen persönlichen Reflexionen in der Analyse entscheidet, stehen verschiedene Analyseansätze zur Verfügung. Ein Verfahren, das niederschwellig und gleichzeitig sehr effektiv die Analyse der eigenen Leiblichkeit ermöglicht, ist, Emotionen absichtsvoll als Analyseinstrument für das Datenmaterial einzusetzen. So können beim intensiven Lesen und Vertrautmachen mit dem erhobenen Datenmaterial ebenso wie mit den selbst verfassten Feldnotizen Textpassagen markiert werden, die Überraschung, Unverständnis, Ärger oder auch anders geartete Emotionen bei der Forscherin auslösen. Diese Irritationen dienen als Zugang zum Datenmaterial insgesamt und strukturieren die Fragen, die an das Material, insbesondere an die markierten Textpassagen, und an sich selbst in der Auseinandersetzung mit dem Material gestellt werden. Auch können Irritationen und Missverständnisse der Forschenden im Feld, die in den Feldnotizen festgehalten wurden, als Zugang zur weiteren Differenzierung und zum Verständnis des praktischen Wissens genutzt werden. Schließlich können mithilfe psychoanalytischer Ansätze von Übertragungen und Gegenübertragungen Affekte und Emotionen wissenschaftlich fruchtbar gemacht werden, um zentrale Aspekte eines Feldes zu verstehen (Holmberg, 2007; Salis Gross, 2001). Emotionen der Forschenden sind zentral als Analyseinstrument, um die Selbstverständlichkeiten, die Raison d'être, zu erkennen und weiter zu analysieren.

Heute werden Aspekte ethnografischen Arbeitens, vor allem das Beobachten, in vielen Forschungsarbeiten gerade auch der Versorgungsforschung über technische Hilfsmittel wie Videokameras erhoben (Blakeslee et al., 2023). Hier sei auf die Übersichtsarbeit von Hackett und Hayre (2020) verwiesen. Während hier die Leiblichkeit nicht unmittelbar bei der Datenerhebung eine Rolle spielt, können natürlich Emotionen der Forscherin als Zugang zu und

Analyseinstrument für das erhobene Material eingesetzt werden, um mindestens einen Teil der Qualität, die die persönliche Aktion der Forschenden im Feld ausmacht, zu erhalten.

Ein vermeintlich zentrales Ethos moderner, empirischer Wissenschaften stellt der Begriff der Objektivität und damit verbunden die Trennung von Subjekt und Objekt in Forschungsbeziehungen dar (Daston & Galison, 2024). Daher ist das Studium der Emotionen von Wissenschaftler*innen, außer innerhalb der Psychoanalyse, während eines Forschungsprozesses häufig tabu. Auch verändern sich Emotionen kontinuierlich und sind daher wenig greifbar. Sie werden regelhaft säuberlich von wissenschaftlichem Arbeiten getrennt. Auch Forschende werden von ihren Forschungen (leiblich) getrennt. Qualitative Forschung, und darunter ethnografische Forschungsstrategien im besonderen Maße, ermöglichen durch ihre epistemologischen Voraussetzungen einen anderen wissenschaftlichen Zugang zu Welt, denn die Forschende ist immer als Datengenerierende mitgedacht. Über die aktive Berücksichtigung der eigenen Emotionen bei Datenerhebung und -analyse (durch die Fokussierung von Irritationen, Missverständnissen, aber auch durch das, was die Forschende unhinterfragt übernimmt und erst durch die Selbstreflexion wahrnimmt) können soziale Praktiken verstanden und rekonstruiert werden (Kalender & Holmberg, 2019). Emotionen absichtsvoll durch die kritische Reflexion eigener Emotionen in die Forschung einzubeziehen, stellt also eine wichtige Bedingung für die Möglichkeit dar, das, was als selbstverständlich gilt, zu hinterfragen und der wissenschaftlichen Erkenntnis zuzuführen (Holmberg, 2007; Lubrich & Stodulka, 2019).

Emotionen absichtsvoll einzubeziehen ist allerdings umstritten und erfordert von den Forschenden sehr viel Arbeit, da es Reflexion und Bearbeitung eigener Emotionen voraussetzt und zwar nicht (nur) in einer Supervision zur eigenen Bewältigung der Forschungserfahrungen, sondern zur Wissensgenerierung (Davies & Spencer, 2010). Erst dann wird *teilnehmende* Beobachtung ein wissenschaftlicher Zugang zu Welt, der Aspekte von Welt erfasst, die herkömmlichen wissenschaftlichen Verfahren verborgen bleiben. Umso wichtiger ist es, für deren Analyse Forschungsräume zu schaffen, in denen diese wertschätzend und enttabuisiert im Raum stehen können. Solche Reflexionsmöglichkeiten bieten ideale Bedingungen, „Logiken eines Feldes" zu analysieren und zu verstehen.

Der Forschungsgegenstand der Versorgungsforschung ist ein emotional hoch aufgeladenes Feld, auf Makro- wie auf Mikroebene. Auf der Makroebene wird für eine Gesellschaft der Rahmen für Leiden, Sterben und Tod strukturiert, auf der Mikroebene erleben Menschen ihre eigenen Schmerzen, Leiden, Sterben und Tod innerhalb den gesetzten gesellschaftlichen Rahmenbedingungen. Aus anthropologischer Perspektive sind dies für eine Gesellschaft gefährliche Momente. Es sind die grundlegenden Erfahrungen der Conditio humana, die im Gesundheitswesen gestaltet und rituell bearbeitet werden. Dieser eher grundsätzliche Charakter der Versorgung wird in den Versorgungswissenschaften kaum thematisiert. Das Beispiel der ethnografischen Studie von Corina Salis Gross über die Pflegearbeit im Altenheim zeigt hier eine der Möglichkeiten auf, wie ethnografische Ansätze in besonderem Maße Affekte und deren Effekte auf Versorgung herausarbeiten können (Salis Gross, 2001). Ethnografische Methoden können dazu dienen, Affekte in den wissenschaftlichen Blick zu nehmen und für die Versorgungsforschung fruchtbar zu machen.

Akteur-Netzwerk-Theorie. Die Akteur-Netzwerk-Theorie (ANT) zählt zu den praxistheoretischen Forschungsansätzen und bietet sich als Analyseinstrument in der Versorgungsforschung an, um die Interaktionen und Bedeutungen von Technologien und Innovationen zu untersuchen. Entwickelt wurde sie vor allem von den französischen Philosophen und Soziologen Bruno Latour und Michel Callon sowie dem britischen Soziologen John Law (Belliger & Krieger, 2006a). Die ANT schreibt explizit „Objekten“ Handlungskompetenz zu und bezeichnet sie entsprechend als Aktanten. Bruno Latour hat in detaillierten Beobachtungsstudien im Labor gezeigt, dass die Dichotomie von menschlichen Handlungssubjekten und nichtmenschlicher Natur einer empirischen Überprüfung nicht standhält (Latour et al., 2013). Vielmehr werden Konzeptionen von Natur/Technik und Gesellschaft immer gemeinsam hergestellt (ko-produziert). „Sozial“ ist in der Lesart der ANT keine eigene Sphäre, sondern ist das Bindeglied zwischen biologischen und technischen Dingen. Die Strukturierung dieser Dinge zueinander und die dadurch entstehenden Ordnungen werden als *Netzwerke* bezeichnet. Die ANT interessiert sich für den Prozess der *Werdung von Technologien* und damit für die Relationen der verschiedenen Akteure/Aktanten zueinander (Belliger & Krieger, 2006b). Beides, so die Annahme der ANT-Protagonist*innen, entstehe erst in der Differenzierung in bzw. durch „Netzwerke“, die diese Dinge „zusammenbinden“. So wenig wie es aus Perspektive der ANT eine unabhängige Sphäre „Soziales“ gibt, so wenig kann es einen Begriff wie „Kontext“ geben. Vielmehr sind, wie bereits formuliert, unterschiedliche Akteur*innen/Aktanten in Netzwerken miteinander verbunden. Diese Netzwerke sind mehr oder weniger volatil. Untersucht werden die Relationen der Akteur*innen/Aktanten in den Netzwerken. Die Handlungsmacht der verbundenen Akteur*innen/Aktanten rührt von der Art und Weise her, wie sie im Netzwerk miteinander in Verbindung stehen und wie veränderlich dieses ist.

Der Ansatz der ANT kann den Blick der Versorgungsforschenden darauf lenken zu untersuchen, wie Technologien soziale Beziehungen und Körper gestalten. Dies wurde von Marc Berg und Kollegen für die Patient*innenakte dargestellt (Berg, 1999; Berg et al., 1998, 2003). Sie analysierten die Beziehungen, die mithilfe der Patient*innenakte entstehen und wie durch diese Beziehungen (Netzwerke) unterschiedliche Akteure in spezifische Verbindungen zueinander treten (und auch erst durch diese Beziehung entstehen). Die Patient*innenakte strukturiert die Arzt*innen-Patient*innen-Beziehung *und* den Patient*innenkörper. ANT eignet sich für die Untersuchung der Entwicklung und Einführung von Innovationen in professionelle Versorgungsstrukturen deshalb so gut, weil sie die Fluidität *aller* Gegebenheiten berücksichtigen kann und dadurch die (Um-)Gestaltung sozialer Beziehungen durch Innovationen im Blick hat. Über den Blick der Aktanten auf soziale Beziehungen können Machtbeziehungen und -verschiebungen ebenso wie die Re-Strukturierung organisatorischer Prozesse herausgearbeitet werden. Eine Analyse ethnografischen Materials, die durch die ANT inspiriert ist, wählt einen Aktanten (Patientenakte, Innovation etc.), dem in alle Richtungen hin gefolgt wird, um so die soziale Dimension von Aktanten und den verbundenen Akteur*innen herauszuarbeiten. Für solche Analysen sind detaillierte, ethnografische Studien von Praktiken notwendig, die über Objekte Felder erarbeiten.

Innerhalb der Versorgungsforschung hat die ANT daher vor allem im Bereich der *Innovationsforschung* ihren Platz. Cresswell et al. (2010) nutzten eine ANT-Perspektive, um die Einführung der elektronischen Gesundheitsakte, im deutschen Patient*innenakte genannt, in den National Health Service (NHS) in Großbritannien forschend zu begleiten. Sie sehen ANT als Möglichkeit, zu verstehen, wie Innovationen im Gesundheitswesen erfolgreich sein oder aber scheitern können. Auch Reformen des Gesundheitswesens werden von ANT-Forschung begleitet (Lowe, 2001). Dabei kann die Organisation des Gesundheitswesens als Netzwerk verstanden werden, das in ein größeres Netzwerk gesetzlicher Vorgaben und anderer Organisationen eingebettet ist. Cresswell et al. (2010) zeigen an ihrer eigenen sowie an anderen ANT-inspirierten Studien zu Reformen im Gesundheitswesen, wie sich durch die Einführung neuer Aktanten und Akteure die Machtbeziehungen innerhalb des Netzwerks Gesundheitswesen verändern. In Neuseeland wurden zum Beispiel von der Regierung Manager in das Netzwerk Gesundheitswesen eingeführt und mit Macht ausgestattet, um die Reform des Gesundheitswesens in ein System umzusetzen, das Marktlogiken folgt (Lowe, 2001). Diese Manager wiederum führten andere Berufsgruppen, wie Gesundheitsökonomen, als weitere neue Netzwerk-Akteure ein, um das etablierte Netzwerk zu verändern. Dies resultierte in einer Destablisierung und Neujustierung bzw. Veränderung von Netzwerkstrukturen. Die Reform, die aus der Sorge der Regierung erwuchs, das System sei ineffizient, zielte darauf, das Gesundheitswesen quantifizierbar zu machen. Dadurch wurden gleichzeitig die Positionierungen und Machtgefüge verschiedener Gruppen des Netzwerks zueinander verändert (Cresswell et al., 2010; Lowe, 2001). Die Einführung einer elektronischen Gesundheitsakte in ein *Netzwerk* führte gleich zu mehreren neuen Akteuren und Aktanten im Netzwerk, wie eine ANT-Analyse aus England zeigt (Robertson et al., 2010). Dazu gehörten die Software selbst ebenso wie die kommerziellen Firmen, die die Software bereitstellen. Auch wurden im Laufe der Zeit durch Änderungen im übergeordneten Netzwerk Gesetzesvorgaben verändert, sodass sich Strategien und Machtverhältnisse im kontinuierlichen Veränderungsprozess befanden.

Für die Versorgungsforschung bietet die ANT damit ein Studiendesign und Analysemethoden, die die Realitäten der Versorgung und die Veränderungen von Akteurs- und Machtbeziehungen bei Einführung von Technologien in die Netzwerke begleitend analysieren und dadurch Hinweise geben können, worauf bei Implementierungsprozessen besonders zu achten ist. Die ANT kann ebenso Hinweise darauf liefern, welche temporären Herausforderungen sich auflösen werden und wo Veränderungen notwendig sind, wo Systemanpassungen zielgerichteter gestaltet oder Akteure unterstützt werden müssen (Cresswell et al., 2010). Ethnografische Studien können in besonderem Maße die Fluidität von Gegebenheiten abbilden und analysieren (Clarke, 2012).

7.5 Qualität und Validität ethnografischen Arbeitens

Ethnografisches Arbeiten als Forschungsstrategie und -design nutzt eine Vielzahl an Methoden aus der qualitativen und der quantitativen Sozialforschung. Zusätzlich werden Feldnotizen verfasst und informelle Gespräche geführt, deren (nachträgliche) Mitschrift ebenfalls als Datenmaterial einer Ethnografie genutzt wird. Diese Daten stammen aus der Feder der Forschenden und können nicht davon unabhängig geprüft werden. Auch ist ethnografisches Arbeiten davon abhängig, Zugänge zu den entsprechenden sozialen Welten zu erhalten. Die dafür notwendigen „gate keepers“ oder „key informants“ sind häufig sehr außergewöhnliche Persönlichkeiten in vielerlei Hinsicht. Sie können besonders machtvoll sein und so die Teilnahme anderer in der Studie stark beeinflussen. Im Klinikkontext könnten das zum Beispiel Klinikleitungen (Geschäftsführung oder Chefarzt/ärztin) sein. Sie beeinflussen damit auch, wer an einer Studie teilnimmt und wer eben auch nicht (siehe zum Beispiel die Studie von Desch et al., 2022). Damit hängt auch zusammen, welche sozialen Wirklichkeiten eines Feldes abgebildet werden. Hier hat Niermann (2020) für die Soziologie einige Vorschläge dafür erarbeitet, was eine gute Ethnografie ausmacht. Dabei verweist sie darauf, dass es nicht darum gehen kann, positivistisch von Fakten im Feld auszugehen; vielmehr können und müssen unterschiedliche Positionen und ihre Wirkmächtigkeiten einander gegenübergestellt werden. Dies kann am Beispiel von Patient*innen und Ärzt*innen verdeutlicht werden: Es kann nicht Ziel einer Ethnografie sein, die Informationen von Ärzt*innen als wahrer zu betrachten als die von Patient*innen, sondern es geht darum, die sozialen Kontextualisierungen und die Diskrepanzen und Widersprüche „methodologisch zu nutzen“ (Niermann, 2020).

Auch werden vielfach Studienteilnehmende ethnografischer Studien heute in die Analysen und Ergebnisproduktionen eingeschlossen, was innerhalb der Versorgungsforschung im Rahmen partizipativer Verfahren einen Platz finden kann. Andere Verfahren, um „Schwächen" ethnografischen Arbeitens zu minimieren, sind der Grounded Theory entlehnt und schlagen vor, bewusst und theoretisch Stichproben zu erheben, statt eine Stichprobe zufällig zusammenzustellen. Schließlich ist die Reflexion und kritische Einordnung, wie bei aller wissenschaftlicher Arbeit, zentrales Moment, um hochwertige Ethnografien durchzuführen (Cubellis et al., 2021; Stamer et al., 2015).

Merke

Prinzipien ethnografischen Arbeitens

- Kontextbezogenheit: bettet das Untersuchungsfeld historisch, regional und sozial ein;
- Forschung ist langfristig angelegt;
- flexibles Studiendesign, das die meisten wissenschaftlichen Erhebungsmethoden einsetzen kann, wenn der Untersuchungsgegenstand und der Forschungsprozess dies erfordern;
- Reflexivität der Wissenschaftler*in – beforschte Beziehungen (Subjekt-Subjekt-Beziehungen statt Subjekt-Objekt-Beziehungen);
- Aufbrechen des Forschungsgegenstandes der Versorgungsforschung: Es werden vermeintliche Selbstverständlichkeiten untersucht (Objekte und Subjekte werden als Prozesse untersucht);
- Trennung von Makro- und Mikroebene wird aufgehoben.

7.6 Zusammenfassung und Ausblick

Diese Einführung in ethnografisches Arbeiten fokussiert auf die Möglichkeiten, die eine in der Praxistheorie verankerte Ethnografie für die Versorgungsforschung bieten kann. Ethnografisches Forschen erlaubt es, die „messiness" oder das „Durcharbeiten durch"/„muddling through" des alltäglichen Lebens ernst zu nehmen und theoretisch zu fassen. Mithilfe ethnografischer Methoden wird es möglich zu analysieren, wie Regeln und Normen der Versorgung praktisch gelebt und damit immer auch verändert werden. Es ist aber auch möglich, Regeln und Normen als „raison d'être" kritisch zu beleuchten. Auch können alltägliche Handlungen in den Versorgungsinstitutionen wissenschaftlich untersucht und aus sich heraus verstanden werden. Damit können Effekte von Interventionen und Rahmenbedingungen auf Versorgungsroutinen herausgearbeitet und wo notwendig problematisiert werden. Eine praxeologisch inspirierte Versorgungsforschung stellt Fragen danach, welche (unintendierten und unerwarteten) Effekte (Merton, 1936) Innovationen, Technologien oder Politiken auf Versorgungspraktiken haben und wie diese entstehen. Beispielhaft sei an die Ethnografie von Sonja Jerak-Zuiderent verwiesen, die fragte, wie Qualitätsmanagement im Gesundheitswesen umgesetzt wird (Jerak-Zuiderent, 2013). Dadurch, dass im ethnografischen Arbeiten keine theoretisch vorgegebenen Begrifflichkeiten und Kategorien genutzt werden müssen, sondern man von der sozialen Praxis ausgeht, ermöglicht es auf einmalige Weise, den Sinn praktischen Handelns erkenntnistheoretisch zu fassen.

Auch können Emotionen für den wissenschaftlichen Erkenntnisprozess nutzbar gemacht werden. In der (medizinischen) Versorgung werden grundsätzliche Fragen des Menschseins verhandelt, zum Beispiel Geburt, Krankheit, Leiden und Tod (Borck, 2021). Dies sind extrem emotionsbeladene, menschliche Gewissheiten, die anthropologisch betrachtet, gesellschaftsgefährdende Gewissheiten sind. Ethnografisches Arbeiten kann diese Emotionen in den Fokus rücken und die damit verbundenen Herausforderungen in der Gestaltung von Versorgung für die Versorgungsforschung sicht- und damit bearbeitbar machen. So ist es möglich, auf einer tieferen gesellschaftlichen Ebene die Bedeutungen gesundheitlicher Versorgung und medizinischer Infrastrukturen zu verstehen und damit bei der Versorgungsgestaltung mitzudenken.

Ethnografisches Arbeiten, so könnte man zusammenfassen, heißt immer, das Material sprechen zu lassen, die Forschenden (Forscherin und Beforschte) zu reflektieren und damit immer auch den Forschungsgegenstand (sowie die Forschenden selbst) zu hinterfragen.

Literatur

Barlösius, E. & Schiek, D. (2007). *Demographisierung des Gesellschaftlichen.* VS Verlag für Sozialwissenschaften.

Belliger, A. & Krieger, D. J. (Hrsg.). (2006a). *ANThology: Ein einführendes Handbuch zur Akteur-Netzwerk-Theorie.* (ScienceStudies). transcript.

Belliger, A. & Krieger, D. J. (2006b). Einführung in die Akteur-Netzwerk-Theorie. In A. Belliger, & D. J. Krieger (Hrsg.), *ANThology: Ein einführendes Handbuch zur Akteur-Netzwerk-Theorie* (S. 13–50). transcript.

Berg, M. (1999). Patient care information systems and health care work: a sociotechnical approach. *International Journal of Medical Informatics, 55*(2), 87–101. https://doi.org/10.1016/S1386-5056(99)00011-8

Berg, M., Aarts, J. & van der Lei, J. (2003). ICT in health care: sociotechnical approaches. *Methods of Information in Medicine, 42*(4), 297–301. https://doi.org/10.1055/s-0038-1634221

Berg, M., Langenberg, C., van der Berg, I. & Kwakkernaat, J. (1998). Considerations for sociotechnical design: experiences with an electronic patient record in a clinical context. *International Journal of Medical Informatics, 52*(1–3), 243–251. https://doi.org/10.1016/S1386-5056(98)00143-9

Blakeslee, S. B., Gunn, C. M., Parker, P. A., Fagerlin, A., Battaglia, T., Bevers, T. B., Bandos, H., McCaskill-Stevens, W., Kennedy, J. W. & Holmberg, C. (2023). Talking numbers: how women and providers use risk scores during and after risk counseling – a qualitative investigation from the NRG Oncology/NSABP DMP-1 study. *BMJ Open, 13*(11), e073138.

Blumer, H. (1969). *Symbolic interactionism: perspective and method.* University of California Press.

Borck, C. (2021). *Medizinphilosophie zur Einführung* (2., überarbeitete Aufl.). Junius.

Bourdieu, P. (2018). *Sozialer Sinn: Kritik der theoretischen Vernunft* (10. Aufl.). Suhrkamp.

Bourdieu, P. (2021). *Entwurf einer Theorie der Praxis: Auf der ethnologischen Grundlage der kabylischen Gesellschaft* (6. Aufl.). Suhrkamp.

Bourdieu, P. & Wacquant, L. J. D. (2004). *An invitation to reflexive sociology.* University of Chicago Press.

Clarke, A. E. (2012). *Situationsanalyse: Grounded Theory nach dem Postmodern Turn* (Reihe Interdisziplinäre Diskursforschung). Springer VS.

Closser, S., Rosenthal, A., Maes, K., Justice, J., Cox, K., Omidian, P. A., Mohammed, I. Z., Dukku, A. M., Koon, A. D. & Nyirazinyoye, L. (2016). The global context of vaccine refusal: insights from a systematic comparative ethnography of the global polio eradication initiative. *Medical Anthropology Quarterly, 30*(3), 321–341. https://doi.org/10.1111/maq.12229

Cresswell, K. M., Worth, A. & Sheikh, A. (2010). Actor-network theory and its role in understanding the implementation of information technology developments in healthcare. *BMC Medical Informatics and Decision Making, 10*, 67. https://doi.org/10.1186/1472-6947-10-67

Cubellis, L., Schmid, C. & Peter, S. von. (2021). Ethnography in health services research: oscillation between theory and practice. *Qualitative Health Research, 31*(11), 2029–2040. https://doi.org/10.1177/10497323211022312

Daston, L. & Galison, P. (2010). *Objectivity* (1st ed.). Zone Books.

Daston, L. & Galison, P. (2024). *Objektivität* (1. Aufl.). Suhrkamp.

Davies, J. & Spencer, D. (Hrsg.). (2010). *Emotions in the field: the psychology and anthropology of fieldwork experience.* Stanford University Press.

Desch, A., Förstner, B., Artmann, J., Häusler, A., Hauptmann, M., Altin, S., Rapp, M. & Holmberg, C. (2022). A theory of change of an innovation for therapeutic care and meaningful living in a German nursing home. *BMC Geriatrics, 22*(1), 849. https://doi.org/10.1186/s12877-022-03462-0

Fuchs, M. (2022). Interpretative und Reflexive Anthropologie: Ethnographie und Repräsentation. In A. Poferl & N. Schröer (Hrsg.), *Handbuch Soziologische Ethnographie* (Bd. 68, S. 169–210). Springer Fachmedien. https://doi.org/10.1007/978-3-658-26405-5_11

Geertz, C. (1973). *The interpretation of cultures: selected essays*. Basic Books.

Geertz, C. (2008). *Local knowledge: further essays in interpretive anthropology* (3rd ed.). Basic Books.

Glaser, B.G. (2021). The practical use of awareness theory. *Grounded Theory Review, 20*(2). Available from https://groundedtheoryreview.com/2022/02/14/the-practical-use-of-awareness-theory-2/

Glaser, B.G. & Strauss, A.L. (2017). *The discovery of Grounded Theory: strategies for qualitative research*. Routledge. https://doi.org/10.4324/9780203793206

Hackett, P.M. & Hayre, C.M. (2020). *Handbook of ethnography in healthcare research*. Routledge. https://doi.org/10.4324/9780429320927

Holmberg, C. (2007). Researching breast cancer: understanding sameness and otherness. In Lammer. C. (Hrsg.), *Verkörperungen = Embodiment* (S. 185–199). Löcker.

Hopper, K. (2001). Commentary: on the transformation of the moral economy of care. *Culture, Medicine and Psychiatry, 25*(4), 473–484. https://doi.org/10.1023/A:1013027125709

Jerak-Zuiderent, S. (2013). *Generative accountability: comparing with care* (Doctoral Thesis, Erasmus University Rotterdam). EUR ibmg.

Kalender, U. & Holmberg, C. (2019). Courtesy work: care practices for quality assurance in a cohort study. *Social Studies of Science, 49*(4), 583–604. https://doi.org/10.1177/0306312719863139

Keller, R. (2022). „A second chicago school?" Symbolischer Interaktionismus und die Entwicklungen bis zu den 1960er Jahren. In A. Poferl & N. Schröer (Hrsg.), *Handbuch Soziologische Ethnographie* (Bd. 20, S. 67–83). Springer Fachmedien. https://doi.org/10.1007/978-3-658-26405-5_5

Kirschner, S.R. & Lachicotte, W.S. (2001). Managing managed care: habitus, hysteresis and the end(s) of psychotherapy. *Culture, Medicine and Psychiatry, 25*(4), 441–456. https://doi.org/10.1023/A:1013068803396

Latour, B., Woolgar, S. & Salk, J. (2013). *Laboratory life: the construction of scientific facts*. Princeton University Press. https://doi.org/10.2307/j.ctt32bbxc

Lowe, A. (2001). Reform of the New Zealand health system: problematization, mobilization and change. *Policy Studies, 22*(3–4), 233–249. https://doi.org/10.1080/01442870120112719

Lubrich, O. & Stodulka, T. (2019). *Emotionen auf Expeditionen: Ein Taschenhandbuch für die ethnographische Praxis* (1. Aufl.). transcript.

Malinowski, B. (1922). *Argonauts of the Western Pacific*. Routledge.

Marcus, G.E. (1995). Ethnography in/of the world system: the emergence of multi-sited ethnography. *Annual Review of Anthropology, 24*, 95–117. https://doi.org/10.1146/annurev.an.24.100195.000523

Merton, R.K. (1936). The unanticipated consequences of purposive social action. *American Sociological Review, 1*(6), 894. https://doi.org/10.2307/2084615

Mol, A. (2008). *The logic of care*. Routledge. https://doi.org/10.4324/9780203927076

Mühlmeyer-Mentzel, A. & Schürmann, I. (2011). Softwareintegrierte Lehre der Grounded-Theory-Methodologie. *Forum Qualitative Sozialforschung / Forum: Qualitative Social Research, 12*(3), 17.

Mulgan, R. (2000). 'Accountability': an ever-xxpanding concept? *Public Administration, 78*(3), 555–573. https://doi.org/10.1111/1467-9299.00218

Myerhoff, B.G. (1978). *Number our days: a triumph of continuity and culture among Jewish old people in an urban ghetto*. Simon & Schuster.

Neyland, D. (2012). Parasitic accountability. *Organization, 19*(6), 845–863. https://doi.org/10.1177/1350508411429984

Niermann, D. (2020). „Die Chicago School ist tot, lang lebe die Chicago School!" Warum die transatlantische Ethnografierezeption einer Aktualisierung bedarf. *Forum Qualitative Sozialforschung/ Forum: Qualitative Social Research, 21*(3), 7.

Pfaff, H., Ernstmann, N., Härter, M., & Neugebauer, E.A.M. (2024). Was ist Versorgungsforschung. In H. Pfaff, E.A.M. Neugebauer, N. Ernstmann, M. Härter, & F. Hoffmann (Hrsg.), *Versorgungsforschung: Theorien, Methoden, Praxis* (S. 3-15). Springer.

Power, M. (1999). *The audit society: rituals of verification*. Oxford University Press.

Reckwitz, A. (2003). Grundelemente einer Theorie sozialer Praktiken. *Zeitschrift für Soziologie, 32*(4), 282–301. https://doi.org/10.1515/zfsoz-2003-0401

Relman, A.S. (1988). Assessment and accountability: the third revolution in medical care. *New England Journal of Medicine, 319*(18), 1220–1222. https://doi.org/10.1056/NEJM198811033191810

Robertson, A., Cresswell, K., Takian, A., Petrakaki, D., Crowe, S., Cornford, T., Barber, N., Avery, A., Fernando, B., Jacklin, A., Prescott, R., Klecun, E., Paton, J., Lichtner, V., Quinn, C., Ali, M., Morrison, Z., Jani, Y., Waring, J., ... Sheikh, A. (2010).

Implementation and adoption of nationwide electronic health records in secondary care in England: qualitative analysis of interim results from a prospective national evaluation. *BMJ Clinical Research, 341*, c4564.

Robins, C.S. (2001). Generating revenues: fiscal changes in public mental health care and the emergence of moral conflicts among care-givers. *Culture, Medicine and Psychiatry, 25*(4), 457–466. https://doi.org/10.1023/A:1013012123985

Salis Gross, C. (2001). *Der ansteckende Tod: Eine ethnologische Studie zum Sterben im Altersheim* (Dissertation Universität Bern, 1998). Campus.

Sanjek, R. (1990). *Fieldnotes: the makings of anthropology*. Cornell University Press. https://doi.org/10.7591/9781501711954

Schatzki, T.R. (2002). *The site of the social. A philosophical account of the constitution of social life and change*. Pennsylvania State University Press. https://doi.org/10.1515/9780271023717-005

Stamer, M., Güthlin, C., Holmberg, C., Karbach, U., Patzelt, C. & Meyer, T. (2015). Qualitative Studien in der Versorgungsforschung. *Diskussionspapier, Teil 3: Qualität qualitativer Studien Gesundheitswesen, 77*(12), 966–975.

Strathern, M. (2000). *Audit cultures: anthropological studies in accountability, ethics and the academy* (European Association of Social Anthropologists) (1st ed.). Routledge.

Strübing, J. (2022). Ethnographie und Grounded Theory. In A. Poferl & N. Schröer (Hrsg.), *Handbuch Soziologische Ethnographie* (S. 281–294). Springer Fachmedien. https://doi.org/10.1007/978-3-658-26405-5_16

Wiener, C.L. & Kayser-Jones, J. (1989). Defensive work in nursing homes: accountability gone amok. *Social Science & Medicine, 28*(1), 37–44. https://doi.org/10.1016/0277-9536(89)90304-3

8 Qualitative Evaluation

Thorsten Meyer-Feil

Qualitative Evaluationsforschung stellt einen wichtigen Anwendungsbereich qualitativer Forschung dar. Unter diesem Begriff werden sehr heterogene Zugänge zur Evaluation bzw. Evaluationsforschung geführt, er steht nicht für ein einheitliches Konzept. Dies ist nicht verwunderlich, da die qualitative Evaluationsforschung sowohl international als auch in Deutschland noch eine vergleichsweise junge Tradition aufweist – wichtige Entwicklungsschritte vollzogen sich seit den 1980er-Jahren (Flick, 2006). Dieser Beitrag führt in einem ersten Schritt in die Besonderheiten einer Evaluationsforschung ein, unabhängig von den verwendeten methodischen Zugängen, ergänzt durch einen kurzen Abriss der Entwicklung der Evaluationsforschung mit einem Fokus auf die qualitative Evaluationsforschung in Deutschland. Im zweiten Schritt werden Merkmale, Besonderheiten und Diskurse einer qualitativen Evaluationsforschung mit Blick auf qualitative Versorgungsforschung herausgearbeitet. Hier findet eine Beschäftigung mit der Frage statt, ob qualitative Evaluationsforschung eigener Methoden bedarf bzw. welche Rolle Methodenkombinationen spielen und welche unterschiedlichen Evaluationsmodelle bzw. ihre Systematiken in diesem heterogenen Feld vorliegen. Da im Rahmen von Evaluationen regelhaft Fragen danach gestellt werden, ob bzw. inwieweit eine Maßnahme zu erwünschten Ergebnissen führt, wird in diesem Abschnitt mit der Frage der Identifikation von Kausalität im Rahmen qualitativer Methoden ein aktueller Diskurs aufgegriffen. Ein weiteres zentrales Thema stellt der Umgang mit Werten im Kontext qualitativer Evaluation dar. Im dritten Teil widmet sich dieser Beitrag der praktischen Durchführung qualitativer Evaluation. Dieser Text schließt mit der beispielhaften Darstellung einer qualitativen Evaluationsstudie aus dem Kontext der Versorgungsforschung.

8.1 Besonderheiten der Evaluation bzw. Evaluationsforschung

8.1.1 Evaluation

> „Evaluation is simply the process of determining the merit or worth of entities, and evaluations are the product of that process."
> (Scriven, 1994, S. 152)

Diese Definition bringt einen Kern von Evaluation auf den Punkt: Mit einer Evaluation sollen der Wert oder die Vorzüge eines Objekts bestimmt werden. Dieses Objekt kann ein Produkt darstellen (z. B. ein neues Hilfsmittel für Menschen mit Sehbeeinträchtigungen), aus einem Prozess bestehen (z. B. die Einführung eines alternativen Rehabilitationsprozesses für Menschen mit besonderen beruflichen Problemlagen in der medizinischen Rehabilitation) oder ein Projekt bzw. Programm darstellen (z. B. die Einführung einer neuen Institution in die Gesundheitsversorgung, wie ein Medizinisches Behandlungszentrum für erwachsene Menschen mit schweren Behinderungen) (Meyer & Stockmann, 2014). In Sinne der oben genannten Definition ist Evaluation ein alltäglicher Vorgang. Er wird zu einem professionellen Vorgang durch ein *systematisches* und *datengestütztes* Vorgehen, mithilfe dessen eine Beurteilung erreicht werden soll. Mittlerweile werden für große gesellschaftliche Entscheidungen begleitende oder vorhergehende Evaluationen entweder durchgeführt oder zumindest gefordert. Es hat sich ein eigener Dienstleistungssektor für Evaluationen auch jenseits der Hochschulforschung entwickelt.

Nicht alle Traditionen der Evaluationsforschung verstehen allerdings den Akt der Bewertung als zentral für die Evaluation. So findet sich bei Rossi et al. (2004) die folgende Definition von (Programm-)Evaluation: „The use of social research methods to systematically investigate the effectiveness of social intervention programs in ways that are adapted to their political and organizational environments and are designed to inform social action in ways that improve social conditions" (S. 29). In dieser Definition wird ein deutlich größeres Gewicht auf die Praxisrelevanz von Programmen und ihren Rahmenbedingungen gelegt. Bewertungen bzw. Werte sind in dieser Definition nur indirekt in das übergeordnete Ziel der *Verbesserung* sozialer Lebensumstände eingebunden. Dieser Zugang zur Evaluation findet seine Entsprechung in einem Verständnis einer eher klinisch bzw. medizinisch orientierten Versorgungsforschung, das auf der Tradition der klinischen Studie aufbaut. In klinischen Studien mit Versorgungsbezug geht es um den Nachweis der Wirksamkeit von Interventionen unter Alltagsbedingungen. Mit Blick auf die nachfolgend dargestellten Ansätze qualitativer Evaluationen handelt es sich um ein sehr reduziertes, primär auf den Wirksamkeitsnachweis bezogenes Verständnis von Evaluation.

Es ist wichtig, diese unterschiedlichen Ansätze der Evaluation zu kennen, um die Erwartungen bzw. Vorstellungen zu einer eigenen Evaluation oder auch vorliegender Evaluationen besser einordnen zu können. Dieses Kapitel fokussiert nicht auf einen spezifischen Ansatz, sondern geht von einem breiten Verständnis der systematischen und datengestützten Bewertung eines gesellschaftlich interessierenden Objekts aus.

8.1.2 Auftrags- und Anwendungsbezug

Eine weitere Perspektive auf die Evaluation eröffnet sich durch ihren Auftragscharakter. Im Kern besteht Evaluationsforschung aus einer anwendungsbezogenen wissenschaftlichen Betätigung in einer *direkten Verwertungsorientierung* (Kromrey, 2001). Eine solche Evaluationsforschung kann als ein Sonderfall einer anwendungsbezogenen Forschung verstanden werden, da sie immer in einen expliziten Verwertungskontext eingebettet ist. Evaluationen in diesem Sinne haben Auftraggeber*innen, die an einer Lösung von Problemen interessiert sind. Anwendungsbezogene Forschung im weiteren Sinne kann dagegen auch ohne Auftraggeber bzw. expliziten Verwertungskontext zur Lösung praktischer Probleme beitragen, wenn sie auf einen konkreten Verwertungskontext angewendet wird. Forschende können sich ihre Gegenstände selber auswählen, eine solche Forschung mit Anwendungsbezug ohne konkrete*n Auftraggeber*in ist wie die Grundlagenforschung nicht notwendigerweise an konkreten Entscheidungs- oder Anwendungsbezügen ausgerichtet.

Mit anderen Worten: Evaluationsforschung dient dazu, Entscheidungen zu begründen, befördern und manchmal auch zu legitimieren (wohlwissend, dass entsprechende Entscheidungen letztlich immer in einem politischen Kontext stattfinden und sich nicht eins zu eins aus einer Evaluation ergeben). Eine grundlagenorientierte Forschung dient dagegen primär der Wissensvermehrung, deren Erkenntnisse für gesellschaftliche Entscheidungen mit herangezogen werden können.

8.1.3 Funktionen der Evaluation

Das Aufkommen der Evaluation kann verstanden werden als eine „Erfindung der Moderne" (Stockmann, 2014, S. 21), die im Zuge der Aufklärung durch Vertrauen auf Rationalität und Fortschritt gekennzeichnet ist. Sie spielt für demokratisch verfasste Gesellschaften eine wichtige Rolle, da sie neben dem *Erkenntnisinteresse* auch weitere gesellschaftlich bedeutsame Funktionen übernimmt. Dazu gehören die *Legitimierung* gesellschaftlichen Handelns, die Funktion der *Kontrolle* sowie eine *Dialog- bzw. Lernfunktion*. Diese Funktionen sollen im Folgenden anhand einer Anwendung auf den Bereich der gesundheitlichen Versorgung verdeutlicht werden.

Erkenntnisfunktion

Evaluationen im Bereich der Gesundheitsforschung dienen unter anderem und insbesondere dem Erkenntnisgewinn – nicht als Selbstzweck, sondern für die Beantwortung anwendungsbezogener Fragestellungen. Dies wird u. a. deutlich an dem Übergang einer versorgungsnahen klinisch-evaluativen Forschung (pragmatische RCTs; vgl. Raspe et al., 2010) zu einer Versorgungsforschung, die sich auf die Beurteilung von Aspekten der Versorgung unter Routinebedingungen fokussiert. Klinisch-evaluative Forschung dient der Erkenntnis über (Neben-)Wirkungen von umschriebenen klinischen Interventionen. Versorgungsforschung zielt dagegen eher auf die Evaluation sogenannter komplexer Interventionen (Skivington et al., 2021). In dem seit Anfang der 2000er-Jahre weiterentwickelten Modell zur *Evaluation komplexer Interventionen* des britischen Medical Research Councils (MRC) (Campbell et al., 2000) geht es um die Generierung von Erkenntnissen zu Wirkweisen, Folgen, aber auch Implementierungsbedingungen von Versorgungsinterventionen. Ein Beispiel stellt die Entwicklung und Evaluation eines gemeindebasierten Rehabilitationsprogramms für Patient*innen nach Hüftfraktur dar (Roberts et al., 2017).

Kontrollfunktion

Die Evaluation von Maßnahmen erfüllt zugleich eine *Kontrollfunktion*. So kann ein externer Auftraggeber, wie z. B. ein Ministerium, im Rahmen eines Evaluationsprojekts überprüfen, inwieweit eine Maßnahme ihre Ziele erreicht hat. Die Kontrollfunktion kann sich aber auch intern im Prozess der Umsetzung einer Maßnahme darauf beziehen, dass überprüft wird, inwieweit sich die Umsetzung an den geplanten Vorgaben orientiert, damit die Maßnahme die angestrebten Ziele erreichen kann. In dem o. g. MRC-Modell sind solche Prozessevaluationen integriert (Moore et al., 2015). Sie können zugleich dem Erkenntnisgewinn dienen und Notwendigkeiten der Anpassung von Maßnahmen aufzeigen.

Legitimierungsfunktion

Außerdem kann die Evaluation gesundheitsbezogener Maßnahmen eine wichtige *Legitimierungsfunktion* erfüllen. Dies gilt insbesondere für Maßnahmen, die nicht einem breiteren gesellschaftlichen Konsens unterliegen, wie z. B. die Kostenerstattung bestimmter Maßnahmen der sog. Alternativmedizin. So wurde die Akupunktur – unter bestimmten Voraussetzungen – zur anerkannten Kassenleistung, nachdem der Gemeinsame Bundesausschuss Evaluationsstudien zur Akupunktur in Auftrag gegeben hatte (mit einem interessanten Ergebnis; vgl. Scharf et al., 2006). Es gilt ebenso für Maßnahmen, die zwar etabliert sind, aber in Zeiten knapper Ressourcen von gesundheitspolitischer Seite infrage gestellt werden, wie es z. B. die medizinische Rehabilitation in den 1990er-Jahren aufgrund einer weitestgehend fehlenden Evidenzlage erfahren musste. Evaluationen können dann sowohl das Vertrauen der Gesellschaft in die evaluierte Maßnahme stärken als auch die Anerkennung bestimmter Versorgungsmaßnahmen verbessern.

Dialog- bzw. Lernfunktion

Bei der Dialog- bzw. Lernfunktion, auch *Entwicklungsfunktion* genannt, steht die Evaluation aus Sicht von Stakeholdergruppen im Mittelpunkt. Hierzu können stadtteilbezogene Aktivitäten gehören, in denen verschiedene Interessengruppen in diskursiven Austausch über die Lebenssituationen der Beteiligten ein neues Gesundheitsangebot entwickeln und ggf. einführen. Paradigmatisch stehen dafür Empowerment-Ansätze, mit deren Hilfe Menschen mit sozialen Problemen dabei unterstützt werden, ihre Lebenssituation zu verbessern. Beispielhaft seien hier Evaluationsprojekte mit partizipativen Elementen genannt, z. B. die partizipative Entwicklung und Evaluation eines „Gesundheitskiosk" im Rahmen eines Innovationsfonds-Projekts (Wild et al., 2022).

8.1.4 Entwicklung der Evaluationsforschung mit Fokus auf qualitative Evaluationsforschung

Evaluationsforschung hat sich nicht nur im Bereich der Gesundheitsversorgung, sondern in verschiedenen gesellschaftlichen Bereichen entwickelt, insbesondere auch in den Erziehungswissenschaften oder der sogenannten Entwicklungshilfe. Eine erste Orientierung über Entwicklungslinien der Evaluationsforschung bietet das stark an der Bildungsforschung ausgerichtete Generationenmodell nach Guba und Lincoln (vgl. Meyer & Stockmann, 2014). Demnach ging es in der ersten Phase der Evaluation primär um das *Messen* und damit um die Gewinnung quantitativer Daten, z. B. beim Vergleich von Schulen sowie Schüler*innen mithilfe von Schulleistungstests.

Die zweite Evaluationsgeneration ist nach dem Generationenmodell durch das *Beschreiben* von Stärken und Schwächen des zu evaluierenden Sachverhalts in Bezug zu bestimmten Zielen gekennzeichnet. Diese *Zielorientierung* (die in dem Begriff *Beschreiben* interessanterweise gar nicht aufgenommen ist) stellt weiterhin ein zentrales Element von Evaluationsforschung dar. Hier weist die Evaluationsforschung starke Analogien zu bekannten Verfahren der Buchführung bzw. ökonomischen Analysen mit Sollwert-Istwert-Vergleich auf.

Die dritte Generation der Evaluationsforschung fokussierte sich, darauf aufbauend, auf das *Bewerten*. Diese Bewertung sollte nicht nur auf der Grundlage der intendierten Ziele basieren, sondern auch auf den Programmen zugrunde liegenden Logiken, den tatsächlichen Programmaktivitäten und -prozessen sowie insbesondere auch auf ihren nicht intendierten Wirkungen. Die für die Beurteilung verwendeten Standards bzw. Kriterien sollten expliziert und eine umfassende Würdigung unter Einbezug der am Programm beteiligten Personen (= Stakeholder) vorgenommen werden.

Die vierte Evaluationsgeneration stellt den Prozess des Aushandelns eines Sachverhalts, das *Verhandeln* in den Fokus. Die Evaluation zielt auf eine gemeinsam erarbeitete Konstruktion und Bewertung des Evaluationsobjekts durch alle am Evaluationsprozess beteiligten Stakeholder. Im Rahmen eines naturalistischen Ansatzes untersucht der/die Evaluierende die Programmaktivitäten vor Ort, identifiziert alle relevanten beteiligten Gruppen und ihre jeweiligen Interessen, Bedürfnisse bzw. Ziele. Zum Einsatz kommen vornehmlich Ansätze aus dem qualitativen Forschungsrepertoire, wie Interviews, teilnehmende Beobachtungen, Dokumentenanalysen. Nicht das subjektive Urteil des/der Evaluierenden steht im Mittelpunkt, sondern die Rekonstruktion des zu evaluierenden Gegenstands aus den Perspektiven der verschiedenen Beteiligten. Die Vorstellung der Ergebnisse bei den Stakeholdern dient als wichtiger Aushandlungsschritt, in dem die erarbeiteten Rekonstruktionen der Beteiligten geschärft werden. Entsprechend ist weniger die objektive Gültigkeit im Sinne einer internen Validität ausschlaggebend als vielmehr die Glaubwürdigkeit der Ergebnisse für die Beteiligten.

Den Annahmen von Guba und Lincolns Generationenmodell folgend hat sich die Evaluationsforschung von einem quantitativ basierten hin zu einem qualitativ orientierten Forschungsansatz entwickelt, ohne dabei ihre quantitativen Ansätze aufzugeben. Es finden sich wichtige Merkmale qualitativer Forschung in Evaluationskonzepten der jüngeren Generationen wieder, u.a. die Identifikation und der Einbezug relevanter Interessensgruppen, eine methodisch geleitete Reflexion über die Ziele und Standards, eine gegenstandsangemessene Auswahl von Forschungsansätzen und -methoden, diskursive Aushandlungsprozesse als Teil des Forschungsprozesses. Zum Beispiel werden Ergebnisse im Prozess der Rehabilitation an die Stakeholdergruppen zurückgemeldet und die dabei entstehenden Diskurse wiederum als Teil der Ergebnisse der Evaluation aufgenommen. Im nachfolgenden Abschnitt werden weitere Merkmale qualitativer Evaluation aufgegriffen und in Bezug zur Versorgungsforschung gesetzt.

8.2 Qualitative Evaluation in der Versorgungsforschung: Charakteristika und zentrale Diskurse

8.2.1 Formative und summative Evaluation

In Bezug auf der Evaluation von Maßnahmen oder Programmen kann zwischen formativer und summativer Evaluation unterschieden werden (vgl. Scriven, 1991). Eine formative Evaluation setzt am Prozess der Entwicklung und Gestaltung der Maßnahme an. Sie begleitet diesen Prozess und fokussiert auf unterschiedliche Fragen: Inwieweit wird die richtige Zielgruppe mit der Maßnahme erreicht? Inwieweit wird die Maßnahme so wie geplant umgesetzt? Inwieweit müssen Anpassungen vorgenommen werden? Welche Faktoren sind relevant für die Machbarkeit bzw. Umsetzbarkeit? Inwieweit ergeben sich prozessbegleitend Notwendigkeiten bzw. Anhaltspunkte dafür, die Maßnahme oder das Programm anzupassen? Formative Evaluationen bedienen sich schwerpunktmäßig qualitativer Methoden, können aber auch standardisierte Methoden einsetzen.

Die summative Evaluation setzt am Ergebnis bzw. am Erfolg der Maßnahme an. Sie dient primär dazu aufzuzeigen, ob bzw. inwieweit diese Maßnahme in der Lage ist, die anvisierten Ziele zu erreichen. Mit ihr soll eine möglichst abschließende Würdigung der Maßnahme erfolgen. Ergebnisse summativer Evaluationen sollen Entscheidungsträger dazu dienen, über die Einführung einer Maßnahme eine fundierte Entscheidung treffen zu können. Summative Evaluation basieren in aller Regel auf standardisierten Methoden, können aber auch offene, qualitative Methoden mit umfassen.

8.2.2 Methodenmix (Triangulation, Mixed Methods)

Ein Beispiel für ein zentrales Förderinstrument für die Versorgungsforschung in Deutschland ist der Innovationsfonds des Gemeinsamen Bundesausschuss. Dessen übergeordnetes Ziel besteht darin, die Versorgung im Rahmen der gesetzlichen Krankenversicherung (sic!) in Deutschland qualitativ weiterzuentwickeln, indem neue Versorgungsformen, die über die bisherige Regelversorgung hinausgehen, und Versorgungsforschungsprojekte, die auf einen Erkenntnisgewinn zur Verbesserung der bestehenden Versorgung in der gesetzlichen Krankenversicherung ausgerichtet sind, gefördert werden (vgl. https://innovationsfonds.g-ba.de/innovationsausschuss/). Neue Versorgungsformen müssen dazu nicht nur entwickelt und eingeführt, sondern notwendigerweise auch evaluiert werden. Mitglieder des ursprünglich eingesetzten Expert*innenbeirats des Innovationsfonds haben sich dafür ausgesprochen, die entsprechenden Evaluationen am Modell zur Entwicklung und Evaluation komplexer Interventionen des britischen Medical Research Councils (MRC) auszurichten (Blettner et al., 2018; Craig et al., 2008, aktualisiert von Skivington et al., 2021). Das MRC-Modell zeichnet sich u.a. dadurch aus, dass es verschiedene Phasen der Evaluation einer komplexen Gesundheitsintervention unterscheidet und dass je nach Erkenntnisbedarf unterschiedliche Methoden zum Einsatz kommen. Die dominante Rolle der randomisiert-kontrollierten Studie (RCT) für die summative Evaluation von Gesundheitsmaßnahmen wird dadurch auf verschiedene Weise relativiert. Letztlich kommt immer ein Methodenmix in der Evaluation zur Anwendung.

Dieser Methodenmix hat in der Evaluationsforschung schon eine längere Tradition. So findet sich in Michael Quinn Pattons Lehrbuch zu *Qualitative Research & Evaluation Methods* (Patton, 2014) im Kapitel *Qualitative Designs and Data Collection* ein Abschnitt zur Integration von Daten, Designs und Auswertungsansätzen im Sinne einer Triangulation. Er verweist darauf, dass die Forschungsfragestellung an erster Stelle stehe und die Methodik damit sekundär sei. In den Gesundheitswissenschaften hat diese Form der Methodenkombination unter dem Begriff der Mixed Methods Einzug gehalten (Curry & Nunez-Smith, 2014). Während demnach einzelne standardisierte Untersuchungsmethoden im Rahmen einer qualitativen Evaluationsforschung durchaus zum Einsatz kommen können, lässt sich ein Verständnis für die Integration der Methoden oder auch des gesamten Forschungsprozesses leichter mit qualitativen als mit quantitativ-standardisierten Ansätzen erreichen.

Während der Begriff Mixed Methods für eine Kombination sogenannter qualitativer (offener) und quantitativer (standardisierter) Methoden steht, wird der Begriff Triangulation primär für die Kombination unterschiedlicher qualitativer Ansätze verwendet und kann sich auf die Datentriangulation, Triangulation verschiedener Evaluator*innen bzw. Forscher*innen, Theorien oder auch Methodologien beziehen (Flick, 2004; Patton, 2014).

8.2.3 Bedeutung von Theorie

Evaluationen zielen in aller Regel auf die Beantwortung einer praktischen Fragestellung mithilfe von Forschungsmethoden *unter Nutzung* von Theorien (vgl. Davidoff et al., 2015). Dagegen sollte Versorgungsforschung primär der Entwicklung, Überprüfung und Weiterentwicklung von Theorien dienen, sowohl durch theoretische als auch empirische Forschungsaktivitäten (Baumann et al., 2016). Theorien können in der qualitativen Evaluation auf unterschiedlichen Ebenen eine bedeutsame Rolle spielen. Sogenannte Theorien großer Reichweite (grand theories) sind sehr abstrakt und können prinzipiell auf sehr unterschiedliche Felder angewendet werden. Zugleich sind ihre Begriffe, Konzepte und Relationen nicht spezifisch genug für konkrete Anwendungen. Sie dienen dazu, eine Sprache bereitzuhalten, um bestimmte Beschreibungen und Thematisierungen vornehmen zu können. Beispiele für Theorien großer Reichweite mit Bedeutung für die Versorgungsforschung stellen die Systemtheorien, die Akteur-Netzwerk-Theorie oder die Lerntheorien dar.

Von diesen großen Theorien zu unterscheiden sind Theorien mittlerer Reichweite (midrange theories; im Englischen etwas verwirrend auch als *big theories* bezeichnet, vgl. Davidoff et al., 2015). Es handelt sich um Theorien, die in ihrem Anwendungsbezug begrenzt, zugleich aber sehr nützlich dafür sind, ein Problem und die zugehörigen relevanten Komponenten zu verstehen. Beispiele stellen die Theorie des geplanten Verhaltens (Ajzen, 1991), Antonovskys Modell der Salutogenese (Bengel et al., 2001), Andersens Modell zur Inanspruchnahme gesundheitsbezogener Versorgung (Andersen et al., 2013) oder auch das Throughput-Modell (Schrappe & Pfaff, 2017) dar.

Auf einer dritten Ebene finden sich Theorien einfacher Reichweite, Thesen oder auch Programmtheorien. Diese beziehen sich auf die Anwendung konkreter Situationen bzw. Sachverhalte. In der Evaluationsforschung, insbesondere der Evaluation von Programmen, dienen sie dazu, die expliziten und in der Regel auch impliziten leitenden Vorstellungen zu identifizieren und in einer Theorie zusammenzuführen. Im Feld der Gesundheitsevaluationen hat die sog. *realist evaluation* von Pawson und Tilley (1997) die Bedeutung der Explikation der jeweiligen Programmtheorie hervorgehoben. Sie hat als Phase 1 des o.g. MRC-Modells zur Entwicklung und Evaluation komplexer Interventionen auch für die Versorgungsforschung große Bedeutung erlangt. Dabei ist mit dem Begriff „Programmtheorie" keine Theorie gemeint, die im Sinne eines allgemeinen Gesetzes Gültigkeit beanspruchen kann. Vielmehr geht es um mehr oder weniger gut begründete Aussagen über das vermutete Zusammenwirken von Aspekten der Intervention (Wirkmodell). Programmtheorien arbeiten das aktuelle (auch theoretische) Wissen zu einem Bereich und das Erfahrungswissen (tacit knowledge) der verschiedenen beteiligten Personengruppen auf. So entsteht ein heuristisches Modell des Programms oder der Intervention, an dem sich die weitere Entwicklung orientieren und das entsprechend den Erkenntnissen weiter angepasst und modifiziert werden soll. Um das Erfahrungs- und Expert*innenwissen in dieser Evaluationsphase angemessen nutzen zu können, werden qualitative Forschungsmethoden benötigt (vgl. Meyer & Tilly, 2022).

8.2.4 Nützlichkeit

Evaluationsergebnisse sollten nützlich sein – in der Auftragsforschung explizit für den Auftraggebenden, in der angewandten Forschung im weiteren Sinne für die jeweiligen Stakeholder. Nützlichkeit (engl. utilility) stellt aus dieser Perspektive ein zentrales Merkmal von Evaluationen dar. Es ist der erste von vier Standards[25] der Evaluation der Deutschen Gesellschaft für Evaluation (DeGEval) (Deutsche Gesellschaft für Evaluation, 2017). Ausdruck findet die Bedeutung dieses Merkmals auch darin, dass ein von Patton eingeführter Evaluationszugang, die „Utility-focused Evaluation", das Nützlichkeitsprimat gleichsam in ihrem Namen führt (Patton, 2014). Die Güte einer Evaluation soll sich dadurch auszeichnen, dass sie die intendierten Ziele bzw. Zwecke im Sinne der Auftrageber*in möglichst gut erreicht bzw. erfüllt. So beginnt eine nützlichkeitsorientierte Evaluation damit, relevante Entscheidungsträger*innen und Informationsnutzende zu identifizieren. Die Evaluation arbeitet mit den vorgesehenen Nutzer*innen häufig in einer organisierten Form, z.B. einer Task Force, in der verschiedene Nutzer*innengruppen repräsentiert sind. Im Kontext der Gesundheitsversorgung könnten beispielsweise folgende Gruppen dazugehören: Patient*innen, ihre An- bzw. Zugehörigen, Leistungserbringende (Ärzt*innen, Therapeut*-innen, weiteres Gesundheitsfachpersonal), Leistungsträger*innen (z.B. der Krankenkassen, der Rentenversicherung), Personen(gruppen) aus dem (sozialen) Umfeld, in dem die Leistung erbracht wird, z.B. einer Gemeinde, ggf. auch Vertreter*innen der politischen Exekutive oder Legislative, etc. Es liegt in der Natur der Sache, dass sich die Bewertung der Nützlichkeit von Evaluationsergebnissen zwischen dem Auftraggeber und den weiteren beteiligten Interessensgruppen unterscheiden kann. Dies ist im Rahmen einer qualitativen Evaluation offenzulegen (vgl. in Kap. 8.1.4 das Verhandeln-Modell).

Die DeGEval unterscheidet acht Aspekte einer Nutzenorientierung. Dazu gehören die Identifizierung der Beteiligten und Betroffenen (= Stakeholder) sowie die Klärung der Evaluationszwecke aus Sicht der Stakeholder. Eine solche Klärung ist notwendig, um eine Evaluation im Konsens mit den Nutzer*innengruppen durchführen zu können. Zudem sollten angemessene fachliche und methodische Kompetenzen des Evaluators bzw. der Evaluatorin vorliegen, damit die Ergebnisse akzeptiert werden und glaubwürdig sind. Dazu gehören ebenso Integrität, Unabhängigkeit sowie soziale und kommunikative Kompetenzen der evaluierenden Person. Informationen sollten in nötigem

25 Zu den weiteren Standards gehören Durchführbarkeit, Fairness und Genauigkeit (Deutsche Gesellschaft für Evaluation, 2017). Diese Standards basieren auf Arbeiten einer Kommission der Amerikanischen Evaluations-Vereinigung.

Umfang und Tiefe erhoben werden. Zur Nutzenorientierung gehört außerdem, die Werthaltungen der Beteiligten transparent zu machen, da solche Werthaltungen Bedeutung für den Prozess der Evaluation und ihre Ergebnisse aufweisen und sich auf die Voraussetzungen und Rahmenbedingungen der Evaluation auswirken. Ebenso soll dafür gesorgt werden, dass die Evaluation in angemessener Zeit durchgeführt und abgeschlossen werden kann, damit ihre Ergebnisse in anstehende Entscheidungen einfließen können. An der Evaluation Beteiligte sollten die Evaluation kontinuierlich mittragen, um am Ende ihre Ergebnisse tatsächlich zu nutzen. Dazu sollen kontinuierliche Rückmeldungen im Evaluationsprozess beitragen und Überlegungen angestellt werden, inwieweit die Evaluationsergebnisse verallgemeinert werden können (Deutsche Gesellschaft für Evaluation, 2017).

8.2.5 Kausalität in der qualitativen Evaluation

Es kann auf den ersten Blick befremden, den Begriff der *Kausalität* in einem Lehrbuch qualitativer Versorgungsforschung zu lesen: Gehört Kausalität nicht geradezu in die Domäne der sogenannten quantitativen, standardisierten Forschung? Geht es nicht in der qualitativen Forschung um *Verstehen*, im Gegensatz zum *Erklären* der standardisierten Forschung? Nicht ohne Grund setzt sich gerade die qualitative Evaluationsforschung mit dem Kausalitätsbegriff auseinander (Kelle, 2006; Patton, 2014), da die Praxis der Evaluation stark von Konzepten der Kausalität geprägt ist. So sind die Fragen, die Auftraggeber*innen an die Evaluator*innen haben, regelhaft kausaler Art, z. B.: Welche Veränderungen können wir erwarten, wenn Maßnahme X implementiert wird? Trägt eine Schulung zur Patient*innenorientierung zu einer Haltung bei den Mitarbeitenden bei, die sich durch eine stärkere Zuwendung zu den Patient*innen auszeichnet? Führt das zu einer Verbesserung der Patient*innenzufriedenheit in der Qualitätssicherung?

Der wissenschaftliche Kausalitätsbegriff kann als eine Weiterentwicklung eines zutiefst menschlichen, handlungspraktischen Konzepts verstanden werden (siehe hier und im Folgenden Kelle, 2006). Kausalität stellt eine zentrale Kategorie des Alltagshandelns dar. Unser Alltag ist geprägt von der Annahme, dass von unseren Handlungen und auch den Handlungen anderer Wirkungen auf die umgebende Welt ausgehen. Dieses Wissen um Kausalität kann uns bewusst sein oder auch implizit vorliegen. Kausalität des Handelns geht von drei Bedingungen aus: erstens einem Motiv, einer Absicht bzw. einem Ziel der handelnden Person, zweitens einem erklärenden Situationsmerkmal bzw. einer situativen Bedingung, unter der die Handlung stattfindet, drittens einer allgemeinen sozialen bzw. kulturell bedeutsamen Regel, die das Motiv mit der Situation verknüpft. Zum Beispiel lässt sich das Aufsuchen eines Hausarztes bzw. einer Hausärztin durch eine Person aus dem Ziel bzw. dem Motiv, Rückenschmerzen zu lindern, der Zugänglichkeit zu einem/einer entsprechenden Arzt/Ärztin sowie der sozialen Regel, dass das Fernbleiben von einer Arbeitsstelle durch ein entsprechendes Zertifikat (AU-Bescheinigung) ärztlich legitimiert werden muss, erklären.

Im Gegensatz zu einem handlungsverstehenden Ansatz greifen naturwissenschaftliche Erklärungen auf allgemeine Gesetzmäßigkeiten zurück und entsprechend nicht auf historisch und kulturell gebundene – und damit variable – soziale Regeln. Eine Nähe zum Kausalitäts- bzw. Erklärungsbegriff in der qualitativen Methodenliteratur findet sich an prominenter Stelle im Kodierparadigma der Grounded Theory sensu Strauss und Corbin (1990) (vgl. Kap. 10). In diesem Kodierparadigma sollen zur Beschreibung und Erklärung eines Phänomens ursächliche Bedingungen, Kontextfaktoren, Strategien und Konsequenzen identifiziert werden. Solche Analysen bzw. Identifikation kausaler Bedingungen ermöglichen zudem generalisierende Aussagen im Sinne einer gegenstandsbezogenen Theorie. Deutlich wird, dass Kausalität im Rahmen eines qualitativen Zugangs immer das Ergebnis einer qualitativen Analyse darstellen muss, die auf systematischen Vergleichen und Kontrastierungen basiert, d.h. eine Erklärung ist das Resultat einer hypothetischen Schlussfolgerung[26].

Theorien, insbesondere einfacher oder mittlerer Reichweite, stellen gerichtete Zusammenhänge zwischen Variablen, Komponenten oder Phänomenen her und zielen damit direkt oder indirekt auf Aussagen über Kausalitäten. Entsprechend haben Programmtheorien eine besondere Bedeutung für die Evaluationsforschung erlangt. Diese Programmtheorien werden auf der Basis der Rezeption einschlägiger Literatur und in der Regel qualitativer Studien zur Rekonstruktion vorhandenen Erfahrungswissens entwickelt (Pawson & Tilley, 1997). Sie beinhalten die relevanten Komponenten der Theorie, die (kausalen) Zusammenhänge dieser Komponenten und Möglichkeiten ihrer empirischen Erfassung. Eine Programmtheorie umfasst somit Annahmen über kausale Mechanismen zur Erklärung von Outcomes. Dadurch wird sie empirisch überprüfbar (Davidoff et al., 2015).

Aus diesen Überlegungen ergeben sich wichtige Funktionen *qualitativer Evaluationsforschung* im Kontext der Entwicklung und Anwendung eines Erklärungsmodells (Kelle, 2006). Erstens können qualitative Methoden dazu dienen, relevante Erfolgskriterien von Interventionen zu bestimmen. Zweitens können qualitative Methoden dazu eingesetzt werden, kausale Pfade und Wirkmechanismen zu identifizieren. Drittens können substanzielle Methodenprobleme standardisierter Ansätze der Evaluation identifiziert und z.B. zur Erklärung erwartungskonträrer Ergebnisse herangezogen werden. Zum Beispiel konnten Meyer et al. (2007) mithilfe einer qualitativen Interviewstudie aufzeigen, dass die Antwort auf die in einem Fragebogen verwendete Frage nach der Beurteilung des eigenen Gesundheitszustands insgesamt erst durch den Rückbezug auf vorhergehende Fragen eingeordnet werden konnte. So gab es Personen, die trotz der Angabe von extremen Schmerzen im Rücken ihren Gesundheitszustand als sehr gut bezeichneten. Die einfache Erklärung dieses vermeintlichen Widerspruchs: Über ihre Schmerzen hätten die Befragten ja schon Auskunft gegeben, *unabhängig davon* ginge es ihnen aber sehr gut.

8.2.6 Bewertungen und Werthaltungen

Werte bzw. Bewertungen sind untrennbar mit Evaluationen verbunden, wie das Eingangszitat aufgezeigt hat. Evaluation trägt zudem den Wertebegriff in sich (französisch *valeur*, mittellateinisch *valor*). Dies wird auch in der prioritären Berücksichtigung der *Nützlichkeit* als Kriterium für die Evaluation (vgl. Kap. 8.2.3) deutlich. Die Nutzer*innenorientierung basiert auf der Berücksichtigung von entsprechenden Interessen und Werthaltungen der Nutzer*innen. Diese Werthaltungen transparent zu machen, ist Teil des Prozesses einer qualitativen Evaluation.

Auch die Versorgungsforschung stellt keine wertfreie, gleichsam objektive Forschung dar, sondern ist immer auch von bestimmten Perspektiven und Werthaltungen bestimmt, die ihre Praxis prägen und über die reflektiert werden sollte. Beispielsweise wurde *Patientenorientierung* als eines von fünf tragenden Elementen der Versorgungsforschung definiert (Schrappe & Pfaff, 2017) und damit der Perspektive der von der Versorgung primär betroffenen Personen ein zentraler Stellenwert zugeschrieben[27]. Unterschiedliche Werthaltungen können dazu führen, aus identischen Daten bzw. Fakten verschiedene Schlussfolgerungen abzuleiten (Beywl, 2006).

---

26 Auch in der standardisierten Forschung im Rahmen der Evidenz-basierten Medizin wird Kausalität nicht direkt beobachtet, sondern muss vielmehr aus der Anlage des Studiendesigns indirekt geschlossen werden (Antes, 2016).

27 Während diese Form der Wertsetzung gut in eine auf individuelle Rechte und Freiheiten ausgerichtete Gesellschaft passt, fällt zugleich auf, dass sich An- bzw. Zugehörige in dieser Definition nicht wiederfinden.

Es können vier grundlegende Typen von Evaluationsmodellen nach ihrem jeweiligen Umgang mit Werten unterschieden werden (Beywl, 2006):

1. wertedistanziert,
2. werterelativistisch,
3. wertepriorisierend und
4. wertepositionierend.

Bei den *wertedistanzierenden Evaluationsmodellen* wird versucht, Werturteilsfragen aus dem Evaluationsprozess möglichst auszuklammern. Evaluationen sollen sich in diesem Modell beschränken auf die empirische Klärung unklarer bzw. strittiger Tatsachenfragen. Relevante Werturteilsfragen sollten *vor* der Evaluation geklärt werden (u. a. die Festlegung des Evaluationsauftrags) bzw. nach der Evaluation letztlich die Nutzung der Evaluationsergebnisse bedingen. Dies wird aber nicht als Aufgabe der Evaluation selber angesehen. Zu diesem übergeordneten Evaluationsmodell muss ein wesentlicher Teil der Evaluationsforschung in der Versorgungsforschung gezählt werden. Hierzu zählen u. a. *programmzielgesteuerte Evaluationen* (Effektivitätsstudien, in denen untersucht wird, ob ein Programm ein vorher festgelegtes Ziel erreicht), und *experimentaldesigngesteuerte Evaluationen* (i. d. R. randomisiert-kontrollierte Studien, mit denen ein Kausalzusammenhang zwischen Intervention und Outcome unter Nutzung einer Kontrollbedingung untersucht werden soll). Ein nicht unwesentlicher Teil standardisierter, quantitativer Evaluationsstudien ist diesem Modell zuzuordnen.

Dagegen nutzen diejenigen Evaluationsmodelle, die Werte in irgendeiner Form explizit in den Evaluationsprozess integrieren, eher oder primär qualitative Forschungsmethoden. In *werterelativistischen Evaluationsmodellen* ergreifen die Evaluierenden keine Partei, vielmehr werden die Wertvorstellungen der unterschiedlichen Stakeholder herausgearbeitet und damit Wertkonflikte sichtbar gemacht. Die *spannungsthemengesteuerte Evaluation* fokussiert gerade auf diese konfliktreichen Themen im Evaluationsprozess. Die *dialoggesteuerte Evaluation* als weitere Form des werterelativistischen Evaluationsmodells zielt dabei auf intersubjektive Einigungen auf bestimmte Deutungen in einem Prozess des dialogischen Austausches.

Wertepriorisierende Evaluationsmodelle machen ebenso Wertekonflikte unterschiedlicher Stakeholder sichtbar. Sie achten allerdings mehr auf die Kriterien wie Nützlichkeit und Durchführbarkeit und nehmen dabei in Kauf, dass sich ggf. einflussreiche Stakeholdergruppen besser durchsetzen können. Die *entscheidungsgesteuerte Evaluation* richtet ihren Prozess pragmatisch auf aktuelle Entscheidungsnotwendigkeiten aus. Die *nutzungsgesteuerte Evaluation* (siehe Kap. 8.2.4 zur nützlichkeitsbasierten Evaluation) richtet den Evaluationsprozess an dem intendierten Nutzen der erwarteten Nutzer*innen aus. Die *stakeholderinteressengesteuerte Evaluation* betont dagegen den gleichberechtigen Einbezug aller Stakeholder und sieht Evaluation als einen Beitrag zur Demokratisierung, um ausgewogene Ergebnisse zu erreichen.

Wertepositionierende Evaluationsmodelle, auch selbstorganisationsgesteuerte Evaluation genannt, zielen darauf, Stakeholdergruppen dabei zu unterstützen, sich selbst zu helfen (Empowerment). Hier stehen die Werte und Interessen der Programmmitarbeitenden bzw. Zielgruppen im Mittelpunkt. Dieses Modell weist eine deutliche Überschneidung zur Handlungsforschung auf (Curtis et al., 1999). Solche wertepositionierenden Evaluationsmodelle mit ausgeprägtem Versorgungsbezug finden sich historisch schon früh in der gemeindepsychiatrischen Versorgung (vgl. Wallcraft & Nettle, 2009) oder in Ansätzen der gemeindebasierten Gesundheitsförderung bzw. partizipativen Gesundheitsforschung (Wright, 2021).

Die Frage des Ausmaßes der Integration von Werten in die Evaluation korrespondiert somit mit der Anwendung qualitativer Forschungsmethoden (Beywl, 2006) und damit auch mit der zentralen Frage nach der Identität von Evaluation, ihrer Zwecke und Reichweite.

„Dabei rückt in den Vordergrund zu klären, was angesichts der Interessenlagen im Feld untersuchenswert ist und wie die Verwendung der Evaluation und der gewonnenen Ergebnisse gezielt vorbereitet werden kann. Die damit verbundenen Dialog- und Aushandlungsprozesse werden vorzugsweise durch qualitative Methoden eingeleitet und begleitet, da sie alltagsnäher und somit leichter anschlussfähig sind an das Handeln der Stakeholder. Value claims sind der Motor solcher Evaluationen, und Ziel ist ihre zumindest partielle, dabei raumzeitlich begrenzte gültige Klärung."
(Beywl, 2006, S. 113).

8.3 Zur Durchführung qualitativer Evaluationen

Die aufgeführten Unterschiede und Merkmale qualitativer Evaluationen legen nahe, dass es kein einheitliches Vorgehen bei qualitativen Evaluationen geben kann. Es lassen sich aber grundsätzlich drei bis vier Phasen unterscheiden, die eine qualitative Evaluation durchlaufen sollte.

In der ersten Phase gilt es, eine Auftragsklärung vorzunehmen. Dazu sind die unterschiedlichen Beteiligten und Betroffenen zu identifizieren und ggf. an der Auftragsklärung zu beteiligen. Diese Phase ist Voraussetzung für die folgenden Phasen. Auf sie kann aber auch im Verlaufe eines Evaluationsprozesses zurückgekommen werden, in dem gegebenenfalls Aufträge oder Fragen angepasst, ergänzt oder (zusätzlich) gänzlich neu formuliert werden. Unterschiede zwischen den qualitativen Evaluationsansätzen gibt es hinsichtlich der Rolle der Evaluierenden: Es findet sich das Verständnis als Moderator*innen eines Prozesses, als Sprachrohr für bisher nicht beachtete Personengruppen („giving voice"), als Unterstützer*innen deliberativer bzw. demokratischer Aushandlungsprozesse oder auch als Unterstützung der Selbsthilfe von Betroffenen.

In der zweiten Phase geht es um die Auswahl von methodischen Zugängen, um die gesteckten Ziele erreichen oder Fragestellungen beantworten zu können. Hier unterscheidet sich die qualitative Evaluation nicht grundlegend von empirischen Forschungsprojekten; im Fokus steht die gegenstandsangemessene Entwicklung von methodischen Zugängen zu Datenerhebungen, mit denen die Fragen beantwortet werden können. Ein wichtiger Unterschied: Die Rolle, die die Betroffenen oder Stakeholder als Entscheider*innen im Prozess der Evaluation (vgl. partizipative Forschung, Wright, 2021) spielen, kann ggf. dazu führen, neue methodische Zugänge zu entwickeln oder auch Abstriche bei der methodischen Genauigkeit machen zu müssen.

Diese zweite Phase ist in der Regel verschränkt mit der Datenerhebung und der Interpretation der Daten (3. Phase).

In der vierten Phase sollten die Beteiligten und Betroffenen zusammen mit den Evaluierenden die Ausgangsfragen beantworten und möglichst zielgruppengerecht aufarbeiten. Dabei sollte auf relevante Formen und Produkte der jeweiligen Stakeholdergruppe eingegangen werden bzw. weiterführende Kommunikationsprodukte entwickelt werden. In aller Regel beziehen sich Evaluationen auf aktuelle konkrete Fragen und Problemlagen, die Schlussfolgerungen beziehen sich daher primär auf die konkrete Problemsituation. Allerdings kann auch für qualitative Evaluationen die Frage der Generalisierbarkeit der Erkenntnisse über die konkrete Problemsituation hinaus gestellt werden. Auch aus qualitativen Evaluationen lassen sich wertvolle Erkenntnisse generieren, die Bedeutung über die konkrete Situation hinaus aufweisen dürften. Dies gilt es in der Konzipierung und Durchführung von qualitativen Evaluationen mit zu berücksichtigen (siehe auch Deutsche Gesellschaft für Evaluation, 2017).

8.4 Beispiel einer qualitativen Evaluation von Versorgung

Im Folgenden soll ein Beispiel eines qualitativen Evaluationsprojekts aus einem Kontext der

Versorgung bzw. Versorgungsforschung, das vom Autor über mehrere Jahre begleitet wurde, vorgestellt werden. Ausgangspunkt war der Kontakt zu einer Gruppe von Professionellen, die damit beschäftigt waren, ein neues Angebot für die ambulante medizinische Versorgung von erwachsenen Personen mit schweren Behinderungen bzw. Mehrfachbehinderungen zu entwickeln und zu etablieren, namentlich ein Medizinisches Behandlungszentrum für Erwachsene mit geistigen oder schweren Mehrfachbehinderungen (MZEB; nach § 119c und § 43b des SGB V). In informellen ersten Gesprächen haben wir dabei gemeinsam über Ziele und Zwecke der Institution reflektiert und den möglichen erwarteten Nutzen für die zu versorgenden Personen – und damit mögliche Erfolgskriterien für eine Evaluation. Die Finanzierung eines entsprechenden Evaluationsprojekts gestaltete sich allerdings schwierig. Erst mit Mitteln des Innovationsfonds konnten wir unter Einbezug eines weiteren MZEB ein Projekt als primär qualitative Evaluation durchführen. Bis zu diesem Zeitpunkt war das MZEB schon in die Regelversorgung gegangen. Vor diesem Hintergrund verschob sich notwendigerweise das Erkenntnisinteresse weg von einer formativen Evaluation im Sinne einer Unterstützung der Entwicklung, hin zu einer auch summativen Evaluation und einer stärkeren Orientierung an möglichen generalisierbaren Erkenntnissen im Sinne einer angewandten Forschungsfrage.

Das MeZEB genannte Forschungsprojekt selbst[28] zielte auf Erkenntnisse zur aktuellen medizinischen Versorgung von Menschen mit geistigen oder schweren Mehrfachbehinderungen und die Veränderung dieser Versorgung durch die Einführung der Medizinischen Zentren für erwachsene Menschen mit Behinderungen. Dazu wurden mithilfe qualitativer Leitfadeninterviews Versorgungserfahrungen von Menschen mit Behinderungen erhoben, die (1) keinen Kontakt zu einem MZEB aufwiesen bzw. die (2) am Beginn einer MZEB-Versorgung standen und dann ca. 18 Monate nach Erstversorgung in einem MZEB. Es wurden zudem begleitende Beobachtungen in den beiden beteiligten MZEB durchgeführt, ebenso wie Gruppendiskussionen und Expert*inneninterviews mit einzelnen Beteiligten. Zudem wurden mit einem standardisierten Erhebungsinstrument in einer konsekutiven Stichprobe bei den Menschen mit Behinderungen, die zum ersten Mal ein MZEB aufgesucht hatten, zu zwei Zeitpunkten eine Befragung durchgeführt, zu Beginn der Versorgung im MZEB und nochmals 18 Monate später. Die Interviewfragen bearbeiteten die Betroffenen entweder selbst, mit Unterstützung durch einen Angehörigen oder mit Unterstützung durch ein Mitglied des MZEB-Teams, oder das Ausfüllen geschah komplett durch Angehörige. Letzteres traf auf einen größeren Teil der Menschen mit geistigen Behinderungen zu. Somit lässt sich das Projekt als Mixed-Methods-Studie kennzeichnen.

Über die Funktion der Evaluation lassen sich Post-hoc-Überlegungen anstellen. Im Mittelpunkt stand wesentlich ein Erkenntnisgewinn mit Blick auf die besondere Rolle der MZEB für die ambulante medizinische Versorgung der Zielgruppe, ebenso zu ungedeckten Bedarfen und Bedürfnissen und Fragen des Zugangs zu Versorgungsleistungen. Nicht zu bestreiten ist auch eine gewisse Kontrollfunktion vor dem Hintergrund, dass es sich um eine neue Versorgungsform handelt, über deren Zwecke durchaus unterschiedliche Vorstellungen vorlagen – vonseiten der Zielgruppe und ihren Angehörigen, der (als sehr engagiert wahrgenommenen) Leistungsanbieter, der Kostenträger und auch der zuständigen Regelungsinstitutionen. Auch die Dialog- bzw. Lernfunktion wurde angesprochen, u.a. mit einem Beirat, in dem die unterschiedlichen Stakeholdergruppen repräsentiert waren, und in einem Abschlussworkshop zur Entwicklung von Handlungsempfehlungen, der von Mitgliedern der unterschied-

28 Nähere Informationen zum Projekt finden sich unter https://innovationsfonds.g-ba.de/service/projekteinblicke/mezeb/

lichen Stakeholdergruppen aktiv gestaltet wurde. Dieser Workshop entsprach der o.g. Phase 4 des Ablaufs einer Evaluation.

Eine Reflexion zugrunde liegender Werte ließ besser verstehen, woher mögliche Konflikte zwischen unterschiedlichen Interessensgruppen herrühren könnten. So können MZEB als notwendige Institution verstanden werden, um vorhandene ungedeckte Versorgungsbedarfe der Zielgruppe abzudecken. Zugleich kann die bloße Existenz einer entsprechenden Institution auch als ein Scheitern von Inklusionsbemühungen im Sinne der UN-Behindertenkonvention verstanden werden, da offensichtlich die Versorgung der Betroffenen im vorhandenen ambulanten Setting für die Bevölkerung nicht angemessen gewährleistet werden kann.

Literatur

Ajzen, I. (1991). The theory of planned behavior. *Organizational Behavior and Human Decision Processes, 50*, 179–211. https://doi.org/10.1016/0749-5978(91)90020-T

Andersen, R.M., Davidson, P.L. & Baumeister, S.E. (2013). Improving access to care. In G.F. Kaminski (Ed.), *Changing the U.S. health care system: key Issues in health services policy and management* (4th ed.). Jossey-Bass.

Antes, G. (2016). Ist das Zeitalter der Kausalität vorbei? *Zeitschrift für Evidenz, Fortbildung und Qualität im Gesundheitswesen, 112*(Suppl.), S16–S22.

Baumann, W., Farin, E., Menzel-Begemann, A. & Meyer, T. (2016). Memorandum IV: Theoretische und normative Fundierung der Versorgungsforschung. *Gesundheitswesen, 78*, 337–352. https://doi.org/10.1055/s-0042-105511

Bengel, J., Strittmatter, R. & Willmann, H. (2001). *Was erhält Menschen gesund? Antonovskys Modell der Salutogenese – Diskussionsstand und Stellenwert*. Bundeszentrale für gesundheitliche Aufklärung.

Beywl, W. (2006). Evaluationsmodelle und qualitative Methoden. In U. Flick (Hrsg.), *Qualitative Evaluationsforschung. Konzepte, Methoden, Umsetzungen* (S. 92–116). Rowohlt.

Blettner, M., Dierks, M.L., Donner-Banzhoff, N., Hertrampf, K., Klusen, N., Köpke, S., Masanneck, M., Pfaff, H., Richter, R. & Sundmacher, L. (2018). Überlegungen des Expertenbeirats zu Anträgen im Rahmen des Innovationsfonds. *Zeitschrift für Evidenz, Fortbildung und Qualität im Gesundheitswesen, 130*, 42–48. https://doi.org/10.1016/j.zefq.2018.01.004

Campbell, M., Fitzpatrick, R., Haines, A., Kinmonth, A.L., Sandercock, P., Spiegelhalter, D. & Tyrer, P. (2000). Framework for design and evaluation of complex interventions to improve health. *British Medical Journal, 321*(7262), 694–696.

Craig, P., Dieppe, P., Macintyre, S., Michie, S., Nazareth, I. & Petticrew, M. (2008). Developing and evaluating complex interventions: the new Medical Research Council guidance. *British Medical Journal, 337*, a1655. https://doi.org/10.1136/bmj.a1655

Curry, L. & Nunez-Smith, M. (2014). *Mixed methods in health sciences research: a practical primer*. Sage.

Curtis, S., Bryce, H. & Treloar, C. (1999). Action research. In M. Murray & K. Chamberlain (Eds.), *Qualitative health psychology. Theories and methods* (S. 202–217). Sage.

Davidoff, F., Dixon-Woods, M., Leviton, L. & Michie, S. (2015). Demystifying theory and its use in improvement. *BMJ Quality & Safety, 24*(3), 228–238. https://doi.org/10.1136/bmjqs-2014-003627

Deutsche Gesellschaft für Evaluation (DeGEval) (Hrsg.). (2017). *DeGEval-Standards für Evaluation* (1. Revision 2016). Mainz: DeGEval. Zugriff am 08. Oktober 2024 unter https://www.degeval.org/degeval-standards/

Flick, U. (2004). *Triangulation*. VS Verlag für Sozialwissenschaften. https://doi.org/10.1007/978-3-322-97512-6

Flick, U. (2006). Qualitative Evaluationsforschung zwischen Methodik und Pragmatik – Einleitung und Überblick. In U. Flick (Hrsg.), *Qualitative Evaluationsforschung. Konzepte, Methoden, Umsetzungen* (S. 9–29). Rowohlt.

Kelle, U. (2006). Qualitative Evaluationsforschung und das Kausalitätsparadigma. In U. Flick (Hrsg.), *Qualitative Evaluationsforschung. Konzepte, Methoden, Umsetzungen* (S. 117–134). Rowohlt.

Kromrey, H. (2001). Evaluation – ein vielschichtiges Konzept: Begriff und Methodik von Evaluierung und Evaluationsforschung; Empfehlungen für die Praxis. *Sozialwissenschaften und Berufspraxis, 24* (2), 105–131.

Meyer, T., Deck, R. & Raspe, H. (2007). Problems completing questionnaires on health status in medical rehabilitation patients. *Journal of Rehabi-*

litation Medicine, 39, 633–639. https://doi.org/10.2340/16501977-0098

Meyer, T. & Tilly, C. (2022). Studiendesigns zur Konzept- und Interventionsentwicklung. In T. Meyer, J. Bengel & M. A. Wirtz (Hrsg.), *Lehrbuch Rehabilitationswissenschaften* (S. 308–318). Hogrefe.

Meyer, W. & Stockmann, R. (2014). Evaluationsansätze und ihre theoretischen Grundlagen. In R. Stockmann & W. Meyer (Hrsg.), *Evaluation. Eine Einführung* (2. überarbeitete und aktualisierte Aufl., S. 111–168). Budrich.

Moore, G. F., Audrey, S., Barker, M., Bond, L., Bonell, C., Hardeman, W., Moore, L., O'Cathain, A., Tinati, T., Wight, D. & Baird, J. (2015). Process evaluation of complex interventions: Medical Research Council guidance. *British Medical Journal, 350*, h1258. https://doi.org/10.1136/bmj.h1258

Pawson, R. & Tilley, N. (1997). *Realistic evaluation*. Sage.

Patton, M.Q. (2014). *Qualitative research & evaluation methods* (4th ed.). Sage.

Raspe, H., Pfaff, H., Härter, M., Hart, D., Koch-Gromus, U., Schwartz, F.-W., Siegrist, J. & Wittchen, H.U. (2010). *Versorgungsforschung in Deutschland: Stand – Perspektiven – Förderung. DGF-Stellungnahme*. Bonn: Deutsche Forschungsgemeinschaft. Wiley-VCH. Verfügbar unter https://www.dfg.de/resource/blob/169894/36598b02cb7f3764ab5894d85c24a47d/stellungnahme-versorgungsforschung-data.pdf

Roberts, J. L., Din, N. U., Williams, M., Hawkes, C. A., Charles, J. M., Hoare, Z., Morrison, V., Alexander, S., Lemmey, A., Sackley, C., Logan, P., Wilkinson, C., Rycroft-Malone, J. & Williams, N. H. (2017). Development of an evidence-based complex intervention for community rehabilitation of patients with hip fracture using realist review, survey and focus groups. *BMJ Open, 7*(10), e014362.

Rossi, P. H., Lipsey, M. W. & Freeman, H. E. (2004). *Evaluation – a systematic approach* (7th ed.). Sage.

Scharf, H.-P., Mansmann, U., Streitberger, K., Witte, S., Krämer, J., Maier, C., Trampisch, H.-J. & Victor, N. (2006). Acupuncture and knee osteoarthritis: a three-armed randomized trial. *Annals of Internal Medicine, 145*(1), 12–20. https://doi.org/10.7326/0003-4819-145-1-200607040-00005

Schrappe, M. & Pfaff, H. (2017). Versorgungsforschung: Grundlagen und Konzept. In H. Pfaff, E. Neugebauer, G. Glaeske & M. Schrappe (Hrsg.), *Lehrbuch Versorgungsforschung. Systematik – Methodik – Anwendung* (2. Aufl., S. 2–10). Schattauer.

Scriven, M. (1991). *Evaluation thesaurus* (4th ed.). Sage.

Scriven, M. (1994). Evaluation as a discipline. *Studies in Educational Evaluation, 20*, 147–166. https://doi.org/10.1016/S0191-491X(00)80010-3

Skivington, K., Matthews, L., Simpson, S. A., Craig, P., Baird, J., Blazeby, J. M., Boyd, K. A., Craig, N., French, D. P., McIntosh, E., Petticrew, M., Rycroft-Malone, J., White, M. & Moore, L. (2021). A new framework for developing and evaluating complex interventions: update of Medical Research Council guidance. *British Medical Journal, 374*, n2061.

Strauss, A. L. & Corbin, J. (1990). *Basics of qualitative research*. Sage.

Stockmann, R. (2014). Rolle der Evaluation in der Gesellschaft. In R. Stockmann & W. Meyer (Hrsg.), *Evaluation. Eine Einführung* (2. überarbeitete und aktualisierte Aufl., S. 21–62). Budrich.

Wild, E.-M., Schreyögg, J., Golubinski, V., Ress, V. & Schmidt, H. (2022). *Hamburg Billstedt/Horn als Prototyp für eine Integrierte gesundheitliche Vollversorgung in deprivierten großstädtischen Regionen – Evaluationsbericht für den Gemeinsamen Bundesausschuss*. Hamburg: Gesundheit für Billstedt/Horn. Verfügbar unter https://innovationsfonds.g-ba.de/downloads/beschluss-dokumente/140/2022-02-16_INVEST_Billstedt.Horn_Evaluationsbericht.pdf

Wallcraft, J. & Nettle, M. (2009). History, context and language. In J. Wallcraft, B. Schrank & M. Amering (Eds.), *Handbook of service user involvement in mental health research* (pp. 1–11). Wiley-Blackwell. https://doi.org/10.1002/9780470743157.ch1

Wright, M. T. (2021). Partizipative Gesundheitsforschung: Ursprünge und heutiger Stand. *Bundesgesundheitsblatt – Gesundheitsforschung – Gesundheitsschutz, 64*, 140–145. https://doi.org/10.1007/s00103-020-03264-y

III.
Forschungspraxis

9 Durchführung einer qualitativen Inhaltsanalyse am Beispiel einer pflegewissenschaftlichen Studie

Marie-Luise Posselt

Dieses Kapitel hat das Ziel, das Vorgehen der qualitativen Inhaltsanalyse nach Philipp Mayring an einer Studie exemplarisch zu verdeutlichen. Die Veranschaulichung greift typische Fragen auf, die üblicherweise von Personen gestellt werden, die ihre ersten Erfahrungen mit dem Auswertungsverfahren der qualitativen Inhaltsanalyse auf der Basis des von Mayring (2019, 2022) publizierten Verfahrens machen. Die Darstellung des spezifischen Vorgehens im Forschungsprozess sowie die gewählten Lösungen herausfordernder Momente der Beispielstudie sind als Ideengeber zu verstehen. Jedes qualitative Forschungsvorhaben ist geprägt von dem Ziel der Offenheit und Gegenstandsangemessenheiten, sodass Forschende nahezu immer auf Momente und Gegebenheiten stoßen werden, in denen sie durch eigene kreative Denkleistungen, aber auch mithilfe weiterer wissenschaftlich anerkannter Methodenliteratur Lösungsstrategien suchen und finden werden, die ihnen helfen, die Datenauswertung ihrer Studie zu realisieren. Anders ausgedrückt, müssen immer methodenbasiert Entscheidungen getroffen werden, auch begründete Abweichungen von publizierten Verfahren werden Teil jedes Forschungsprojektes sein, wobei Abweichungen bewusst zu setzen und zu begründen sind.

9.1 Das Forschungsprojekt: Diversitätssensibilität in der Primärversorgung

Im Zuge demografischer Entwicklung, zunehmender Multimorbidität im hohen Alter sowie des erhöhten Anteils an komplexen Versorgungssettings und eines sich weiter verstärkenden Fachkräftemangels ist zukünftig im ambulanten wie im stationären Gesundheitssektor von einer beträchtlichen Unter- und Fehlversorgung auszugehen (PricewaterhouseCoopers, 2022). In der Vermeidung von gesundheitlichen Komplikationen und der Stärkung gesundheitlicher Ressourcen der älteren Bevölkerung wird ein Lösungsansatz gesehen, um den damit in Verbindung stehenden gesamtgesellschaftlichen Aufgaben gerecht zu werden (Senatsverwaltung für Gesundheit, Pflege & Gleichstellung, 2021). Neben strukturellen Lücken, der zunehmenden Komplexität und Unübersichtlichkeit des Gesundheitssystems sowie der Fragmentierung der gesundheitlichen Versorgung, gelten Diskriminierungsrisiken im Gesundheitswesen mit zu den Ursachen, die quantitative oder qualitative Unterschiede bei der Nutzung von Gesundheitsleistungen zwischen verschiedenen Bevölkerungsgruppen erzeugen. Zugangsbarrieren tragen in hohem Maße zu einer Verschärfung sozialer und gesundheitlicher Ungleichheiten bei und erhöhen die Gefahr, dass bestimmte, häufig bereits marginalisierte und potenziell vulnerable Akteur*innen sozialer Gruppen weiter benachteiligt und segregiert werden (Klein et al., 2021). Im Fachdiskurs gilt, dass Diversitätssensibilität in der Gestaltung von Versorgungsprozessen vor allem dann bedeutsam wird, wenn sich für Zugehörige unterschiedlicher Gruppen oder Träger*innen bestimmter Merkmale Barrieren der Nutzung von Vorsorge- und Versorgungsangeboten und/oder unterschiedliche Ergebnisse zeigen (Bartig et al., 2021; Tezcan-Güntekin, 2020). Sogenannte Präventive-Hausbesuch-Modellprojekte (PHB-Projekte) sollen mithilfe aufsuchender Beratungsinterventionen Probleme bei der Nutzung von Leistungen des Gesundheitssystems adressieren sowie den stigmatisierungsfreien Zugang zu Prävention und Gesundheitsförderung sowie Bildungs- und Lernprozessen ebnen, ein personenzentriertes Beratungsangebot sicherstellen und in der Folge den Verbleib in der eigenen Häuslichkeit fördern (Senatsverwaltung für Wissenschaft, Gesundheit und Pflege, 2023; Bundesregierung, 2021). Adressiert werden alle älteren Menschen. Im besonderen Maße sollen aber vor allem Personen der Zielgruppen mit schwierigen Zugängen fokussiert werden, bspw. Senior*innen in prekären Lebenslagen, mit Migrationshintergrund, mit eingeschränkter Mobilität/mit Behinderung sowie mit psychischen Erkrankungen und Demenz (Klein et al., 2021). Die in diesen Modellprojekten tätigen aufsuchenden Gesundheitslots*innen und ihre Arbeit stehen im Mittelpunkt der für dieses Kapitel als Exempel herangezogenen Studie.

Bei der näheren Betrachtung der Evaluationsstudien und Projektberichte der PHB-Projekte stellte sich heraus, dass gerade die potenziell besonders vulnerablen älteren Menschen, wie Menschen mit Migrationshintergrund oder der LGBTQIA*-Community, wenig von den Gesundheitslots*innen erreicht wurden (Barthelmes et al., 2020; Klein et al., 2021; Senatsverwaltung für Gesundheit, Pflege & Gleichstellung, 2021). Bei der Sichtung der Berichterstattungen der PHB-Projekte wurde zudem deutlich, dass die angedachte Zusammenarbeit mit potenziellen Schlüsselpersonen und Kooperationspartner*innen (interkulturelle Vereine, Sprach- und Integrationsmittler*innen, LGBTQIA*-Communitys, Hausärzt*innen) bislang unzureichend funktionierte (Schulz-Nieswandt et al., 2018; Senatsverwaltung für Gesundheit, Pflege & Gleichstellung, 2021). Zusätzlich setzten sich die Gesundheitslots*innen mit der Problematik auseinander, dass sie in manchen Fällen Schwierigkeiten hatten, eine erfolgreiche Vermittlung von weiterführenden Angeboten im Gesundheitssystem sicherzustellen bzw. Hemmschwellen für eine auf die Beratungseinheiten folgende Inanspruchnahme der empfohlenen Angebote des Gesundheitssystems auszumachen (Senatsverwaltung für Gesundheit, Pflege & Gleichstellung, 2021).

Die Erkenntnis, dass die Gesundheitslots*-innen der PHB-Projekte es tendenziell nur unzureichend schaffen, auf die Diversität der angedachten Nutzer*innen einzugehen sowie die aufgeworfene Frage, inwiefern eine verstärkte Sensibilität für eventuelle altersbedingte, geschlechter- und kulturspezifische Barrieren die Weiterentwicklung der Projekte und die Inanspruchnahme der Adressat*innen fördern kann, führte zu dem Entschluss, die aufgeworfenen Themen mithilfe einer Interviewstudie empirisch zu betrachten.

Abbildung 9-1 veranschaulicht die vorab skizzierten Themenschwerpunkte der Interviews und die dahinterliegenden Forschungslücken sowie die zu beantwortenden Forschungsfragen. Angesichts dieser Forschungsfragen erschien die Anwendung von Interviews und nachfolgender Inhaltsanalyse als gegenstandsangemessen.

9.1.1 Darstellung und Begründung des qualitativen Designs

Grundlegend für ein qualitatives Vorgehen ist eine Orientierung am subjektiven Paradigma, d.h. im Fokus der Betrachtungen steht die Vielfalt subjektiver innerer Logiken von Handlun-

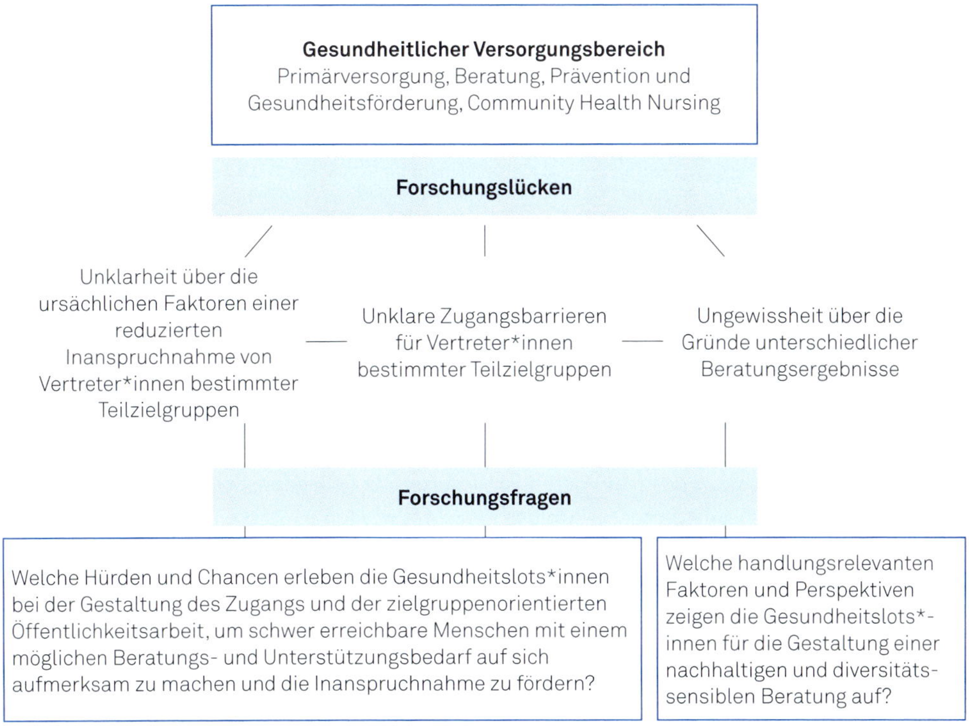

Abbildung 9-1: Herleitung der Themenfelder und der Forschungsfragen für die Interviewstudie.

gen und Deutungen (Flick, 2021). Für das vorliegende Forschungsprojekt hieß das, dass Wissen, Vorstellungen, Haltungen, Erfahrungen und Befürchtungen der im Feld tätigen Gesundheitslots*innen rekonstruiert werden sollten, die letztlich deren Umgang mit den Klienten*innen und den Netzwerkpartner*innen leiten (Ohlbrecht, 2016). Von Interesse war zudem die Exploration möglicher Gründe für potenzielle Zugangsbarrieren aus Sicht der Lots*innen.

9.1.2 Darstellung und Begründung der Erhebungsmethode

Für die hier dargestellte qualitative Studie wurde das leitfadengestützte halbstandardisierte Expert*inneninterview nach Meuser und Nagel (2009) gewählt und ein thematischer Leitfaden konzipiert, der offen gestaltet war und die Möglichkeit bot, flexibel gehandhabt werden zu können. Diese Methodenwahl machte es möglich, strukturelle Bedingungen und Logiken von Projekten, Angeboten und Maßnahmen und etwaige Regeln des Entscheidens seitens der Lots*innen rekonstruieren zu können. Das Expert*inneninterview erwies sich zudem als geeignet, weil es nicht nur Fachwissen abfragt, sondern all jenes Wissen, das für den professionellen Handlungsrahmen relevant ist, so auch implizites Wissen, subjektive Deutungsmuster, (berufs-)biografische Entwicklungen und Erfahrungsaufschichtungen erschließen kann (Bogner et al., 2014; Kruse, 2015). Um mitunter implizite Wissensbestände, Weltbilder und Routinen sowie handlungs- bzw. funktionsbereichsspezifische Muster ergründen und rekonstruieren zu können, die die Experten*innen mitbringen und auch in ihren Tätigkeiten entwickeln und „die konstitutiv sind für das Funktionieren von sozialen Systemen" (Bogner & Menz, 2005, S. 38), boten narrative Passagen aus den Interviews die Grundlage der Auswertung. Somit wurde der Leitfaden so gestaltet, dass vor allem monologische Passagen und sowohl argumentativ-diskursive als auch narrative, erläuternde Stegreif-Erzählungen und Relevanzsetzungen seitens der Befragten ermöglicht wurden (Meuser & Nagel, 2009). Ein autobiografisch orientierter Erzähleinstieg nach Schütze (1983) diente dem Erzählfluss und dem Sammeln von Erlebnissen, Ereignisabläufen, Erfahrungen und Bedingungen individueller Lebens- und Berufsverläufe, die das professionelle Interpretieren und Handeln der Expert*innen leiten. Der Leitfaden enthielt weitere offen gestaltete, erzählgenerierende Hauptfragen sowie spezifischere Nachfragen bzw. Aufrechterhaltungs- und Steuerungsfragen (Helfferich, 2011) und war untergliedert in fünf Fragenkomplexe, die sich an den im theoretischen Hintergrund sichtbar gewordenen Themenfeldern orientierten. Tabelle 9-1 bietet eine Einsicht in den Leitfaden der vorliegenden Studie.

Es wurde ein Pre-Test in Form eines Probeinterviews gemacht. Dieses diente zur Überprüfung der Generierungskraft von Erzählungen durch die Fragen, der Anordnung der Fragen und der Länge des Leitfadens sowie der Kontrolle der Offenheit der Fragen aus der Perspektive der Erzählperson (Helfferich, 2011). Infolge der Leitfadenerprobung wurde während der späteren Interviewdurchführung auf einleitende vorstrukturierende inhaltliche Aspekte und Stichworte sowie Begriffsbeschreibungen verzichtet, um zu vermeiden, dass die Antworten und Erzählungen als Echo auf die vorgegebenen Inhalte, Fragen und Erwartungen generiert wurden (Helfferich, 2022). In manchen Interviewsituationen dienten gezielte Paraphrasierungen der Aufrechterhaltung der Erzählung und einem Verständnisaustausch, der eine spätere passende Rekonstruktion unterstützen sollte.

9.1.3 Stichprobenbildung und Zugang zum Feld

Im Hinblick auf den Gewinn einer möglichst großen Heterogenität der Sampling-Gruppe sollten verschiedene PHB-Projekte, Einrichtungen und Träger aus diversen urbanen Regionen Deutschlands für die Erhebungen gewonnen werden. Vor allem in den Städten können „Veränderungen der Bevölkerungsstruktur durch Migration bzw. Mobilität bei gleichzeitig ebenfalls zunehmender Zahl an älteren Menschen, eine kulturell-religiöse Pluralisierung sowie eine Vielfalt von Lebensentwürfen und Lebensweisen“ in besonderer Weise gelebt und beobachtet werden (Georg-August-Universität Göttingen, 2020, S. 6). So ließ sich der Fokus auf die urbanen Regionen begründen und folglich muss limitierend gesagt werden, dass die Ergebnisse nicht die PHB-Projekte in ländlicheren Gebieten Deutschlands widerspiegeln. Insgesamt konnten neun Interviewpersonen für die Interviewstudie gewonnen werden. Die bundesweite Suche ermöglichte eine Teilnahme von sieben Projekten aus sechs verschiedenen Bundesländern. Die Projekte befanden sich zum Zeitpunkt der Erhebung in sehr unterschiedlichen Entwicklungs- bzw. Implementierungsstadien. Einige Projekte waren noch in Pilotphasen, andere bereits seit mehreren Jahren verstetigt. Auch die Trägerschaften waren sehr heterogen, teilweise waren die Projekte an zuständige Ministerien, in manchen Fällen an die Kommunen und wiederum in anderen Fällen an wissenschaftliche Institutionen angebunden. Acht der befragten Teilnehmenden führten Beratungen in der Häuslichkeit der Adressat*innen durch. Einzig in einem Projekt boten Pflegeberaterinnen und -berater zum Zeitpunkt der Befragung ihre kostenlose, neutrale und vor allem mobile Beratung für ältere Menschen und Angehörige regelmäßig an dezentralen Standorten der Stadt zum Themenfeld Alter und Pflege an. Um weitere Varianz im Untersuchungsfeld darstellen zu können, wurden Interviewpartner*innen unterschiedlichen Alters, aus

Tabelle 9-1: Auszug aus dem Leitfaden.

Zugangswege, Inanspruchnahme, Nachfrage Erlebnisse/ Umgang mit schwer erreichbaren Personengruppen	
Hauptfragen Themenkomplex 2	Nebenfragen
Ein Schwerpunkt des Interviews liegt auf den Möglichkeiten der Kontaktaufnahme zu Menschen mit einem Beratungs- und Unterstützungsbedarf, vor allem den Personengruppen, die bisher nicht ausreichend angesprochen bzw. erreicht worden sind, und was Ihrer Meinung nach zukünftig bei der Gestaltung der Beratungszugänge verändert werden sollte. Ich möchte Sie nach alldem fragen, was Sie zu diesem Thema denken und während Ihrer Arbeit erleben. 1. Erzählen Sie mir bitte etwas darüber, wen Sie gern für Ihre Angebote gewinnen möchten. 2. Bitte erzählen Sie mir etwas davon, wie die Menschen gewöhnlicherweise auf Ihre Angebote aufmerksam werden. 3. Wie nehmen Sie Kontakt zu Menschen auf, die Sie bisher noch nicht besuchen konnten? 4. Können Sie mir von Erlebnissen mit Personen erzählen, die für Sie schwer erreichbar waren?	Wenn bis hier noch nicht angesprochen: *Ich möchte noch einmal nachfragen:* • Was denken Sie, warum ist es für manche Menschen schwerer, auf Ihre Angebote aufmerksam zu werden und diese anzunehmen? • Bitte beschreiben Sie mir etwas genauer, wer diese Personen sind, die Sie schwerer erreichen.
Bisherige aufsuchende häusliche Beratungsprogramme zeigen auf, dass bestimmte Menschen (aus unterrepräsentierten Gruppen wie Menschen mit Migrationshintergrund oder der LGBTQ-Community) noch nicht ausreichend angesprochen bzw. erreicht worden sind. 5. Was können Sie mir dazu erzählen? (Wie sehen Sie das? Wie schätzen Sie das ein?)	Wenn bis hier noch nicht angesprochen: *Ich möchte noch einmal nachfragen:* • Was wäre im Bereich der Beratungsangebote zu ändern, um sie zugänglicher zu machen? • Was kann mit Blick auf die sehr vielfältige Zielgruppe getan werden, damit die ambulante Beratung und deren Angebote besser wahrgenommen werden? (Öffentlichkeitsarbeit, Bekanntheit der Gesundheitslots*innen)

verschiedenen beruflichen Kontexten (Krankenpflege, Altenpflege, Soziale Arbeit), mit unterschiedlichen Berufserfahrungen in den derzeitig ausgeführten Tätigkeiten für die Erhebung angefragt und auch gewonnen. Tabelle 9-2 zeigt die tatsächlich gebildete Stichprobe an interviewten Personen auf. Auf die umfassendere Darstellung der Sichtweise männlicher Gesundheitslotsen, Lotsen*innen anderer ethnischer Herkunft und/oder aus der LSBTQIA*-Community musste verzichtet werden, da sie nicht für die Stichprobe erreicht wurden bzw. sich weder auf den Studienaufruf noch auf konkretere Kontaktanfragen, mithilfe von Empfehlungen, zurückgemeldet haben.

9.1.4 Darstellung der Datenaufbereitung

Die Interviews wurden mithilfe eines digitalen Sprachrecorders aufgezeichnet und durch die Transkription nach Fuß und Karbach (2019) wortgenau verschriftlicht. Parallel wurden Eindrücke, wahrgenommene Emotionen, nonverbale Ausdrücke, Sprechtempo, Betonungen und weitere Sprachstile in die Verschriftlichung mit aufgenommen (Friebertshäuser & Langer, 2013). Das verwendete Regelsystem der Transkription ermöglichte die detaillierte Verschriftlichung und Rekonstruktion der Kommunikation, um die Daten auswerten und

Tabelle 9-2: Tatsächlich gebildete Stichprobe in ihrer Zusammensetzung.

Alter	Dauer der Tätigkeit im Projekt	Basisqualifikation	Größe der Stadt
4 IP: 30–40 Jahre 3 IP: 40–50 Jahre 2 IP: 50–60 Jahre	6 IP: 1–3 Jahre 1 IP: 5–10 Jahre 2 IP: über 15 Jahre	4 IP: Sozialarbeiter*innen/ Sozialpädagogen*innen 3 IP: Pflegefachpersonen 1 IP: Bachelor Pflege 1 IP: Quereinsteiger*in mit Zusatzqualifikation	3× 50 000–100 000 Einw. 1× 200 000–500 000 Einw. 2× 500 000–1 Mio. Einw. 3× 1 Mio.–2 Mio. Einw. • jeweils mit Bezirkszuordnung • aus 6 Bundesländern

Geschlecht: 8 weibliche, 1 männliche, 0 diverse Interviewpersonen (IP)

analysieren zu können (Fuß & Karbach, 2019). In dem Fall der vorliegenden Studie wurde im Sinne einer leichten Sprachglättung bei der Transkription eine Korrektur breiten Dialektes vorgenommen, umgangssprachliche Ausdrucksweisen, fehlerhafte Ausdrücke sowie ein fehlerhafter Satzbau wurden beibehalten (Fuß & Karbach, 2019). Die Verschriftlichung mittels leichter Sprachglättung diente dem Schutz der Anonymität der Interviewpersonen, da regionale Spracheigenheiten mögliche Rückschlüsse auf den Standort der Projekte bieten können. Eine Annäherung der breiten Dialekte an die Hochsprache dient zudem einer vereinfachten Lesbarkeit (Fuß & Karbach, 2019).

Die Transkription der Daten wird häufig als reine Fleißarbeit betrachtet, die wertvolle Ressourcen tilge. Die Autorin möchte darauf hinweisen, dass die intensive Arbeit mit den Audioaufnahmen im Rahmen der Verschriftlichung der Äußerungen eine wichtige Gelegenheit bietet, sich den Textinhalten anzunähern und Nuancen des Gesprächs erneut wahrzunehmen. Dieser Effekt wird umso mehr verstärkt, wenn die Interviewdurchführung und -verschriftlichung von ein und derselben Person durchgeführt wird und ggf. sogar während der Erhebung ein Protokoll zur Erfassung der Eindrücke geführt wird. Im Prinzip kann hier der Grundstein für eine induktive Kodierung gelegt werden, indem interessante und möglicherweise relevante Textstellen, die bspw. eine auffällige Wortwahl, Pausen, Rhetorik, indirekte Rede, Mehrfachnennungen oder Abbrüche des Erzählens aufweisen, bereits bei der Transkription mit Markierungen und Bemerkungen gekennzeichnet werden (Mayring, 2022; Przyborski & Wohlrab-Sahr, 2021). Als Beispiel sei folgendes Zitat genannt:

> „Das ist mir auch noch mal stärker bewusst geworden, dass diese Voraussetzung deutsch sprechen zu müssen, um *überhaupt* an gesundheitlicher Versorgung teilhaben zu können, ist schon eine *enorm hohe Hürde*, ist schon krass. Wenn dann auch Kinder sozusagen *instruiert* werden, *Erwachsenen-Jobs* zu machen, das wird so hingenommen, das ist schon, das ist mir jetzt aufgefallen in der letzten Zeit, dass das eigentlich krass ist. Wenn dann eine *11-Jährige neben mir hockt*, die dann solche Gespräche führen muss über gynäkologische Untersuchungen der Mutter, das ist schon hart finde ich, das wird so als normal behandelt. Das ist schon krass, finde ich“
> (I.2.W., S. 6, Z. 16–24).

Durch die Betrachtung linguistischer Besonderheiten (wie in diesem Beispiel die Mehrfachnennungen „schon krass“, „eigentlich krass“, „schon hart“) und der Betonungen, die hier *kursiv* geschrieben sind, werden Forschende auf Textpassagen aufmerksam, die bei der späteren Explikation der Intention des agierenden Subjekts helfen können. Bei der Wortwahl „instruieren“ „Erwachsenen-Jobs“ und „muss“ kann bspw. vermutet werden, dass die befragte Person Worte benutzt, die in ihrer Bedeutung dafür stehen können, dass ein Kind durch bestimmte Anweisungen oder Verhaltensmaßregeln zu etwas gedrängt wird, was nach einer gesellschaftlichen und rechtlichen Norm nur von volljährigen Personen durchgeführt werden sollte. Auch das Wort „hocken“ kann als Synonym für zusammengekauert, sich an einem bestimmten Platz (der Gesellschaft) befindlich, in zusammengekauerter Haltung oder zusammengeduckt stehen und weist auf die besonders missliche Lage des Kindes hin. Was in dieser Erzählung fehlt, ist die Person, die das Kind instruiert hat, die für diese Situation verantwortlich war/ist. Ist die Interviewperson so befangen/emotional, weil sie selber solche Situationen mit auslösen muss, weil innerhalb des Systems keine Übersetzer*innen zur Verfügung stehen? Steht die Situation für große Hilflosigkeit auf beiden Seiten? Solche Fragen und Gedanken können direkt als Memo während der Verschriftlichung zum später zu analysierenden Text hinzugefügt werden.

9.1.5 Darstellung der Auswertungsmethode

Bei der Wahl der Auswertungsmethode sollte die Passung zur Stichprobenbildung und zur Erhebungsmethode bedacht werden (Przyborski & Wohlrab-Sahr, 2021; Stamer et al., 2015). Realistischerweise beeinflussen zudem häufig die Forschungskompetenzen und -erfahrungen wie auch die zur Verfügung stehenden Ressourcen die Wahl der Auswertungsmethode. Die einzelnen Schritte im Auswertungsvorgehen sollten nicht nur nachvollziehbar dargelegt (Stamer et al., 2015), sondern auch durch Verweise auf die wissenschaftlich anerkannte fachspezifische Methodenliteratur legitimiert werden (Döring & Bortz, 2016). Aus Qualitätsgesichtspunkten und im Sinne einer transparenten Darstellung des methodischen Vorgehens sollte die Forschungsdokumentation auch eine diesbezügliche Begründung für die Auswahl der Auswertungsmethode(n) beinhalten (Stamer et al., 2015).

In dem bereits vorgestellten Forschungsprojekt wurde die Inhaltsanalyse als Auswertungsmethode gewählt, da sie eine systematische, regelgeleitete, kontrollierte und intersubjektiv überprüfbare Analyse von erhobenen Daten ermöglicht und auch gleichzeitig der Komplexität, der Bedeutungsfülle, der „Interpretationsbedürftigkeit“ sprachlichen Materials gerecht werden kann (Mayring, 2022, S. 10). In Anlehnung an die Hermeneutik und dem in dieser Methode der empirischen Sozialforschung beschriebenen „Hermeneutischen Zirkel“ (Coreth, 1969, zitiert in Mayring, 2022, S. 30) können im spiralförmig fortschreitenden Verstehensprozess nicht nur manifeste Sinngehalte überblicksartig zusammengefasst, sondern auch latente Sinngehalte interpretiert werden (Mayring, 2022). Auch Kruse (2015) weist darauf hin, dass „Erkenntnis iterativ-zyklisch in der bewusst sukzessiven Auseinandersetzung mit den Daten entwickelt wird“ (S. 48) und dass nicht ausschließlich im Vordergrund stehen muss, welches Wissen Experten*innen in Interviews äußern, „sondern auch wie Expert*innen dieses Wissen versprachlichen bzw. thematisieren und welche Aussagenlogik bzw. Sinnstrukturen sich hierhinter verbergen“ (Kruse, 2015, S. 179). Die qualitative Inhaltsanalyse zielt auf eine Übernahme der Perspektive des*der Textproduzenten*in ab, wodurch eine Annäherung an die im Material angesprochenen Gegenstände gelingen und eine Verdoppelung des eigenen Vorverständnisses verhindert werden soll (Mayring, 2022). Durch verschiedene Ansichten und Einstellungen von Menschen zu bestimmten Themen sollen „Erkenntnisse der sozialen Wirklichkeit“ (Merten, 1995, zitiert in Knapp, 2008, S. 20) gewonnen werden.

Die qualitative Inhaltsanalyse ist bekannt für ihren Fokus auf die Deskription manifester Sinngehalte, für ihre strukturierenden Ordnungsverfahren, die Datenmaterial mithilfe der Konstruktion deskriptiver Systeme klassifizieren (Barton & Lazarsfeld, 1979, zitiert in Mayring, 2022) und ebenso für ihre Möglichkeit, quantitative Verfahrensweisen im Analyseprozess integrieren zu können. Durch diese Möglichkeiten hat die qualitative Inhaltsanalyse den Ruf, sie sei nicht in der Lage bzw. nicht darauf ausgelegt, implizite Bedeutungen zu erfassen und Sinnstrukturen zu rekonstruieren, sondern sie sei eben vor allem anzuwenden, wenn eine inhaltliche Klassifizierung vorgenommen werden soll (Przyborski & Wohlrab-Sahr, 2021). Mayring (2022) erklärt, dass mithilfe der qualitativen Inhaltsanalyse auch immer ein Verstehensprozess von vielschichtigen Sinnstrukturen im Material möglich sei, und betont, dass die Analyse nicht bei dem manifesten Oberflächeninhalt stehenbleiben darf, sondern auch auf latente Sinngehalte abzielen sollte. Sicherlich ist zu betrachten, welches Interpretationspotenzial das Datenmaterial aufweist und inwiefern die Methodik dann gegenstandsangemessen auch rekonstruktiv angewendet wird. Durch die offen gestaltete und Narrationen fördernde Art der Interviews und das Schreiben von Memos während der Textarbeit (siehe Kap. 9.1.4) wurde es in der vorliegenden Studie möglich, sprachlich dichte Stellen im Datenmaterial zu finden, aufzuschließen und auch latente Sinngehalte zu betrachten (siehe Kap. 9.2.4).

9.2 Methodisches Prozedere der qualitativen Inhaltsanalyse anhand der Beispielstudie

Da die qualitative Inhaltsanalyse kein Standardverfahren darstellt, das stets normiert abläuft, sondern auf die individuelle Fragestellung unter Berücksichtigung des Materials und den Forschungsgegenstand anzupassen ist, bedient sich die für dieses Kapitel herangezogene Studie einer Mischform bzw. einer Parallelform, die durch eine deduktive und induktive inhaltsanalytische Vorgehensweise bestimmt ist (Mayring, 2022). Um die Sinngehalte der erhobenen Daten erschließen und ergründen zu können, kam es im Verlauf der Auswertung zu Ergänzungen im Vorgehen, die sich an anderen Autor*innen orientierten.

9.2.1 Beginn der Arbeit am Datenmaterial

Kuckartz (2016) betont, dass die erste Phase der qualitativen Inhaltsanalyse stets hermeneutisch-interpretativ sein sollte. Dies kann durch eine sorgfältige, sequenzielle und vollständige „initiierende Textarbeit" (Kuckartz, 2016, S. 56), in der durch das intensive Lesen und Befassen mit den Textinhalten eine Ahnung über den subjektiven Sinn gewonnen werden kann, gelingen. Während dieser Textarbeit können zentrale Begriffe markiert, wichtige Abschnitte gekennzeichnet und Memos verfasst werden, die bspw. Argumente und Argumentationslinien der Befragten, aber auch Gedanken, Ideen, Fragen sowie Vermutungen der Forschenden festhalten. Folgend wird ein Beispiel zur Textarbeit anhand eines Interviewausschnittes skizziert:

> „Also es gab halt des Häufigeren schon mal Fälle, wo man dann festgestellt hat; die Person möchte eigentlich doch gar nicht so viel an Unterstützung haben und *wo man aber das noch nicht so ganz loslassen kann*, weil man denkt, das wäre schon auch ganz gut gewesen. Zum Beispiel in dem Fall mit der russischsprachigen Person hatte ich da *noch mal überlegt*, bei welchem Pflegedienst sind noch mal Personen oder bei einem anderen Dienst, die vielleicht die Sprache können, weiß jemand etwas oder muss ich mich noch mal *durchtelefonieren* durch die Pflegedienste. [...] Aber natürlich muss ich das auch *akzeptieren*, wenn sie das zunächst nicht möchte.

[…] Also ja, manchmal ist das so ein bisschen außer der *Balance*.
(I.8.S.S. 13, Z. 10–13)"

In dem dazugehörigen Memofeld wurden reflektierende Gedanken und Fragen wie beispielsweise folgendes Memo notiert: „*Loslassen* könnte für Akzeptieren, wenn ein Angebot nicht weiter in Anspruch genommen wird, stehen, obwohl objektiv Bedarf gesehen wird und ggf. subjektive Bedürfnisse nicht erfüllt werden. Bedeutet das Loslassen gleich Versagen, das Steuer loslassen, die Verantwortung abgeben, trotz des professionellen Auftrags? Besteht die Angst bei der/dem Berater*in, die Senior*innen damit auch schlimmstenfalls nachhaltig zu enttäuschen, alleinzulassen? Es bedeutet zugleich auch die Autonomie der Klient*innen und vor allem auch eigene Grenzen zu wahren. Zwischen akzeptieren, wenn Angebote nicht angenommen werden und weiter darüber nachdenken, was noch möglich wäre. → Wie gelingt Emotionscoping der Berater*in, das scheinbar entscheidend für ausgewogene Nähe-Distanz-Verhältnisse ist (*Balance*)? Wie kann festgestellt werden, wann der Auftrag endet?" (Memo zu Text I.8.S.).

Um die erhobenen Daten möglichst umfassend, systematisch und angemessen beschreiben und interpretieren zu können, bedarf es idealerweise – neben den intuitiven, alltagsweltlichen Wissensbeständen der Forschenden – eines Verständnisses für „die Lebendigkeit der Sprache und der in ihr zum Ausdruck kommenden soziohistorischen Verbundenheit von Sinnstrukturen" (Przyborski & Wohlrab-Sahr, 2021, S. 19) sowie der Berücksichtigung von linguistischen Kriterien der Textanalyse (Groeben, 1987, zitiert in Knapp, 2008; Mayring, 2022). Sozial, biografisch und kulturell determinierte sprachliche Äußerungen, das Verwenden von Metaphern oder Symbolik als auch die Mehrdeutigkeit von Begriffen bergen allerdings ein hohes Potenzial, missverstanden zu werden (Knapp, 2008; Mayring, 2022). Wörter, symbolische Textpassagen und Sprachbilder stehen für Vorstellungen, Erlebtes, Ansichten sowie Empfindungen und dienen meist der Veranschaulichung (Knapp, 2008). Die Bedeutung der Worte und Begriffe variieren je nachdem, wie sie im Text verwendet werden, und können nicht einzeln isoliert, sondern nur in der Relation mehrerer Textbestandteile, also durch die Einbettung des Materials in den Kommunikationszusammenhang, gedeutet werden (Knapp, 2008; Mayring, 2022). Da der folgende Auswertungsschritt im Anschluss an das hermeneutisch orientierte Lesen der Texte einen Akt der Zerlegung in Segmente beinhaltet, bedeutet das für das Vorgehen der strukturierenden Inhaltsanalyse, dass die Textpassagen der Interviews nicht zu sehr gekürzt und aufgeteilt werden, um den Inhalt in seiner Gesamtheit besser erfassen zu können. Als die kleinste bedeutungstragende und auszuwertende Textstelle, die sogenannte „Kodiereinheit" (Mayring & Fenzl, 2022, S. 702) wurden bei der vorliegenden Studie mehrere Wörter festgelegt, die in einem Sinnzusammenhang stehen. Als der größte in eine Kategorie fallende Textbestandteil, die „Kontexteinheit" (Mayring & Fenzl, 2022, S. 702), wird die gesamte Antwort auf einzelne im Interview gestellte Fragen definiert. Textausschnitte mit bildlichen Elementen, Symbolen, Allegorien oder Vergleichen werden nicht direkt und dem Wortsinn nach gedeutet, sondern in den zugehörigen Sinnzusammenhängen, sodass sie kontextualisierbar bleiben.

9.2.2 Inhaltlich strukturierende qualitative Inhaltsanalyse

Für die strukturierende qualitative Inhaltsanalyse wurde ein deduktives Kategoriensystem entwickelt. Das Kategoriensystem stellt das zentrale Instrument der Inhaltsanalyse dar. So wird das Kategoriensystem mit dem Ziel entwickelt, das Interviewmaterial anhand festgelegter Ordnungskriterien zu filtern sowie die Forschungsergebnisse nachvollziehbar aufarbeiten zu können (Mayring, 2022). Bei der deduktiven Kategorienbildung, auch „A-priori-Kategorienbildung“ (Kuckartz & Rädiker, 2022, S. 71) genannt, werden die bei der Inhaltsanalyse zum Einsatz kommenden Kategorien, unabhängig von den erhobenen Daten, auf der Basis einer bereits vorhandenen inhaltlichen Systematisierung gebildet. Die deduktiven Kategorien wurden in dem vorliegenden Forschungsprojekt mithilfe der Themenfelder des Leitfadens sowie des theoretischen Hintergrundwissens entwickelt (Mayring, 2022). Das Kategoriensystem und die darin enthaltenen Kategorien wurden durch Konstruktions- und Zuordnungsregeln definiert und während der Analyse überarbeitet und rücküberprüft (Mayring, 2022). Diese konstante Entwicklung des gesamten Kategoriensystems bestand in der Reduzierung oder Ergänzung von bestimmten Kategorien und Subkategorien (Mayring, 2022). Bei der Überarbeitung der Kategorien wurden demzufolge Kategorien, die sich auf einen ähnlichen Gegenstand beziehen, zusammengefasst und reduziert (Mayring & Fenzl, 2022). Überprüft wurde dabei stets, inwiefern die Kategorien einen Beitrag leisten können, die leitenden Fragestellungen beantworten zu können. Das deduktiv entwickelte Kategoriensystem wurde dann mithilfe eines Kodierleitfadens (siehe das Beispiel hierzu in Tabelle 9-3) an den Text herangetragen.

Der Kodierleitfaden, der nach Mayring (2022) „den entscheidenden Unterschied zu offenerer interpretativer Textarbeit“ (S. 96) darstellt, soll dazu dienen, Textstellen aus dem Materialbestandteil zielsicher den aufgestellten Kategorien zuordnen zu können. „Trotzdem bleibt die Zuordnung von Textstellen zu den deduktiv aufgestellten Kategorien ein interpretativer, qualitativer Akt, aber eben durch den Kodierleitfaden regelgeleitet konzipiert“ (Mayring, 2022, S. 96). Der Kodierleitfaden definiert die jeweilige Kategorie und beschreibt, welche Textbestandteile unter eine Kategorie fallen. Zudem enthält der Kodierleitfaden ggf. typische Textpassagen als Ankerbeispiele, sogenannte Ankerzitate, die während der ersten Textarbeit gesammelt werden, sowie Kodierregeln, die eine Abgrenzung von Kategorien ermöglichen und damit eine Zuordnung erleichtern (Mayring, 2022). Das an Regeln orientierte Vorgehen mithilfe des Kodierleitfadens sowie die Darstellung, wie die*der Forschende darüber entscheidet, welche Kategorien wie benutzt werden sollen, ermöglicht das Nachvollziehen der Analyse für andere (Mayring, 2022). Dennoch ist es leicht vorstellbar, dass mit einem solchen Kodierleitfaden nicht alle Textstellen klar und eindeutig zuzuordnen sind. Zunächst können Forschende dann versuchen, weitere Abgrenzungsregeln zu den benachbarten Kategorien aufzustellen, die dann im Kodierleitfaden neu aufgenommen werden müssen. Das bedeutet, dass der Kodierleitfaden und in ihm enthaltene Definitionen und Kodierregeln im Verlauf einer Analyse „im Sinne eines zirkulären Modells verfeinert“ (Mayring & Fenzl, 2022, S. 694), d.h. weiter ausgebaut, ergänzt, konkretisiert und überarbeitet werden kann und muss. Für die betreffende Textstelle heißt das in der Regel, dass eine Entscheidung über die eine oder die andere Kategorie zu treffen ist. Zugleich können einzelne Interviewpassagen mit besonderer Inhaltsdichte aber auch zu mehreren Kategorien bzw. Subkategorien zugeordnet, d.h. kodiert werden. So sind Mehrfachzuordnungen von Materialbestandteilen, die unterschiedliche Aspekte aufzeigen, zu unterschiedlichen Kategorien zulässig (Mayring & Fenzl, 2022). In der Regel sind die Interviewpassagen in den jeweiligen Kategorien nicht immer gleichgewichtig von Bedeutung oder das Zitat/die Passage nicht so prägnant aussagekräftig, sodass es nicht in allen Kategorien als empirischer Beleg für einzelne Ergebnisse in dem Forschungsbericht hinzugezogen wird, sondern später möglicherweise in der Verdichtung bzw. Zusammenfassung des Materials aufgeht.

Des Weiteren kann das Kategoriensystem induktiv aus dem konkreten Material erweitert werden (siehe Kap. 9.2.4). Mit dem finalisierten Kodierleitfaden sollte das gesamte Textmaterial in einem Revisionsdurchgang gesichtet und zugeordnet werden (Mayring, 2022). An dieser

Stelle müssen die Regeln im endgültigen Materialdurchgang konstant gehalten werden (Mayring & Fenzl, 2022). Tabelle 9-3 bietet einen Einblick in den Kodierleitfaden für die deduktiven Kategorien aus der bereits skizzierten Studie. Im Kap. 9.2.3 „Systematische Zusammenfassung sprachlichen Materials" wird dann eine beispielhafte Zuordnung von Textstellen in das Kategoriensystem sowie deren Verdichtung skizziert.

9.2.3 Systematische Zusammenfassung sprachlichen Materials

Zweck der inhaltlich zusammenfassenden qualitativen Inhaltsanalyse ist es, „eine große Materialmenge auf ein überschaubares Maß zu kürzen und die wesentlichen Inhalte zu erhalten" (Mayring, 2022, S. 84). Die einzelnen Interviewpassagen werden in den Inhalt beschreibende, sinngemäße Paraphrasen umgeschrieben. Sodann folgen Abstraktions- und Reduktionsschritte, bei denen auch theoretische Vorannahmen zu Hilfe genommen werden können (Mayring, 2022). Zur weiteren Reduktion wird vor dem Aufschreiben jeder neuen Paraphrase überprüft, ob sie nicht schon in einer vorigen enthalten ist. Es werden bedeutungsgleiche Paraphrasen gestrichen und Paraphrasen mit gleichem oder ähnlichem Gegenstand und ähnlicher Aussage zu einer Paraphrase gebündelt und durch neue Aussagen wiedergegeben (Mayring, 2022). Entscheidend ist, dass mit jeder neuen Paraphrase ein höheres Abstraktionsniveau anvisiert wird, d.h. „die alten Gegenstände in den neu formulierten impliziert sind" (Mayring, 2022, S. 71). Die Logik des von Mayring (2022) beschrieben Vorgehens der Bündelung und Paraphrasierung vergleichbarer Textpassagen entspricht der des „thematischen Vergleichs" von Meuser und Nagel (2013, S. 467). Und auch Meuser und Nagel (2013) konstatieren: „Die Resultate des thematischen Vergleichs sind kontinuierlich an den Passagen der Interviews zu prüfen, auf Triftigkeit, auf Vollständigkeit, auf Validität" (S. 467). Am Ende des reduktiven Prozesses stehen dann besonders eindrückliche, verständliche, die Bedeutung umfassend darstellende Texteinheiten (siehe auch Tabelle 9-4). In einem nächsten Schritt können dann die einzelnen Zitate, die den (Sub-)Kategorien zugeordnet worden sind, aber auch ganze (Sub-)Kategorien, z.B. für die Rekonstruktion von Spannungsfeldern, interpretiert werden, unabhängig davon, ob Kategorien deduktiv oder induktiv gebildet worden sind. Zu beachten ist auch hier die kontinuierliche Bezugnahme auf die Untersuchungsfragestellung im Prozess der Interpretation (Mayring, 2022).

Interpretation kann auch als das Finden von Mustern, also Sinnfiguren oder Strukturen und/oder das Verknüpfen von Mustern zu einem größeren Sinnzusammenhang verstanden werden. Diese Interpretationen wachsen gleichsam nicht von selbst aus den Daten heraus, sondern sie müssen von Forscher*innen durch mentale Prozesse und aktive instrumentelle, praktische wie kommunikative Handlungen, die untrennbar miteinander verwobenen sind, zustande gebracht werden (Reichertz, 2022). Dabei ist zu betonen, dass die Interpretation sprachlichen Materials nie abgeschlossen ist und stets der Möglichkeit einer Re-Interpretation bei weiteren Überlegungen oder zusätzlicher Information unterliegen kann (Cicourel, 1970, zitiert in Mayring, 2022). Mit dem Bewusstsein für die unausweichliche Vagheit und die Indexikalität (Przyborski & Wohlrab-Sahr, 2021) werden Interpretationen vorsichtig beschrieben und verschriftlicht. Sie nehmen dann eine sprachliche Gestalt an wie: „Es ist anzunehmen, dass [...]", „Es könnte verstanden werden als [...]". In der Ergebnisdarstellung sind die Interpretationen mit Interviewausschnitten (sog. Zitaten) zu hinterlegen (Mayring, 2022).

Da das beschriebene Vorgehen des thematischen Vergleichs eine immense Verdichtung der Daten zur Folge hat, empfehlen Bogner et al. (2014) „zur Vorbeugung gegen allzu schnelle Generalisierungen auch immer wieder zu fra-

Tabelle 9-3: Kodierleitfaden für die deduktiven Kategorien.

Kategorien und Beispiele	
Kategorie 1-5	Deduktiv entwickelte Kategorien
1.	Ansprache und Öffentlichkeitsarbeit
2.	Inanspruchnahme
3.	Bisher kaum erreichte Personengruppen
4.	Zusammenarbeit und Kooperationen erleben und gestalten
5.	Chancen und Grenzen einer diversitätssensiblen Beratung
Beispielhafter Auszug aus dem Kodierleitfaden:	
Kategorie 3	Bisher kaum erreichte Personengruppen
Definition (in Auszügen)	Genauer betrachtet werden die unterschiedlichen Schwerpunkte der Expert*innen, welche Teilzielgruppen fokussiert werden und inwiefern diese Prioritäten die Gestaltung der Zugänge sowie die Ausrichtung der eigenen Beratungsinhalte und Angebote beeinflussen.
Beispiel (Ankerzitat)	*„Konkret zur zweiten Gruppe, LGBTI* wüsste ich jetzt gar nicht, dass wir die hier haben, tatsächlich. Inwiefern die in (Bezirk) auch vertreten ist. […].“ (I.2.W., S. 9, Z. 21–23).* *„Und natürlich ein Fokus liegt ja auch auf Menschen mit Migrationserfahrung, Migrationshintergrund. […] Aber trotzdem, diese Zielgruppe, die ja auch, glaube ich teilweise wenig Zugang zu Hilfen hat, oder wenig Kenntnisse, ja, haben wir tatsächlich noch nicht so gut erreicht. Und ich denke, da ist aber eigentlich auch ein Bedarf da“* (I.9.G., S. 5, Z. 24–29).
Kategorie 4	Zusammenarbeit und Kooperationen erleben und gestalten
Definition (in Auszügen)	In dieser Kategorie werden die Fragen, wie die Expert*innen ihre Zusammenarbeit mit anderen Akteuren*innen, die an der Versorgung und Beratung der Klient*innen beteiligt sind, als auch mit weiteren Schlüsselpersonen und -institutionen erleben, wie der Ausbau der Zusammenarbeit sowie eine bessere Verknüpfung der Sektoren durch eine verbesserte Kooperation gelingen kann, behandelt. Die Betrachtung dieser Kategorie dient erneut dem Erkenntnisgewinn zur Beantwortung der leitenden Forschungsfrage und ergibt auch erste Hinweise für die das Forschungsprojekt leitende Nebenfrage, welche handlungsrelevanten Faktoren und Perspektiven die Gesundheitslots*innen für die Gestaltung einer nachhaltigen und diversitätssensiblen Beratung darstellen. Themenfelder: • Zusammenarbeit mit Mediziner*innen, Kliniken (Sozialarbeiter*innen), weiteren Schlüsselpersonen und Einrichtungen (Pflegestützpunkte, Vereine, Quartiere, Sprach- und Integrationsmittler*innen etc.) • Gestaltung von Kooperationen, Netzwerken • Chancen und Hindernisse intra-/interdisziplinärer Zusammenarbeit/ multidimensionaler Betreuung
Beispiel (Ankerzitat)	*„Bei uns gibt es einen Seniorenbeirat, da ist jetzt ein Arzt mit drin. Und über den Kontakt versuchen wir, mehr Kontakt zu den Hausärzten zu kriegen. Und dass dieser Vorsitzende von dieser [Name Vereinigung] mal zu uns kommt, und wir den sensibilisieren“* (I.4.N., S. 13, Z. 7–9).

Tabelle 9-4: Zuordnung, Abstraktion und Interpretation.

Beispiele	
Textstelle 1	*„Wir hatten [...] einige Formulare und sonst gar nichts. Das heißt ich habe mir kurz vorher Gedanken gemacht, wie ich das angehen müsste als (Name Projektmitarbeiterin) und ja, habe dann halt so die ersten Monate mich bekannt gemacht. Habe geguckt, dass ich Flyer krieg und Visitenkarten und ähm ja für mich war es halt, wie gesagt es gab keinerlei Vorgaben, eigentlich, auch von meinen Chefs nicht, ne“* (I.6.M., S. 1, Z. 23–29).
Paraphrase 1	Die Interviewpartnerin beschreibt ihren Einstieg in das Projekt und das Aufnehmen ihrer Tätigkeit. Die erste Zeit nach Antritt des Arbeitsverhältnisses wurde vor allem für die Öffentlichkeitsarbeit genutzt. Hier hatte die Stelleninhaberin nur wenige bürokratische, regulative Vorgaben. Ihre Vorgesetzten haben ihr einen großen Gestaltungsspielraum überlassen. Auch die Aufgaben der Öffentlichkeitsarbeit und Kontaktpflege sowie der Organisation von Werbe- und Informationsmaterial wurden der Expertin übertragen.
Textstelle 2	*„Dann haben wir zeitweise noch 80-Jährige dazu genommen, um so ein bisschen auszuloten, wer ist denn die Hauptzielgruppe und jetzt aktuell werden die 75-Jährigen angeschrieben, weil das so die waren, die sich am meisten zurückgemeldet haben“* (I.9.G., S. 15, Z. 20–24).
Paraphrase 2	Auf Basis der Quoten der Kontaktaufnahmen der älteren Menschen nach Erhalt der Anschreiben wird der Fokus auf eine spezifische Altersgruppe der älteren Menschen gelegt. Es zeigt sich auf Seiten der Adressat*innen ein spezielles Alter als besonders zugänglich und interessiert für das Angebot der präventiven Hausbesuche.
Textstelle 3	*„Ich habe schon mit (meiner/meinem) Vorgesetzten gesprochen, ich bin jetzt die ganze Zeit am überlegen, wie man da jetzt noch einen Satz reinformuliert, dass auch Menschen die, sagen wir mal wenig Geld haben, sich melden können, dass wir da auch helfen können. Aber ich bin da jetzt die ganze Zeit am überlegen, dass es jetzt nicht so plump ist, ne. ähm Und da machen wir uns viel Gedanken drüber“* (I6.M., S. 11, Z. 24–29).
Paraphrase 3	Die kontinuierliche Verbesserung des Anschreibens wird im Sinne der Personengruppen vorgenommen, die bisher noch nicht im erhofften Umfang erreicht werden konnten, die die Expertin jedoch als Adressat*innen der Beratungsinhalte berücksichtigen möchte. In diesem Fall betont die Expertin den Nutzen der Beratung für ältere Menschen, die ein geringes Einkommen haben und von Altersarmut bedroht oder betroffen sind. Die neu definierte Teilzielgruppe und die Überlegungen zum möglichen Wortlaut der Botschaften, die in das Schreiben mit aufgenommen sollen, werden in Absprache mit der leitenden Projektverantwortlichen abgesprochen.
Zusammengefasste Interpretation aus den Textstellen bzw. Paraphrasen	Die Gestaltungsfreiheiten der Expert*innen dienen möglicherweise auch dazu, Strategien ausprobieren und anpassen zu können, Konzeptideen nach eigenen Vorstellungen und aus professioneller Expertise heraus bearbeiten und verändern zu können. Es liegt nahe, dass in Ermangelung vergleichbarer Projekte, auf die sich die Projektverantwortlichen berufen können, oder einer erschwerten Übertragung anderer Modellprojekte auf die eigene Region, insbesondere die Implementierungsphase durch einen stetigen Anpassungs- und Entwicklungsprozess geprägt ist. Durch die freie Art der Gestaltung und die offenen Vorgaben gewinnen Projekte an Dynamik und Flexibilität, die als Chance für eine individuelle Anpassung an die Bedarfe und fokussierten Zielgruppen gesehen werden kann.
	Das gewissenhafte Sondieren einzelner Faktoren und Details, die sich auf die Wirkung und Inanspruchnahme des Angebots auswirken, sowie das korrigierende Eingreifen verlangt von den Expert*innen eine hohe Anpassungsbereitschaft und

Tabelle 9-4: *Fortsetzung*

Beispiele	
	Veränderungsfähigkeit auf die sich verändernden Situationen. Eine hohe Entscheidungsbefugnis und die Flexibilität der Expert*innen kann als Grundvoraussetzung für eine gelingende Weiterentwicklung der Zugangsgestaltung gesehen werden.
	Gerade die älteren Menschen, die aufgrund bestimmter Merkmale und Ungleichheiten ein spezielles Risiko bergen, stigmatisiert und marginalisiert zu werden, sind möglicherweise deshalb schwer für einzelne Projekte und Angebote des Sozial- und Gesundheitssystems erreichbar, weil sie vermutlich eine besondere Sensibilität für die Formulierungen der Informationsschreiben aufweisen. Idealerweise sind sich die Expert*innen der Wirkung von Sprache bewusst und legen Wert auf einen sensiblen Umgang mit Sprache. Bestimmte aktuelle gesellschaftliche Probleme und Trends werden von den Expert*innen wahrgenommen. Die kontinuierliche Verbesserung des Anschreibens und die Anpassung der Zielgruppe bleiben allerdings möglicherweise beschränkt auf die Personengruppen, die die Expertin neu definiert und berücksichtigen möchte.

gen, an welchen Stellen sich Unterschiede und Widersprüche ergeben“ (S. 79). Hilfreich sind etwa Fragen wie: „Wo decken sich, wo unterscheiden sich die Expertenmeinungen? [...] Was wird von wem ausgelassen?“ (Bogner et al., 2014, S. 78). Dies ermöglicht den kontrastierenden Vergleich der aufgedeckten Perspektiven, Strukturen, sozialen Phänomene und Erscheinungen (Schütze, 1983). Die Analyse der „inter- und intraindividuellen Differenzen und Veränderungen“ (Schütze, 1983, S. 287) fließt in die Interpretation mit ein.

Ein Beispiel für sich kontrastierende Aussagen bzw. zu der erwünschten Perspektivenvielfalt stellt die Sichtweise zweier befragter Expert*innen aus der Studie dar. In Kategorie 3 „Bisher kaum erreichte Personengruppen“ finden sich zwei Äußerungen von zwei befragten Personen, die sich in einer Interpretation zusammenfassen lassen. Verglichen werden in dem Beispiel Inhalte zu dem Erkenntnisinteresse der Studie, welche Rolle die Diversitätssensibilität der Expert*innen auf die Zugangsgestaltung einnimmt.

> „Konkret zur Gruppe LGBTI* wüsste ich jetzt gar nicht, dass wir die hier haben, tatsächlich. Inwiefern die in (Bezirk) auch vertreten ist. Die haben wir in die Studie auch nicht mit eingeschlossen“
> (I.2.W., S. 9, Z. 21–23).

Und:

> „Also ich habe da keine Vorurteile, sage ich mal. Aber die Problematik hat sich noch nicht so gestellt, bei mir. Menschen mit Migrationshintergrund habe ich noch ganz wenige besucht“
> (I.4.N., S. 7, Z. 16–25).

Die Interpretation der Autorin ist die folgende: Manche Expert*innen sehen weder das Vorhandensein bestimmter Teilzielgruppen in ihrem Einzugsbereich und somit auch keine spezifischen Bedürfnisse und Bedarfe bei Menschen aus differenten soziokulturell-ethnischen Kontexten. Weitere Diversitätsdimensionen und soziokulturelle Merkmale werden nicht berücksichtigt. Somit wird ihnen auch keine Bedeutung zugeschrieben und migrationsspezifische sowie geschlechter- und genderbezogene Aspekte werden nicht oder nur wenig mit in die Überlegungen der Planung und Umsetzung von Zugang zum Gesundheitssystem aufgenommen.

Es folgt der Kontrast mit einem weiteren Zitat einer anderen Interviewperson, das eine andere Sichtweise offenbart:

> „Mit dem (Zentrum einer türkischen Community), habe ich gesprochen gehabt, auch mit den Mitgliedern. [...] Und das, was wir dann machen ist, dass wir mit türkischen Gruppen, zum Beispiel so einer türkischen Frauengruppe kooperieren, und dass wir immer zusammen regelmäßig frühstücken. [...] Und Beratung mache ich mit denen auch schon" (I.1.D., S. 3, Z. 30; S. 14, Z. 15).

Hier wird deutlich, dass ein stetiger Kontaktaufbau das gegenseitige Verständnis fördern kann und ein adressat*innengerechtes Angebot die Inanspruchnahme der Beratung begünstigen kann. Die Konzeptausrichtungen der Projekte sowie die Diversitäts- und Genderkompetenzen der Expert*innen beeinflussen maßgeblich die Schwerpunktsetzungen bei der Konkretisierung und Gestaltung der Zugänge. Bei dem Interpretationsschritt der kontrastiven Vergleiche zwischen unterschiedlichen Interviewtexten sind minimale und maximale Vergleiche möglich. Zunächst wird ein Vergleich mit minimal kontrastierenden anderen Fällen empfohlen, der dann in abstraktere Formulierungen fallspezifischer Befunde mündet. Es folgt der Vergleich mit maximal kontrastierenden anderen Fällen. Hier werden ebenfalls Varianten durch Unterschiede, Ähnlichkeiten und Zusammenhänge, aber vor allem andere „typische" Strukturen herausgearbeitet (Helfferich, 2011). Durch die Berücksichtigung des Prinzips der Bildung von „Vergleichs- und Gegenhorizonten" (Bohnsack, 2021, S. 88) können die jeweiligen Besonderheiten der anderen Perspektive klarer zutage treten. Zudem soll das Darstellen von Unterschiedlichkeiten und von Heterogenität eine zu rasche Generalisierung verhindern und kann einen Beitrag zur Vermeidung von Stereotypisierungen leisten (Helfferich, 2011).

Gerade bei Expert*inneninterviews und dem deduktiven Bilden von Kategorien besteht das Risiko, die Aussagen der Interviewten als für sich stehend und gültig zu begreifen, meist mit der Folge einer reinen Dopplung des bereits Gewussten. Mit dem Ziel der Berücksichtigung der Mehrdeutigkeit des Materials schließt sich nun hier die induktive Vorgehensweise im Auswertungsprozess an, im realen Beispielprojekt fanden diese Auswertungsschritte parallel statt.

9.2.4 Entwicklung induktiver Codes

Mayring (2022) subsummiert den Prozess der induktiven Kategorienbildung unter die sogenannte Technik der inhaltlich zusammenfassenden Inhaltsanalyse. Hierbei werden (Sub-)Kategorien direkt am empirischen Material gebildete. Die induktiven Kategorien sollen die Offenheit und einen damit einhergehenden Erkenntnisgewinn sichern (Mayring, 2022; Schmidt, 2013).

In diesem Auswertungsschritt erweitern mithilfe des offenen Kodierens gewonnene induktive Haupt- und Subkategorien das Kategoriensystem (Mayring, 2022). Dieser induktive Weg kann zu Beginn, parallel oder nach der deduktiven Arbeit am Text stattfinden. Induktives Vorgehen erfordert die Zuordnung von Textstellen zu einer Kategorie mithilfe eines explorierenden und interpretierenden Aufsuchens besonders treffender Aussagen von Forschungsteilnehmenden, ist also ein Resultat der intensiven Auseinandersetzung der Forschenden mit den Daten (Kuckartz & Rädiker, 2022). Mayring (2022) beschreibt, dass induktives Vorgehen nach einer möglichst naturalistischen, gegenstandsnahen Abbildung des Materials ohne Verzerrungen durch Vorannahmen der Forschenden strebt, und vergleicht das Vorgehen mit dem Vorgang der „offenen Kodierung" innerhalb der Grounded Theory von Strauss und Corbin (1996). Diese Form der Kodierung setzt die intellektuelle Bearbeitung der empirischen Daten voraus und meint neben der Zuordnung von Codes auch die Entwicklung dieser. Auch Kuckartz und Rädiker (2022) betonen, auch wenn die qualitative Inhaltsanalyse zwar stärker thematisch und häufig auch deskriptiv ausgerichtet ist,

ist die Bildung konzeptueller (induktiver) Kategorien nicht ausgeschlossen. Im weiteren Vorgehen innerhalb der qualitativen Inhaltsanalyse wird nun bei jeder weiteren Bildung induktiver Kategorien überprüft, inwiefern die Kategorie für das Kernthema des Forschungsprojekts relevant ist sowie bei der Beantwortung der leitenden Forschungsfragen hilft (siehe Kuckartz & Rädiker, 2022). Auch dieses Vorgehen grenzt die qualitative Inhaltsanalyse von gänzlich offenen, explorativen Verfahren wie z. B. der Grounded-Theory-Methodologie ab (Mayring, 2019). Zudem wird mit dem Auftun neuer induktiver Kategorien hinterfragt, inwiefern die leitenden Forschungsfragen möglicherweise erweitert werden sollten. Nach dem Erstellen (neuer) induktiver Kategorien wiederholt sich die Durchsicht aller Texte nach relevanten Inhalten. Es folgt also nun eine erneute regelgeleitete Zuordnung von induktiv am Material entwickelten Kategorien zu konkreten Textstellen (Mayring & Fenzl, 2022). Erst nach diesen Prozessschritten steht dann ein angepasstes finalisiertes Kategoriensystem, das in der Regel zu Beginn des Ergebniskapitels dargestellt wird (Mayring, 2022).

Nach der Zusammenfassung, Systematisierung und Paraphrasierung gemeinsamer oder ähnlicher sowie divergierender Perspektiven sowie Relevanzen, Überzeugungen, Werthaltungen und Deutungen der Experten*innen, kann das ganze Kategoriensystem nun im Sinne der Fragestellung interpretiert werden (Mayring, 2022). Es geht um die theoretische Beschreibung, die „Entwicklung plausibler Lesarten der Expertenaussagen im Hinblick auf ihre soziologische Bedeutung [...], um Logiken des Expertendiskurses, die sich hinter dem Rücken der Experten abspielen“ (Bogner et al., 2014, S. 79). Mayring (2022) führt aus, dass sich „Themenanalysen oder thematische Analysen“ (S. 104) auf die offene, eher explorative Fragestellung beziehen: „Welche Themen werden im Textmaterial angesprochen, die nicht im Leitfaden angelegt waren? Was wird zu diesen Themen ausgesagt?“ Induktive Themenanalyse besteht also immer aus zwei Analyseschritten: die Findung der Themen und die Beschreibung des Materials pro Thema. Die interpretative Annäherung an das für die Studie gewonnene Material, d. h. die Ausdifferenzierung von durch den Leitfaden angelegten Themen und den Themen, die neu gefunden wurden, wurde auch begleitet von den von Strübing (2018) beschriebenen Grundfragen analytischer Überlegungen beim „offenen Kodieren“ (Strauss, 1991, S. 57): „Was wird hier thematisiert? [...] Welche Situationsdefinition, welches Handlungsproblem zeigt der Sprecher durch seine Art der Präsentation des Themas an? Was hätte hier auch stehen können?“ (Strübing, 2018, S. 132). „Insbesondere für den Beginn der analytischen Arbeit und wenn es um das Erschließen [...] besonders problematischer Materialabschnitte geht, [...] werden Textstücke kleinschrittig, sequenziell bearbeitet, um hinter der leicht für selbstverständlich und vertraut genommenen Oberfläche des manifesten Textes weitere Sinndimensionen zu erschließen“ (Strübing, 2018, S. 132), den Text also „aufzubrechen“ (Strauss & Corbin, 1996, S. 45). Przyborski & Wohlrab-Sahr (2021) beschreiben, dass häufig der „Sinn einer Handlung keine individuelle, sondern eine soziale und oft eine kollektive Angelegenheit ist“ (S. 22). Es werden somit Aussagen über das Subjekt wie auch über die Gesellschaft möglich.

An dieser Stelle soll ein Beispiel für eine induktiv am Datenmaterial entstandene Subkategorie vorgestellt werden, in der die Interpretation des spezifischen Falls und seine charakteristische Art und Weise dennoch Raum für Rückschlüsse auf allgemeine Zusammenhänge, gesellschaftliche Bedingungen bzw. Veränderungen bieten.

Induktive Kategorie Autonomie und Bevormundung

In dem folgenden Zitat wird die Klient*innenperspektive indirekt durch die Sicht einer Gesundheitslotsin verdeutlicht. Die Lotsin schildert die Angst der Senior*innen vor Entmündigung und einer geforderten, möglicherweise erzwungenen, Heimunterbringung, sobald sie Hilfebedarfe aufzeigen und Berater*innen oder formelle Unterstützungsarrangements in Anspruch nehmen:

> „Und dann immer die Sorge: wenn ich jetzt erstmal einen Versorger in meine Häuslichkeit lasse, signalisiere ich ja einen Hilfebedarf, signalisiere ich dann, dass ich dann nicht mehr allein zuhause bleiben darf und kommt da eine Heimbedürftigkeit auf mich zu? Sind sie jetzt die Frau, die mich hier rausholt? oder die, die mir jetzt hier jemanden aufdrängt, dass ich versorgt werde?"
> (I.7.B., S. 14, Z. 12–17).

Durch die geschilderten Erlebnisse der Gesundheitslotsin wird die Befürchtung der Senior*innen deutlich, die Entscheidungsgewalt abgeben zu müssen oder abgenommen zu bekommen. Es kann davon ausgegangen werden, dass die älteren Menschen nicht immer einschätzen können, wann eine Unterstützungs- und Pflegebedürftigkeit in der eigenen Häuslichkeit noch gewährleistet werden kann und welche Pflegegrade und Versorgungbedarfe eine stationäre Versorgung bedingen. Möglicherweise wird die Sorge, in ein stationäres Versorgungsarrangement übergehen zu müssen, davon bestärkt, dass die älteren Menschen keine umfassende Kenntnis von den Möglichkeiten und Angeboten der ambulanten Versorgung besitzen.

Derartige Erkenntnisse und Konfrontationen können sicherlich als überwältigend wahrgenommen werden und Abwehrreaktionen hervorrufen. Denkbar ist an dieser Stelle auch ein Rückschluss auf aktuell gesellschaftlich vorherrschende Altersbilder und die Wahrnehmung älterer Menschen, wie diese Stereotype ältere Generationen und ihre Unterstützungsbedürftigkeit stigmatisieren bzw. marginalisieren.

Eine weitere Lesart, die sich eher auf der gesellschaftlichen Ebene befindet, ist die folgende: Eventuell haben die älteren Menschen in dem bisherigen Gesundheitssystem auch die Erfahrung gemacht, keine informierten Entscheidungen in Zusammenarbeit mit bspw. Ärzt*innen, Berater*innen und Pflegenden treffen zu können, sondern haben paternalistische, asymmetrische Entscheidungsformen erlebt, in denen die Patienten*innen oder Klient*innen nur wenig ihre Sichtweise und Bedürfnisse schildern konnten. Vermutlich sind die alten Strukturen der Fremdbestimmtheit, die auch durch Informationsasymmetrien und einer mangelnden Aufklärungsarbeit verstärkt werden können, mancherorts immer noch gegenwärtig und führen dazu, dass manche ältere Menschen eine Heteronomie bereits im Beratungsformat befürchten.

An dieser beispielhaften Analyse wird deutlich, wie weit sich Interpretationen entwickeln können. Dabei sollte immer die Gefahr im Auge behalten werden, dass man zu schnell zu Interpretationen kommt und diese nicht weiter am Material überprüft werden. Die Analyse bzw. Rekonstruktionen von Inhalten wird stets beeinflusst von den Forschenden, ihrem Vorwissen, theoretischen Verortungen, ihren Emotionen, Eindrücken, impliziten Annahmen und Erwartungen, die wiederum unter anderem geprägt sein können von kulturspezifischen Diskursen, Narrativen und gesellschaftlichen Ereignissen. Das bedeutet demzufolge, dass die Forschenden durch einen Perspektivwechsel versuchen müssen zu ermitteln, welche spezifischen Bedeutungen den Äußerungen der im Mittelpunkt stehenden Interaktionspartner*innen entspringen und welche Sinnstrukturen ihrem Denken, Fühlen sowie Handeln zugrunde liegen (Przyborski & Wohlrab-Sahr, 2021; Stamer et al., 2015). So sollen in dem Prozess des „methodisch kontrolliertem Fremdverstehens" (Bohnsack, 2021, S. 23; Schütze et al., 1973, S. 48) die produzierten Daten treffend interpretiert bzw. rekonstruiert werden. Mayring merkt an, dass während der induktiven Themenanalyse in der Regel der Fokus der Themen theoriegeleitet formuliert werden sollte. Das Hinzuziehen entsprechender datenbasierter (Forschungs-)Literatur und/oder konzeptueller (theoretischer) Literatur gewährleistet, dass das bekannte und „akkumulierte Wissen in einem

Feld berücksichtigt wird und die Analyseprozesse nicht willkürlich gesteuert sind“ (Stamer et al., 2015, S. 971). Das Fachwissen unterstützt idealerweise Prozesse des Verstehens von Bedeutungsgehalten, Zusammenhängen und Handlungskontexten sowie die Explikation dieses Verständnisses (Mayring, 2022).

Bereits zu Beginn der Forschungsarbeit hat die Autorin darauf geachtet, dass die Recherche und das Studium der Fachliteratur möglichst umfangreich sind und auch internationale Fachliteratur herangezogen wird, deren Inhalte und Aussagen nicht ausschließlich denen des der Autorin bekannten gesellschaftlichen Diskurses entsprechen. Mit dem Bewusstsein für eine mögliche Differenz zwischen den Relevanzsystemen der Befragten und dem Interpretationsrahmen sowie dafür, dass sich Forschende bei der Analyse von erhobenem Datenmaterial nicht nur auf die eigenen, häufig impliziten, Konstruktionen des Alltags, ihr sogenanntes „Common-Sense-Verständnis“ (Cicourel, 1970, zitiert in Mayring, 2022, S. 33), verlassen sollten, wurde während der qualitativen Inhaltsanalyse eine kontinuierliche Selbstreflexion der Forschenden (Mayring, 2022) durchgeführt. Um sich zunächst der eigenen Einflüsse bewusst zu werden, hat die Autorin bspw. hinterfragt, wie intensiv die von der Autorin entwickelte Berufsideologie innerhalb der Profession Pflege ggf. auch von der Ausbildungsstätte beeinflusst wurde, die eine lange Historie in Deutschland, tief sitzende und kirchlich geprägte Glaubenssätze sowie starke Hierarchien aufwies, und inwiefern diese Anschauungsweisen bis heute auf die Forscherin und ihre Interpretationen wirken. Wiederum der Einfluss des Studiums und der Arbeit der Autorin an einer Hochschule, die sich dem emanzipatorischen Anspruch der Professionalisierung ehemaliger Frauen*berufe im sozialen Bereich widmet und den gesellschaftlichen Auftrag sozialer Gerechtigkeit sowie die kritische Auseinandersetzung mit gesellschaftlichen Entwicklungen stetig fordert (Alice Salomon Hochschule Berlin, 2024), wurde bedacht, und auch, inwiefern Personen mit anderen kulturellen Einflüssen die Themen eben auch anders verstanden und priorisiert hätten. Wobei sich die Autorin auch eingestehen muss, dass der transkulturelle Einfluss wohl nie in Gänze reflektiert werden kann. Auch aus diesem Grund wurde das Datenmaterial in die Arbeit einer Forschungswerkstatt eingebracht. Das gemeinsame Interpretieren ermöglichte verschiedene Lesearten, eröffnete eine mehrperspektivische Sichtweise auf den Forschungsgegenstand und erhöhte die Interpretationsqualität. Beispielsweise waren in diesem Forschungszirkel Vertreter*innen aus der LGBTQIA*-Community anwesend und es wurde deutlich, dass sich ihre Interpretationen der Aussagen und Sichtweisen der Lots*innen deutlich kritischer darstellten als die der Autorin.

So kann – dieses Kapitel schließend – gesagt werden, dass möglicherweise nur ein kleiner Teil dieser Interpretationen durch die Ausdrucksabsicht der Befragten gedeckt ist. Vieles ist Theorien und deren Kenntnis zu verdanken (Reichertz, 2022). Die detaillierte Rekonstruktion von Lebenswelten unter Berücksichtigung der Besonderheiten der jeweils beteiligten Individuen sowie der Kontextfaktoren wirft auch stets die Frage auf, inwiefern die Befunde tatsächlich verallgemeinerbar sind. Der allgemeinen Generalisierung bzw. den „generalisierungsfähigen Ergebnissen“ (Bohnsack, 2021, S. 145) steht gegenüber, dass die Untersuchung auf der Ebene der Lebenswelten im Ergebnis zu zeit- und orts-, (sub-)kultur- sowie personengebundenen Erkenntnissen führt (Döring & Bortz, 2016). Das bedeutet für den Forschungsbericht, dass mit abgeschlossener Datenanalyse Einschätzungen darüber getätigt werden sollten, auf welche bislang nicht untersuchten Lebenswelten sich die Befunde übertragen lassen oder nicht. Schließlich müssen die Grenzen der Aussagekraft der Studie verdeutlicht und die Konsequenzen für die zukünftige Forschung sowie für die Praxis aufgezeigt werden (Döring & Bortz, 2016).

9.3 Resümee

Die qualitative Inhaltsanalyse ist in der Lage, durch theorie- und regelgeleitetes Vorgehen sowie einige Verfahrensschritte, die eine Wachsamkeit für latente Sinngehalte erlauben, aussagekräftige Ergebnisse zu erzielen. Sie kann und sollte auf den konkreten Forschungsgegenstand ausgerichtet werden. Auch Mayring (2022) führt aus: „Letztlich muss die Gegenstandsangemessenheit wichtiger genommen werden als die Systematik" (S. 126). Durch das in einem zirkulären Prozess schrittweise Anpassen von deduktiven Kategorien an das Material und die Entwicklung von induktiven Kategorien am Material können neue Informationen gewonnen werden. Die gewonnenen Einsichten können in Form von Ergebnissen Forschungsfragen beantworten; die Antworten sind aber immer im Lichte der Methode, ihrer Grenzen und Risiken sowie im Lichte der eigenen Vorannahmen zu reflektieren.

Literatur

Alice Salomon Hochschule Berlin. (2024). *Geschichte und Profil*. Berlin: ASH. Zugriff am 09. Juni 2024 unter https://www.ash-berlin.eu/hochschule/profil/

Barthelmes, I., Geyer, J. & Braeseke, G. (2020). *Gesundheitsförderung und Prävention im Rahmen präventiver Hausbesuche. Eine explorative Literaturstudie. Ergebnisbericht*. Berlin: GKV-Spitzenverband. Verfügbar unter https://gkv-buendnis.de/media/pdf/publikationen/Literaturstudie_PraeventiveHausbesuche_IGES_2020.pdf

Bartig, S., Kalkum, D., Le, H. M. & Lewicki, A. (2021). *Diskriminierungsrisiken und Diskriminierungsschutz im Gesundheitswesen – Wissensstand und Forschungsbedarf für die Antidiskriminierungsforschung*. Berlin: Antidiskriminierungsstelle des Bundes. Verfügbar unter https://www.antidiskriminierungsstelle.de/SharedDocs/downloads/DE/publikationen/Expertisen/diskrimrisiken_diskrimschutz_gesundheitswesen.pdf?__blob=publicationFile&v=5

Bohnsack, R. (2021). *Rekonstruktive Sozialforschung. Einführung in qualitative Methoden* (10., durchgesehene Aufl.). Barbara Budrich. https://doi.org/10.36198/9783838587851

Bogner, A., Littig, B. & Menz, W. (2014). *Interviews mit Experten. Eine praxisorientierte Einführung*. VS Verlag für Sozialwissenschaften. https://doi.org/10.1007/978-3-531-19416-5

Bogner, A. & Menz, W. (2005). Das theoriegenerierende Experteninterview. Erkenntnisinteresse, Wissensformen, Interaktion. In A. Bogner, B. Littig & W. Menz (Hrsg.), *Das Experteninterview – Theorie, Methoden, Anwendung* (2. Aufl., S. 33–70). Leske + Budrich.

Bundesregierung. (2021). *Mehr Fortschritt wagen. Bündnis für Freiheit, Gerechtigkeit und Nachhaltigkeit. Koalitionsvertrag zwischen SPD, Bündnis 90/Die Grünen und FDP*. Berlin: Bundesregierung. Verfügbar unter https://www.bundesregierung.de/resource/blob/974430/1989762/4fe5f73596ec3ca1f41ff5a190ef1337/2021-12-08-koalitionsvertrag-data.pdf?download=1

Döring, N. & Bortz, J. (2016). *Forschungsmethoden und Evaluation in den Sozial- und Humanwissenschaften* (5. vollständig überarbeitete, aktualisierte und erweiterte Aufl.). Springer. https://doi.org/10.1007/978-3-642-41089-5

Flick, U. (2021). *Qualitative Sozialforschung. Eine Einführung* (10. Aufl.). Rowohlt.

Friebertshäuser, B. & Langer, A. (2013). Interviewformen und Interviewpraxis. In B. Friebertshäuser, A. Langer & A. Prengel (Hrsg.), *Handbuch Qualitative Forschungsmethoden in der Erziehungswissenschaft* (4. Aufl., S. 437–456). Beltz Juventa.

Fuß, S. & Karbach, U. (2019). *Grundlagen der Transkription. Eine praktische Einführung*. UTB. https://doi.org/10.36198/9783838550749

Georg-August-Universität Göttingen, Institut für Diversitätsforschung (Hrsg.). (2020). *Städte der Vielfalt – Städte der Zukunft. Impulse für die Gestaltung von Diversität und Teilhabe vor Ort*. Göttingen: Georg-August-Universität. Verfügbar unter http://vielfalt-kommunal.uni-goettingen.de/wp-content/uploads/2020/12/Brosch_Impulspapier-Diversita%CC%88t_20067_web_neu.pdf

Helfferich, C. (2011). *Die Qualität qualitativer Daten. Manual für die Durchführung von Interviews* (4. Aufl.). VS Verlag für Sozialwissenschaften. https://doi.org/10.1007/978-3-531-92076-4

Helfferich, C. (2022). Leitfaden- und Experteninterviews. In N. Baur & J. Blasius (Hrsg.), *Handbuch Methoden der empirischen Sozialforschung* (3., vollständig überarbeitete und erweiterte Aufl., S. 875–892). Springer Fachmedien. https://doi.org/10.1007/978-3-658-37985-8_55

Klein, L., Merkle, M. & Molter, S. (2021). *Schwierige Zugänge älterer Menschen zu Angeboten der Sozialen Arbeit. Abschlussbericht eines Praxisforschungsprojekts*. Frankfurt a. M.: Institut für Sozialarbeit und Sozialpädagogik. Verfügbar unter https://www.bmfsfj.de/resource/blob/179300/415fcd20f00470b676402e943ed871b5/abschlussbericht-zugaenge-aelterer-menschen-soziale-arbeit-data.pdf

Knapp, W. (2008). Die Inhaltsanalyse aus linguistischer Sicht. In P. Mayring (Hrsg.), *Die Praxis der qualitativen Inhaltsanalyse* (2. Aufl., S. 20–36). Beltz.

Kruse, J. (2015). *Qualitative Interviewforschung. Ein integrativer Ansatz* (2. Aufl.). Beltz Juventa.

Kuckartz, U. (2016). *Qualitative Inhaltsanalyse. Methoden, Praxis, Computerunterstützung* (4. Aufl.). Beltz Juventa.

Kuckartz, U. & Rädiker, S. (2022). *Qualitative Inhaltsanalyse. Methoden, Praxis, Computerunterstützung* (5. Aufl.). Beltz Juventa.

Mayring, P. (2019). Qualitative Inhaltsanalyse – Abgrenzungen, Spielarten, Weiterentwicklungen. *Forum Qualitative Sozialforschung/Forum: Qualitative Social Research, 20*(3), 1–15.

Mayring, P. (2022). *Qualitative Inhaltsanalyse. Grundlagen und Techniken* (13., überarbeitete Aufl.). Beltz Juventa. https://doi.org/10.1007/978-3-658-37985-8_43

Mayring, P. & Fenzl, T. (2022). Qualitative Inhaltsanalyse. In N. Baur & J. Blasius (Hrsg.), *Handbuch Methoden der empirischen Sozialforschung* (3. Aufl., S. 691–706). Springer VS. https://doi.org/10.1007/978-3-658-37985-8_43

Meuser, M. & Nagel, U. (2009). Das Experteninterview – konzeptionelle Grundlagen und methodische Anlage. In S. Pickel, G. Pickel, H. J. Lauth & D. Jahn (Hrsg.), *Methoden der vergleichenden Politik- und Sozialwissenschaft* (1. Aufl., S. 465–479). VS Verlag für Sozialwissenschaften. https://doi.org/10.1007/978-3-531-91826-6_23

Meuser, M. & Nagel, U. (2013). Experteninterviews – wissenssoziologische Voraussetzungen und methodische Durchführung. In B. Friebertshäuser, A. Langer & A. Prengel (Hrsg.), *Handbuch Qualitative Forschungsmethoden in der Erziehungswissenschaft* (4. Aufl., S. 457–471). Juventa.

Ohlbrecht, H. (2016). Die qualitative Analyse von Gesundheit und Krankheit. In M. Richter & K. Hurrelmann (Hrsg.), *Soziologie von Gesundheit und Krankheit* (1. Aufl., S. 71–88). Springer Fachmedien. https://doi.org/10.1007/978-3-658-11010-9_5

PricewaterhouseCooper (PwC) (Hrsg.). (2022). *Fachkräftemangel im deutschen Gesundheitswesen*. Verfügbar unter https://www.pwc.de/de/gesundheitswesen-und-pharma/fachkraeftemangel-im-deutschen-gesundheitswesen-2022.html

Przyborski, A. & Wohlrab-Sahr, M. (2021). *Qualitative Sozialforschung. Ein Arbeitsbuch* (5. Aufl.). Oldenbourg. https://doi.org/10.1515/9783110710663

Reichertz, J. (2022). Von der Paraphrase zur Interpretation. Beispielhafte Analyse eines Interviewausschnitts. In S. U. Nover (Hrsg.), *Theoriegeleitete Forschungswege in der Pflegewissenschaft 2. Die Rolle des Designs*. (Vallendarer Schriften der Pflegewissenschaft, Bd. 12) (S. 19–38). Springer.

Schmidt, C. (2013). Auswertungstechniken für Leitfadeninterviews. In B. Friebertshäuser, A. Langer & A. Prengel (Hrsg.), *Handbuch Qualitative Forschungsmethoden in der Erziehungswissenschaft* (4. Aufl., S. 473–486). Beltz Juventa.

Schulz-Nieswandt, F., Köstler, U. & Mann, K. (2018). *Evaluation des Modellprojekts „Gemeindeschwester*[plus]*" des Landes Rheinland-Pfalz*. Universität zu Köln.

Schütze, F. (1983). Biographieforschung und narratives Interview. *Neue Praxis, 3*(13), 283–293.

Schütze, F., Meinefeld, W., Springer, W. & Weymann, A. (1973). Grundlagentheoretische Voraussetzungen methodisch kontrollierten Fremdverstehens. In Arbeitsgruppe Bielefelder Soziologen (Hrsg.), *Alltagswissen, Interaktion und gesellschaftliche Wirklichkeit. Band 2: Ethnotheorie und Ethnographie des Sprechens* (S. 433–495). Rowohlt.

Senatsverwaltung für Gesundheit, Pflege und Gleichstellung (SenGPG) (Hrsg.). (2021). *Berliner Hausbesuch. Eine berlinspezifische Konzeption präventiver Hausbesuche in der Pflege*. Berlin: Senatsverwaltung. Zugriff am 15. Oktober 2024 unter https://www.berlin.de/sen/pflege/grundlagen/80plus/aktuelles/

Senatsverwaltung für Wissenschaft, Gesundheit und Pflege (SenWGP) (Hrsg.). (2023). *Evaluation der Umsetzung der Berliner Hausbesuche (BHB) in sieben bezirklichen Modellregionen. Abschlussbericht*. Berlin: Senatsverwaltung. Zugriff am 12. März 2024 unter https://www.berlin.de/sen/pflege/grundlagen/80plus/aktuelles/

Stamer, M., Güthlin, C., Holmberg, C., Karbach, U., Patzelt, C. & Meyer, T. (2015). Qualitative Studien in der Versorgungsforschung. Diskussionspapier, Teil 3: Qualität qualitativer Studien. *Gesundheitswesen, 77*, 966–975. https://doi.org/10.1055/s-0035-1565235

Strauss, A.L. (1991). *Grundlagen qualitativer Sozialforschung. Datenanalyse und Theoriebildung in der empirischen soziologischen Forschung*. Fink.

Strauss, A.L. & Corbin, J. (1996). *Grounded Theory: Grundlagen qualitativer Sozialforschung*. Beltz.

Strübing, J. (2018). *Qualitative Sozialforschung* (2. Aufl.). de Gruyter.

Tezcan-Güntekin, H. (2020). *Diversität und Pflege. Zur Notwendigkeit einer intersektionalen Perspektive in der Pflege* (Aus Politik und Zeitgeschichte, Edition Pflege). Bonn: Bundeszentrale für politische Bildung. Verfügbar unter https://www.researchgate.net/publication/337821254_Diversitat_und_Pflege_Zur_Notwendigkeit_einer_intersektionalen_Perspektive_in_der_Pflege

10
Die Grounded Theory am Beispiel einer Versorgungsforschungsstudie in der Physiotherapie

Marion Grafe

Ziel dieses Beitrags ist es, an einem konkreten Beispiel der Versorgungsforschung Einblick in den Forschungsstil der Grounded Theory zu geben. Zunächst erfolgt eine Einordnung des Begriffs Theoriebildung als deklariertes Ziel der Grounded Theory in den Kontext der Versorgungsforschung, bevor die Umsetzung in einer Grounded-Theory-Studie vorgestellt wird. Dazu wird eine Darstellungsform gewählt, in der die *Geschichte* des Forschungsprojektes so erzählt wird, dass insbesondere das prozesshafte iterative Vorgehen im Forschungsprozess verdeutlicht wird. Dieser Beitrag kann dabei keine umfassende Auseinandersetzung mit den verschiedenen Strömungen und der Geschichte der Grounded Theory leisten. Das vorgestellte Forschungsprojekt orientierte sich primär an Strauss und Corbin (2010), wobei auch die anderen Strömungen Entscheidungen im Forschungsprozess beeinflussten. Im Text wird jeweils explizit gemacht, auf welche der Strömungen bei den entsprechenden Überlegungen Bezug genommen wird. Für eine grundlegende methodische Auseinandersetzung sei auf die entsprechenden Werke verwiesen (Breuer et al., 2019; Charmaz, 2014; Glaser & Strauss, 1998; Strauss & Corbin, 2010; Strübing, 2014).

Das Ziel der hier dargestellten Studie bestand darin, eine Theorie mittlerer Reichweite zu entwickeln, die sich mit dem Phänomen der Interaktion von Patient*innen und Physiotherapeut*innen als komplexem sozialem Geschehen im Handlungsfeld der ambulanten Physiotherapiepraxis auseinandersetzt. Dabei wurde der Frage nachgegangen, welche Merkmale die Interaktion in der ambulanten Praxis charakterisieren und welche Bedeutung die Rahmenbedingungen der ambulanten Praxis in diesem Zusammenhang haben. Um multiple Perspektiven auf den Forschungsgegenstand zu erfassen, wurden sowohl Videoaufzeichnungen, Protokolle des lauten Denkens, Interviewmaterial als auch Feldprotokolle erhoben und im analytischen Prozess berücksichtigt.

10.1 Theoriebildung als Ziel von Versorgungsforschung

Baumann et al. (2016) beschreiben in ihrem Memorandum, dass sich die Versorgungsforschung „zwischen Disziplinen, die von einem naturwissenschaftlichem Forschungsverständnis geprägt sind und solchen, die eine verhaltens- bzw. sozialwissenschaftliche Grundlage besitzen" (S. 339) bewegt. Eine wichtige Funktion von Theorien bestehe nach diesem Memorandum darin, den Forschungsprozess zu fundieren (Baumann et al., 2016). Zugleich geht es in der Forschung immer auch darum, Theorien (weiter) zu entwickeln, was sich in der Regel auf gerichtete Zusammenhänge einzelner Merkmale oder auch auf Theorien mit sogenannter mittlerer Reichweite bezieht. In der Grounded Theory ist entsprechend die Theorie nicht Ausgangspunkt der Forschung, sondern die Forschung zielt darauf ab, eine Theorie zu entwickeln. Die Grounded Theory verfolgt das Ziel, soziale Wirklichkeiten bzw. soziale Phänomene auf Basis vorrangig qualitativer Daten zu verstehen. Die mittels Grounded Theory entwickelten Theorien sollen mithilfe von Konzepten und der Darstellung ihrer Zusammenhänge einen Handlungsrahmen eröffnen (Strauss & Corbin, 2010). Die Theorie ist Resultat der systematischen Vorgehensweise im Rahmen einer Grounded-Theory-Studie und kann im Sinne der Theorieüberprüfung in weiteren (ggf. quantitativen) Studien überprüft werden. Somit leisten die in der Grounded Theory entwickelten Theorien einen Beitrag zum theoretischen Verständnis der Versorgungspraxis, auf dessen Grundlage z. B. konkrete Empfehlungen zur Gestaltung von Versorgungsprozessen abgeleitet werden können. Gleichzeitig entsteht eine Grounded Theory nicht im theoriefreien Raum. Theoretische Vorannahmen beeinflussen den Forschungsprozess und sind bestmöglich zu explizieren.

10.2 Die Grounded-Theory-Methodologie

Die Grounded Theory wurde in den 1960er-Jahren von Glaser und Strauss entwickelt. Bemerkenswerterweise entstanden diese Arbeiten in einem Zusammenhang, der aus heutiger Sicht als Versorgungsforschung bezeichnet werden kann. Sie untersuchten die Interaktion zwischen Pflegenden und Sterbenden in Krankenhäusern (Glaser & Strauss, 2017). Die beiden Begründer der Grounded Theory sind in unterschiedlichen Theorietraditionen beheimatet. Während Glaser eine eher positivistische Forschungsperspektive einbringt, entstammt Strauss einer pragmatistisch-interaktionistischen Theorietradition (Strübing, 2014). Die Grundannahmen des symbolischen Interaktionismus ermöglichen laut Strauss und Corbin (2010) einen analytischen Zugang zu Handlungen und Interaktionen als Forschungsgegenstand in der Grounded Theory. Das erklärte Ziel der Grounded Theory besteht darin, gegenstandsverankerte Theorien zu entwickeln. Das bedeutet, dass alle Daten von Bedeutung sind, die dazu beitragen, das im Fokus der Analyse stehende Phänomen zu verstehen.

Wie aber entstehen Theorien in der Grounded Theory?

Die Grounded Theory wird oftmals als Forschungsstil oder Methodologie beschrieben, die es ermöglicht, die komplexen Zusammenhänge eines Phänomens aus den erhobenen Daten heraus zu identifizieren und analytisch und abstrakt zu beschreiben. Dazu können Forschende auf verschiedene methodische Prinzipen zurückgreifen, die aber nicht mit einem starren Methodenkanon zu verwechseln sind. Vielmehr werden Prinzipien flexibel angewendet und weiterentwickelt, um im Sinne einer Gegenstandsangemessenheit dem jeweiligen Phänomen gerecht zu werden (Breuer, 2010).

In der Auseinandersetzung mit der Frage, wie die Theorien im Forschungsprozess entstehen, ist es noch einmal erforderlich, auf die unterschiedlichen theoretischen Heimaten der beiden Ursprungsbegründer der Grounded Theory zu verweisen (eine weiterführende Auseinandersetzung findet sich z. B. bei Strübing, 2011, 2014). Glaser geht davon aus, dass Theorien im konsequenten Vergleich emergierender Konzepte aus den Daten entstehen. Strauss betont die Relevanz des theoretischen Vorwissens für die Entwicklung von Theorien. Strauss beschreibt dies als theoretische Sensibilität, die für das Nachdenken über Phänomene in den Daten theoretische Begriffe anbietet (Strübing, 2011). Inzwischen haben sich weitere Varianten der Grounded Theory herausgebildet. So ist für den deutschsprachigen Raum die *reflexive Grounded Theory* zu nennen, die die Selbstreflexivität als wesentliches Merkmal der Grounded Theory beschreibt (Breuer et al., 2019). Auch Charmaz betont in ihrem Ansatz, der *konstruktivistischen Grounded Theory*, die Bedeutung von Selbstreflexivität und Subjektivität im Forschungsprozess (Charmaz, 2014). Clarke et al. (2018) begründeten die Situationsanalyse unter Bezug auf poststrukturalistische Theorien und weiteten damit den analytischen Fokus aus, indem sie z. B. Diskurse in die Analyse einbeziehen.

Um das Vorgehen in einem Grounded-Theory-Projekt nachvollziehbar zu machen, ist es somit sinnvoll zu explizieren, auf welche Tradition sich die Forschenden beziehen. In der hier präsentierten Arbeit bezog sich die Autorin primär auf die Publikation von Strauss und Corbin (2010). Darin rufen der Autor und die Autorin dazu auf, die Strategien der Grounded Theory flexibel und dem Forschungsgegenstand und dem Forschungsinteresse angemessen anzupassen. Theoretische Vorkenntnisse sollten im Sinne der theoretischen Sensibilisierung den Forschungsprozess bestimmen. Die von Strauss und Corbin (2010) beschriebenen Prinzipien wurden im Sinne eines konstruktivistischen Vorgehens wie von Charmaz (2014) beschrieben angewendet. Charmaz (2014) postuliert, dass wir als Forschende selbst Teil der Welt sind, die wir zu verstehen versuchen und in der wir Daten erheben und analysieren. Wir konstruieren demnach die Theorien durch unsere Involviertheit und die Interaktion mit den zu beforschenden Situationen, Subjekten und durch die Methoden, die wir anwenden.

Im Rahmen dieser Arbeit wird die Grounded Theory zusammenfassend als Forschungsstil verstanden, der einem zyklisch angelegten qualitativen Forschungsprozess Orientierung gibt und in dem die folgenden Prinzipien und Methoden Berücksichtigung finden:

- wiederholter Wechsel von Datenerhebung und Datenauswertung,
- Kodieren der transkribierten Daten,
- Durchführung eines ständigen Vergleichs,
- theoretisches Sampling,
- Erstellen von Memos.

Die genannten Prinzipien finden sich in den nachfolgenden, am Forschungsprozess orientierten Ausführungen wieder und werden dort entsprechend erläutert.

10.3 Das Forschungsthema: Interaktion in der ambulanten Physiotherapiepraxis

10.3.1 Theoretisches Vorwissen

Das in dieser Arbeit untersuchte Phänomen ist die Interaktion von Physiotherapeut*innen und ihren Patient*innen in Behandlungssituationen in ambulanten Physiotherapiepraxen. Die Bedeutung von Interaktion wird von verschiedenen Autor*innen erwähnt, die zeigen, dass gelungene Interaktion in Zusammenhang mit relevanten Veränderungen der Adhärenz, aber auch mit einem Rückgang von Depressionssymptomen, mit der Behandlungszufriedenheit, aber auch der körperlichen Funktionsfähigkeit steht (Ferreira et al., 2013; Hall et al., 2010). Die Interaktion in der Physiotherapie wird dabei von verschiedenen Aspekten wie den praktischen, interpersonalen und kommunikativen Fähigkeiten, dem individualisierten, patientenzentrierten Blick auf Patient*innen und von organisationalen Faktoren beeinflusst (O'Keeffe et al., 2016). Der Einfluss organisationaler Aspekte ist abhängig von den handlungsfeldspezifischen Organisationsstrukturen. Aus diesem Grund wird in dieser Arbeit die Interaktion unter Berücksichtigung handlungsfeldspezifischer organisationaler Merkmale der ambulanten Heilmittelversorgung analysiert. Zum Verständnis der organisationalen Merkmale gehört zum Beispiel die Berücksichtigung sozialrechtlicher Vorgaben, die die zeitliche Strukturierung der sozialen Interaktion in der ambulanten Physiotherapiepraxis vorgeben. So dauert eine physiotherapeutische Behandlung in der Regel 15–25 Minuten.

Um die theoretische Sensibilität zu erhöhen, erfolgte eine Auseinandersetzung mit verschiedenen theoretischen Zugängen, wobei das integrierte Konzept der *Interaktionsarbeit* einen wesentlichen theoretischen Bezugsrahmen darstellte (Böhle & Glaser, 2007). Dieses Konzept beschreibt Merkmale von Interaktion in beruflichen Situtionen personenbezogener Dienstleistungen und verbindet dabei verschiedene Konzepte wie das der Gefühlsarbeit, der Emotionsarbeit und des subjektivierenden Arbeitshandelns. Das theoretische Verständnis dieser Konzepte erleichterte einen ersten Einstieg in die Daten, indem initial analytische Beobachtungen mit diesen Konzepten verglichen und ihre Repräsentation in den vorliegenden Daten beschrieben werden konnten.

10.3.2 Begründung des forschungsmethodischen Zugangs

Die Entscheidung für die Durchführung einer Grounded-Theory-Studie begründet sich zusammenfassend darin, dass die Grounded Theory es ermöglicht, alltagsweltliche Phänomene systematisch zu verstehen. Aufgrund der interaktionistischen Theorietradition eignet sich die Grounded Theory insbesondere für die verstehende Auseinandersetzung mit sozialen Phänomenen mittels Analyse von Handlungen und Interaktionen. Zugleich bietet sie systematische Verfahren zur Entdeckung theoretischer Zusammenhänge und ermöglicht eine Nachvollziehbarkeit des Forschungsprozesses. Das Streben nach *Gegenstandsangemessenheit* erlaubt zugleich die flexible Anpassung der Methodik an den komplexen Gegenstand der Interaktion und ihren unterschiedlichen Bedingungen.

10.3.3 Datenerhebung

Die Datenerhebung im Rahmen einer Grounded-Theory-Studie ist von einem iterativ-zyklischen Wechsel von Datensammlung, Analyse und Theorieentwicklung geprägt (Strübing, 2014). Dabei folgt die Datenerhebung dem Prinzip der Gegenstandsangemessenheit und ermöglicht so letztlich die Entwicklung einer gegenstandsbegründeten Theorie (Breuer et al., 2019). Das Prinzip der Gegenstandsangemessenheit bezieht sich dabei sowohl auf die Auswahl des Samples als auch auf die iterative Erhebung des Datenmaterials (Breuer et al., 2019; Charmaz, 2014).

In der vorliegenden Arbeit wurden unterschiedliche Materialarten und Zugänge zum Feld gewählt (Abbildung 10-1), die sich im Laufe der Studie entwickelt haben. Entsprechend des iterativ-zyklischen Vorgehens beeinflussten die Erkenntnisse aus den ersten Auswertungsschritten dabei die Planung der weiteren Datenerhebung und Analyse. Das bedeutet, dass die in Abbildung 10-1 gezeigten Materialarten nicht bereits zu Beginn der Forschungsarbeit feststanden, sondern geleitet durch die Erkenntnisse der Analyse einbezogen wurden. Um Zugang zur Interaktionssituation zu bekommen, wurde in drei ambulanten Praxen initial Videomaterial erhoben. Die aufgezeichneten Videos wurden im Sinne des lauten Denkens von den beteiligten Physiotherapeut*innen kommentiert (siehe auch Wainwright et al., 2010). Behrens (2002) spricht in diesem Zusammenhang von prozessproduzierten Interaktionsprotokollen, die einen direkten Einblick in die Handlungspraktiken ermöglichen.

Der physiotherapeutische Versorgungsprozess zeichnet sich dadurch aus, dass Patient*-innen entsprechend der Heilmittelverordnung häufiger, in der Regel sechs Mal, physiotherapeutisch behandelt werden. Der gesamte Zeitraum der Versorgung von der ersten bis zum Ende der letzten Behandlung wird in dieser Arbeit als Behandlungsintervall definiert. Das Forschungsdesign dieser Arbeit sollte ermöglichen, Veränderungen der Interaktion im Verlauf des Behandlungsintervalls zu erfassen. Daher wurde sowohl die erste als auch die dritte oder vierte Behandlung jedes Patienten/jeder Patientin aufgezeichnet und kommentiert. Dabei wurde davon ausgegangen, dass in der ersten Behandlung die Untersuchung und der Kontaktaufbau und erst später die Behandlung selbst im Vordergrund steht (Wainwright et al., 2010). Die Erhebung der Videodaten und die Erstellung der Protokolle des lauten Denkens sind eng miteinander verknüpft (Abbildung 10-2). So dienen die Videodaten als Grundlage für das laute Denken und werden zugleich als eigenständiges Material in der Analyse berücksichtigt. Daher soll im

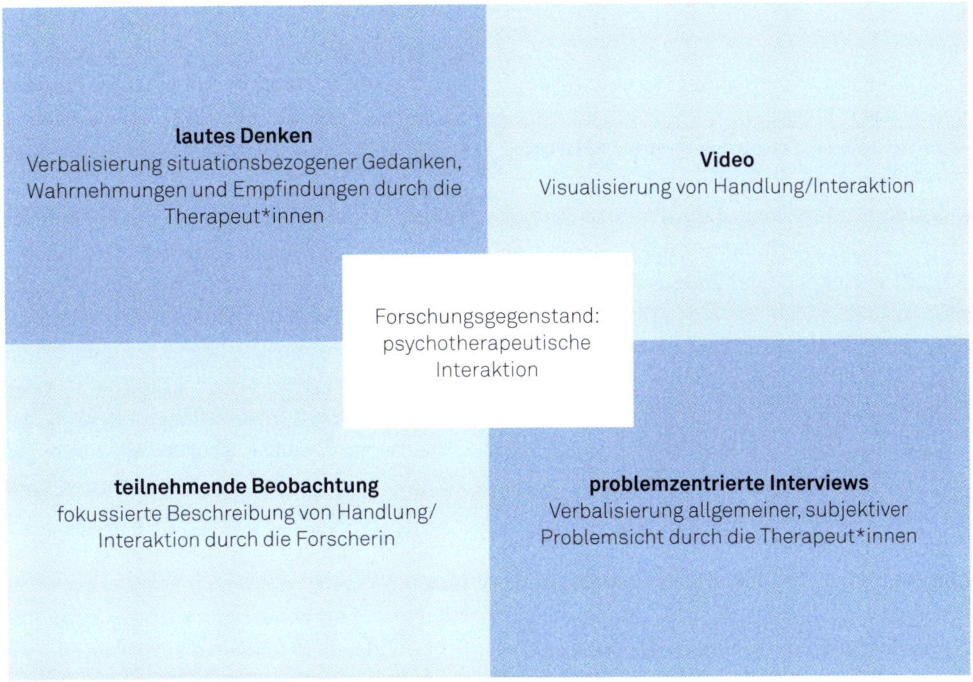

Abbildung 10-1: Datentypen und Perspektiven auf den Forschungsgegenstand.

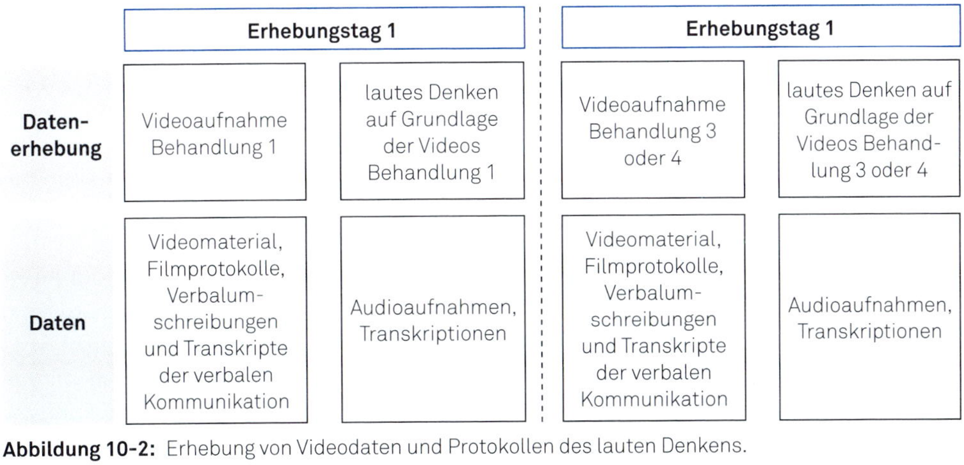

Abbildung 10-2: Erhebung von Videodaten und Protokollen des lauten Denkens.

Folgenden das erhobene Material differenziert voneinander dargestellt werden.

Videomaterial

Videomaterial und andere visuelle Materialien gewinnen in der qualitativen Forschung zunehmend an Bedeutung und insbesondere in der Grounded Theory bekräftigt die Grundannahme „all is data" Forschende dazu, auch Videomaterial in der Theorieentwicklung mit anderen Daten zu triangulieren (Mey & Dietrich, 2016). Der Vorteil von Videomaterial liegt darin, dass Situationen „realitätsgetreu" abgebildet werden und dadurch „andere und erweiterte

Ein-Blicke und Hör-Eindrücke in die Welt" möglich werden (Moritz, 2011, S. 36).

In der vorliegenden Studie bietet das Videomaterial die Möglichkeit, das Interaktionsgeschehen so zu erfassen, dass eine wiederholte Betrachtung aus verschiedenen Analyseperspektiven erfolgen kann (Moritz, 2012; Tuma, 2013). Zur Datenerhebung wurde eine mobile Kamera in einem Behandlungsraum so positioniert, dass sie möglichst wenig Einfluss auf die Situation nimmt. Die Tonaufnahmen wurden über die Videokamera und nicht über externe Mikrofone realisiert, um während der Therapie keinen zusätzlichen Aufmerksamkeitsfokus auf die Technik zu legen. Die Forscherin war während der Behandlung und somit der Aufzeichnung nicht im Behandlungsraum, ebenfalls um den Einfluss auf die Interaktionssituation zu minimieren.

Bei der Datenaufbereitung wurden in einem ersten Schritt die Sprachanteile des Videos transkribiert. Weiterhin wurden deskriptive Filmprotokolle der einzelnen Behandlungseinheiten angefertigt. Diese Filmprotokolle dienten der Strukturierung des Materials (Moritz, 2012). Jedes Filmprotokoll enthielt Zeitmarken, die einzelne Behandlungsphasen voneinander abgrenzten, eine deskriptive Beschreibung des Handelns in diesen Phasen sowie eine erste offene Kodierung (siehe Tabelle 10-1) zusammen mit der Dokumentation der subjektiven Wahrnehmung der Forscherin im Sinne eines Memos. Die Einteilung der Phasen erfolgte nach mehrmaliger Betrachtung der Videos zunächst hinsichtlich der Inhaltsabschnitte einer Behandlung. Ausgewählte Sequenzen wurden durch ausführliche verbale Umschreibungen detaillierter erfasst (Moritz, 2012). Hierbei wurden zusätzlich die nonverbale Kommunikation, die räumliche Konstellation und die Bewegung im Raum beschrieben.

Lautes Denken

Die Methode des lauten Denkens soll einen Zugang zur Gedanken- und Gefühlswelt von Personen ermöglichen (Konrad, 2010). Die Personen werden dabei aufgefordert, ihre Gedanken, Gefühle oder Wahrnehmungen in einer Situation (Introspektion) oder bei der nachträglichen Betrachtung einer Situation (unmittelbare oder verzögerte Retrospektion) zu verbalisieren (Konrad, 2010). Während die engste Verbindung zwischen Denken und verbalen Aussagen nach Ericsson und Simon (2002) in der Introspektion nachzuweisen ist, stößt dieses Vorgehen in der Feldforschung an seine Grenzen. In simulierten Situationen ist eine introspektive Verbalisierung zwar möglich, nicht jedoch in natürlichen Interaktionssituationen, da diese Situationen durch das Verbalisieren gestört bzw. verhindert würden (Embrey et al., 1996). Daher wird im Zusammenhang mit der retrospektiven Verbalisierung häufig der *stimulated recall* eingesetzt. Hierbei werden die gefilmten Personen mithilfe von Videoaufzeichnungen angehalten, ihre Gedanken und ihre Wahrnehmung in der gefilmten Situation selbst oder bei der Betrachtung dieser Situation zu verbalisieren (Breuer et al., 2019; Embrey et al., 1996).

In dieser Arbeit diente das Video als Grundlage für die Kommentierung im Rahmen des lauten Denkens im Sinne eines *stimulated recall*. Hierzu wurde das Video unmittelbar nach der Behandlung auf ein Notebook übertragen. Das laute Denken fand in einem Behandlungsraum der jeweiligen Praxis statt. Nachdem das Vorgehen des lauten Denkens durch die Autorin erläutert worden war, betrachteten Forscherin und Therapeut*innen das Video gemeinsam. Hierzu wurde eine Erzählaufforderung formuliert, die die Therapeut*innen dazu aufforderte, ihre Gedanken und Wahrnehmungen in der betrachteten Situation zu verbalisieren. Die Therapeut*innen steuerten die Videowiedergabe eigenständig. Wenn die Therapeut*innen das Video für länger als 1–2 Minuten nicht stoppten, stimulierte die Forscherin eine Kommentierung durch eine Erzählaufforderung (z. B. „Was ging hier in Ihnen vor?").

Die Protokolle des lauten Denkens wurden transkribiert und ebenso wie die Videodaten in

Tabelle 10-1: Exemplarischer Auszug aus einem Filmprotokoll.

Time Code	deskriptive Beschreibung des Handelns	subjektive Wahrnehmung
# 00:10	#Anamnese/Informationsgewinnung #Zielsetzung	
	Die Therapeutin fordert den Patienten auf, sich auf die Behandlungsbank zu setzen. Sie setzt sich ebenfalls schräg zu ihm *(auf einen Hocker? – nicht sichtbar)*. Sie leitet das Gespräch mit der Frage ein, was sie für den Patienten tun kann. Der Patient berichtet über sein Ziel, die Schuhe wieder eigenständig anziehen zu wollen. Zwischendurch gibt es immer wieder Gesprächspausen. Vermutlich macht die Therapeutin in dieser Zeit Notizen (nicht sichtbar). Der Patient füllt unaufgefordert die Gesprächspause, indem er von seinen Eigenübungen berichtet. Der Patient sitzt gerade ausgerichtet auf einer Behandlungsbank. Die Therapeutin sitzt seitlich daneben. Der Blick des Patienten geht die meiste Zeit nach vorne, nicht aber zur Therapeutin.	Die Therapeutin wirkt in dieser Phase der Behandlung offen. Der Patient berichtet in seiner eigenen Erzählstruktur. Die vom Patienten berichteten Ziele werden von der Therapeutin als „gut" bewertet, aber nicht weiter hinsichtlich ihrer Realisierungsmöglichkeiten eingeordnet.
# 03:04	#Anamnese/Informationsgewinnung #Vorgeschichte #Abgleich prä-/postoperativ	
	Die räumliche Konstellation ist unverändert. Die Therapeutin übernimmt nun die Gesprächsführung. Zunächst fragt sie, wie die Beschwerden des Patienten sich vor der OP geäußert haben. Sie fragt auch, welche Bewegungseinschränkungen der Patient vor der OP erlebt hat. Dann lässt sie den Patienten berichten, wie sich diese Beschwerden durch die OP verändert haben. Sie erfragt Nebenerkrankungen und eingenommene Medikamente sowie berufliche Tätigkeiten.	Der Zustand des Patienten vor der OP nimmt einen relativ großen Raum im Gesprächsverlauf ein. Die Therapeutin verwendet als Einstieg einen Fachbegriff (Coxarthrose), den der Patient nicht einordnen kann. Die Gesprächssituation wirkt sehr „standardisiert". Es werden die für Hüftpatienten typischen Themen thematisiert. Die Therapeutin scheint klare Erwartungen in Hinblick auf die Beschwerden des Patienten zu haben.

die Software MAXQDA importiert. Dabei wurden die Transkriptionen des lauten Denkens hinter die entsprechenden Stellen des Videotranskripts gesetzt, um in der Analyse einen Bezug der beiden Datenquellen zueinander herstellen zu können.

Problemzentrierte Interviews

Das Ziel von problemzentrierten Interviews ist „eine möglichst unvoreingenommene Erfassung individueller Handlungen sowie subjektiver Wahrnehmungen und Verarbeitungsweisen gesellschaftlicher Realität" (Witzel, 2000, S. 1). Dabei lehnt sich das problemzentrierte Interview an die Grounded Theory an, da die Erkenntnisse aus einem induktiv-deduktiven Wechselverhältnis gewonnen werden (Witzel, 2000). Vor dem Hintergrund des theoretischen Vorwissens (vgl. Kap. 10.3.1) werden erzählgenerierende Fragen gestellt, die in einem Leitfaden abgebildet sind, der einen Orientierungsrahmen in der Interviewsituation bietet.

In dieser Arbeit wurde auf Datenmaterial aus einer vorangegangenen Forschungsarbeit zurückgegriffen, in der die Anforderungen an Physiotherapeut*innen in ambulanten Praxen in einer qualitativen Studie untersucht wurden. Der Interviewleitfaden wurde im Anschluss an eine Literaturrecherche mithilfe des SPSS-Prinzips nach Helfferich (2009) entwickelt. Der Leitfaden baute zum einen systematisch auf dem theoretischen Vorwissen auf und bezog zudem weitere aus Sicht der Forscherin relevante Themen mit ein (Selting et al., 2009), die sich aus ihrer eigenen beruflichen Erfahrung in der ambulanten Physiotherapiepraxis ergaben (Selbstreflexivität). Themen im Interview waren z. B. Zeit, Kommunikation, Arbeitsaufgaben und die Behandlungssituation. Das Interviewmaterial wurde mittels gesprächsanalytischen Transkriptionssystems (GAT 2) transkribiert (Selting et al., 2009).

Teilnehmende Beobachtung

Die Beobachtung alltäglicher Handlungsvollzüge erfordert eine Teilnahme der Forschenden in dem Feld, das Gegenstand der Forschung ist (Lüders, 2022). Diesem Feld sollte der/die Forschende mit größtmöglicher Offenheit begegnen. Die Beobachtung erfolgt demnach nicht anhand eines vorgegebenen Kategoriensystems, vielmehr sind die relevanten Kategorien das Resultat einer offenen und flexiblen Haltung gegenüber dem Feld und den dort agierenden Personen (Lamnek & Krell, 2016). Um dies umzusetzen, beschreiben Dellwing und Prus (2012) die Möglichkeit der Verbindung von Datenerhebung mittels teilnehmender Beobachtung mit der Kodierung des Materials mithilfe der methodischen Werkzeuge der Grounded Theory. Das Kodieren der Daten ermöglicht die Herstellung einer „intersubjektiven Ordnung“ zwischen Material und Forscher*in und somit der beobachteten alltagsweltlichen Wirklichkeit und dem/der Forscher*in (Dellwing & Prus, 2012, S. 152).

Aus forschungspragmatischen Gründen wurde die Entscheidung getroffen, keine weiteren Videos zu erheben, sondern Beobachtungen durchzuführen. Beobachtungen waren deutlich schneller umsetzbar, wodurch es leichter möglich war, eine größere Anzahl von Behandlungseinheiten zur weiteren Differenzierung der bisherigen Analyse einzubeziehen. Aufgrund der bereits durchgeführten Analyse des Videomaterials, der Protokolle des lauten Denkens und der Interviews lag zum Zeitpunkt der Beobachtungen ein Kategoriensystem vor. Durch den Einbezug von Beobachtungsdaten weiterer Therapiesituationen mit anderen Therapeut*innen und anderen Praxen erfolgte eine gegenstandsbezogene weitere Ausarbeitung der bereits identifizierten Interaktionsstrategien der Therapeut*innen. Konkret konnten durch die Kontrastierung unterschiedlicher Situationen Unterschiede und Gemeinsamkeiten in Bezug auf die bislang identifizierten Phänomene herausgearbeitet werden.

Durch das bestehende Kategoriensystem war die Beobachtung deutlich fokussierter als die ersten Auseinandersetzungen mit dem Videomaterial. So war zum Zeitpunkt vor der Datenerhebung das Konzept *Planbarkeit* identifiziert und in Memos war beschrieben, dass insbesondere fehlende Zeitfenster für Planung von Therapiesituationen ein Problem in der ambulanten Praxis darstellen, was oftmals dazu führt, dass eher auf Routinen als auf individuell angepasste Therapiestrategien zurückgegriffen wird. Zur Kontrastierung wurden daher Beobachtungen in Praxen durchgeführt, die außerhalb der Vorgaben durch die Heilmittelrichtlinien arbeiten und somit in der Regel eine flexiblere Zeitplanung umsetzen konnten. Die Praxen, in denen die Beobachtung durchgeführt wurde, waren der Autorin aus verschiedenen beruflichen Bezügen vertraut. So sollte eine schnelle Akzeptanz der Autorin im Feld erreicht werden, da aufgrund des Zeitrahmens der vorliegenden Arbeit ein längerer

Feldaufenthalt nicht möglich war. Darüberhinaus erlaubte diese Vertrautheit Fragen nach den Behandlungen. Die Therapeut*innen informierten ihre Patient*innen bereits im Vorfeld über die teilnehmende Beobachtung und holten deren Einverständnis ein. Zusätzlich führte die Autorin am Beobachtungstag selbst, und zwar vor Beginn der Behandlung, ein Aufklärungsgespräch mit den jeweiligen Patient*-innen. In der Beobachtungssituation nahm die Autorin als Beobachterin einen Platz in einer Ecke der Behandlungsräume ein (Dellwing & Prus, 2012). Sie stellte nach den Behandlungen, so dies möglich war, im Rahmen eines informellen Gesprächs den Therapeut*innen Fragen zur Wahrnehmung der Behandlungssituation. Die Antworten wurden in Gesprächsprotokollen notiert. Die Autorin dokumentierte ihre Beobachtungen zunächst handschriftlich (Feldnotizen). Am Ende des Beobachtungstages erfolgte eine Ausarbeitung der Notizen zu verdichteten Feldprotokollen. Dabei wurden deskriptive Texte über jede Behandlungseinheit erstellt; sie bildeten Handlungen und Interaktionen der Beteiligten in ihrer Prozessualität ab. In diesen Beschreibungen wurden neben der gesprochenen Sprache auch die nonverbale Kommunikation und die Raumkonstellationen, Positionen und Bewegungen erfasst, soweit sie die Interaktionssituation begleiteten oder charakterisierten.

Synopse: Übersicht des Datenmaterials
Die verschiedenen Datentypen ermöglichen, dass verschiedene Perspektiven auf den Forschungsgegenstand in der Datenanalyse berücksichtigt werden konnten. Tabelle 10-2 verdeutlicht den zeitlichen Verlauf der Datenerhebung, der sich im Wechselspiel von Analyse und Erhebung iterativ-zyklisch entwickelte. Dieser Prozess wird im folgenden Unterkapitel erläutert.

10.3.4 Datenauswertung und Theoriegenerierung

Merke

Kodieren
Der Prozess des Kodierens beschreibt die Entwicklung theoretischer Konzepte, die es ermöglichen, die untersuchten Phänomene zu erklären. Strauss und Corbin (2010) beschreiben drei Arten des Kodierens:

- *offenes Kodieren:* Den in den Daten dokumentierten Ereignissen werden konzeptuelle Bezeichnungen, sogenannte Konzepte, zugewiesen.
- *axiales Kodieren:* Durch verschiedene Verfahren, u.a. den Einsatz des paradigmatischen Modells, werden Verbindungen zwischen den Konzepten identifiziert und es entsteht eine Klassifikation, die Strauss und Corbin als Kategorien beschreiben.
- *selektives Kodieren:* In diesem Schritt erfolgt die Auswahl einer Kernkategorie, die dann durch ein Inbeziehungsetzen zu anderen Kategorien und eine Überprüfung der Zusammenhänge weiterentwickelt wird.

Im Rahmen dieser Arbeit wurden plurale Datentypen in die Analyse einbezogen, die unterschiedliche Perspektiven auf den Forschungsgegenstand *Interaktion* eröffneten. Die Datentypen wurden mit wechselnder Fokussierung, abhängig von den sich entwickelnden Hypothesen, herangezogen (Triangulation). Dieses Vorgehen wird im Folgenden beispielhaft an einem Konzept vorgestellt, das im gesamten Analyseprozess bedeutsam war und sich im Verlaufe der Datenerhebung zu einer Kategorie verdichtete. Die beschriebene Kategorie stellt eine zentrale Strategie dar, die in einem engen Zusammenhang zur Kernkategorie *„Immer im Takt bleiben“* steht.

Das Konzept wurde im Schritt des *offenen Kodierens* als planvolles Handeln erstmalig in der Kodierung der Transkripte des Videomaterials

Tabelle 10-2: Zeitlicher Ablauf der Datenerhebung.

	Zeitraum	Aktivität	Datentyp
Pre-Test	03/2013	Pre-Test	Videomaterial und Protokolle des lauten Denkens
	07/2013	positives Ethikvotum	
erste Erhebungsphase	07/2013	Datenerhebung CM	Videomaterial und Protokolle des lauten Denkens
	08–09/2013	Datenerhebung HZ	Videomaterial und Protokolle des lauten Denkens
	11–12/13	Datenerhebung MZ	Videomaterial und Protokolle des lauten Denkens
	12/14	Datenerhebung KD	Videomaterial und Protokolle des lauten Denkens
zweite Erhebungsphase		Einbezug der Interviewdaten (AL, DG, AG) aus 07–08/2010	problemzentrierte Interviews
	09/15	teilnehmende Beobachtung in der Praxis KL	Beobachtungsprotokolle plus Gesprächsprotokolle
	10/15	teilnehmende Beobachtung in der Praxis CD	Beobachtungsprotokolle plus Gesprächsprotokolle

für die folgende Textstelle vergeben und im weiteren Verlauf differenziert und erweitert, indem andere Datentypen einbezogen wurden:

> „dass wir erstmal (.) ein paar sachen (.) besprechen vom befund von der anamnese und dann denke ich kommen wir (-) zur zielsetzung (.) was sie so für wünsche haben (--) ich muss einiges auch theoretisch mitteilen (--) vielleicht zunächst (-) äm (.) wann ist denn (.) ein unfall war es (-) wann ist der denn passiert“
> (CM, Behandlung 1, Videotranskript 6)

Hier signalisiert der Therapeut der Patientin, dass er über einen inhaltlichen Plan für die gemeinsame Behandlung verfügt. Im Video zeigte sich das planvolle Handeln durch eindeutige Bewegungen im Raum, wie z. B. die routinierte Organisation der Dokumentationsmaterialien.

Parallel zum Kodierprozess wurden in einem *Memo* theoretische Überlegungen zum Konzept des planvollen Handelns angestellt.

Merke

Memos

Memos sind nach Strauss und Corbin (2010) schriftliche Analyseprotokolle, die sich auf das Ausarbeiten der Theorien beziehen. Sie entwickeln sich im Prozess der Analyse weiter und können ganz unterschiedliche Foki haben, wie z. B. Notizen zu theoretischen Überlegungen, zu Planungsschritten oder, wie im genannten Beispiel, zu vergebenen Codes. Die kontinuierliche Dokumentation der methodischen und theoretischen Überlegungen dient zum einen der Nachvollziehbarkeit des Forschungsprozesses und zum anderen der Weiterentwicklung der Kategorien und der Konzepte im Sinne der Herstellung einer analytischen Distanz, Reflexion und Integration (Böhm, 2009).

Ein kurzer Auszug aus dem ersten Memo zum planvollen Handeln ist in Tabelle 10-3 zu sehen.

Hier wurden im Memo Fragen gestellt, die dann den weiteren Analyseprozess leiteten, wodurch sich das Konzept des planvollen Handelns in seinen Dimensionen genauer beschreiben ließ. So wurde geleitet durch die Fragen z. B. nach Textstellen gesucht, laut denen die Therapeut*-innen nicht planvoll gehandelt hatten oder es Irritationen in der Umsetzung des Plans gab. Auf diesem Weg kristallisierte sich als abgrenzendes Konzept das situative Handeln heraus. Ausgehend hiervon konnte nun im Material gezielt geschaut werden, was für Situationen es waren, in denen entweder planvoll oder situativ gehandelt wurde. So wird die Auseinandersetzung mit dem Material geleitet durch die Benennung einzelner Ereignisse im Material.

Ein wichtiges Prinzip ist dabei der *ständige Vergleich* von Materialstellen und den darin vorkommenden Ereignissen. An diesem Beispiel lässt sich auch die Triangulation verdeutlichen. Das Konzept des planvollen Handelns leitete sich aus dem initialen offenen Kodieren des Videomaterials und den dazugehörigen Protokollen des lauten Denkens ab. Diese Analyse basierte auf den beobachteten Situationen und es wurde auch im lauten Denken keine Metaperspektive auf vergleichbare Situationen eingenommen. Einen Einblick auch in allgemeinere Erklärungsmuster oder Verständnisperspektiven ermöglichten somit erst die Interviews. So wurde hier deutlich, dass viele der Interaktionsstrategien auf die Rahmenbedingungen zurückgeführt werden. Dies lenkte den Fokus nun auf die Identifikation der Strategien, die durch weitere Videoaufnahmen und Beobachtungen ausdifferenziert wurden.

Durch den kontinuierlichen Vergleich von Konzepten entsteht eine Klassifikation, die Strauss und Corbin (2010) als Kategorien bezeichnen *(axiales Kodieren)*. Sich entwickelnde Hypothesen über Zusammenhänge in den Daten oder Annahmen aufgrund von Vorerfahrungen oder theoretischer Sensibilität werden am Material und durch den Vergleich verschiedener Materialstellen überprüft und ggf. falsifiziert, wobei dieses Vorgehen qualitative und quantitative Forschungsansätze eint (Behrens, 2002). Dies führt zu einer dichteren Beschreibung einzelner Kategorien und zur Entdeckung von Beziehungen zwischen den Kategorien (Strauss & Corbin, 2010). Hierzu schlagen Strauss und Corbin (2010) das *paradigmatische Modell* als Mittel zur systematischen Herstellung von Zusammenhängen in den Daten vor (Abbildung 10-3). Mithilfe des Modells werden Bedingungen, Kontext, Konsequenzen und Strategien zu zentralen Phänomenen ausgearbeitet. Durch dieses Vorgehen werden im Prozess der Datenauswertung immer wieder neue Hypothesen entwickelt und Fragen an das Material gestellt.

Das erweiterte theoretische Verständnis leitet auch das *theoretische Sampling*, das die sukzessive, am im Forschungsprozess entwickelten theoretischen Verständnis orientierte Auswahl von Fällen, Ereignissen und Datenmaterialien für die Studie beschreibt. Dies umfasst sowohl Entscheidungen für bestimmte Datentypen, aber auch für bestimmte Settings oder Personen (Charmaz, 2014) Im Falle der vorliegenden Arbeit ergab sich die Begründung für den Einbezug von Interviewdaten daraus, dass das Interviewmaterial auf einer Metaebene die subjektiven Wahrnehmungen und Problemsichten der Physiotherapeut*innen auf typische physiotherapeutische Handlungssituationen ergänzen konnte. Dadurch konnte ein besseres Verständnis für die Einbettung einzelner Behandlungssituationen in den Gesamtkontext der ambulanten Physiotherapiepraxis gewonnen werden. Zunehmend kristallisierten sich die zeitlichen Rahmenbedingungen als zentraler Einflussfaktor heraus. Aus diesem Grund wurden zum Ende der Datenerhebung noch Beobachtungen in privaten Praxen durchgeführt, die unabhängig von den zeitlichen Vorgaben des Heilmittelkatalogs arbeiteten. Die Wahl einer Verfahrensweise fiel zu diesem Zeitpunkt auf die Beobachtung und nicht auf die Videos: Damit eröffnete sich die Möglichkeit, im direkten Dialog mit der Therapeutin konkrete Rückfragen zu stellen, die durch den Fortschritt der Daten-

Tabelle 10-3: Exemplarische Entwicklung von Konzepten und Kategorien im Forschungsprozess.*

<table>
<tr><th></th><th>Datenerhebung und Datenmaterial</th><th>Datenanalyse
(Konzepte, Memos und Vergleiche regen die Suche nach entsprechenden Materialstellen an.)</th><th>Auszug aus dem Kategorienbaum</th></tr>
<tr><td>1</td><td>erste Datenerhebung – Therapeut CM (Video und lautes Denken)</td><td>• Konzept: planvolles Handeln – offenes Kodieren
• Memoauszug: Was ist planvolles Handeln? Was wird geplant? Woran ist Planung erkennbar? Was ist das Gegenteil von planvollem Handeln?</td><td rowspan="7">Steuerung der Interaktionssituation
planvolles Handeln:
• innerer Fahrplan
– allgemeine Behandlungsprinzipien
– gelernte Techniken
– Erfahrung
– Routinen
– vollständige Umsetzung
– Verantwortungsübernahme
– bewusst/unbewusst
– geschlossen/offen
• Planbarkeit
– zeitliche Rahmenbedingungen
– Erwartungen und Erfahrungen der Patient/inn/en
– Abwägen von innerem Fahrplan und Beziehungsarbeit
situatives Handeln:
– Spontaneität
– Patiente/inn/enorientierung
– Individualität
– …</td></tr>
<tr><td>2</td><td>zweite Datenerhebung – Therapeutin HZ (Video und lautes Denken)</td><td>• Konzept: planvolles Handeln, situatives Handeln – offenes Kodieren
• Memoauszug: Abgrenzung von planvollem und situativem Handeln. In welchen Situationen handeln Therapeuten situativ oder planvoll? In welchem Zusammenhang stehen Beziehungsbedürfnis/Interaktion und planvolles Handeln?</td></tr>
<tr><td>3</td><td>dritte Datenerhebung – Therapeut MZ (Video und lautes Denken)</td><td>• Konzept: innerer Fahrplan – offenes Kodieren, Übergang zum axialen Kodieren
• Memoauszug: Dem planvollen Handeln liegt ein innerer Fahrplan zugrunde. Er berücksichtigt primär inhaltlich-technische Aspekte der Behandlungsgestaltung. In der Interaktion mit dem Patienten ergeben sich Situationen, die eine Anpassung des inneren Fahrplans erfordern (situatives Handeln). Welche Strategien verfolgen Therapeut*innen im Umgang mit diesen Situationen?</td></tr>
<tr><td>4</td><td>Einbezug der Interviewdaten – Therapeutinnen AL, DG, AG</td><td>• Konzept: Planbarkeit – offenes Kodieren, Übergang zum axialen Kodieren
• Memoauszug: Zeitpunkt und Zeitfenster für Planung als Problem in der ambulanten Praxis; Planung wird erweitert durch Routine, allgemeine Behandlungsprinzipien und Erfahrung, Patienten können den Plan vorgeben … Was ist der Zweck von Planung, Routine, allgemeinen Behandlungsprinzipien und Erfahrung?</td></tr>
<tr><td>5</td><td>vierte Datenerhebung – Therapeutin KD (Video und lautes Denken)</td><td>• Kategorie: Steuerung der Interaktionssituation – axiales Kodieren
• Memoauszug: Planbarkeit ist möglich durch einen hohen Grad an Steuerung durch die Therapeut*innen; Steuerung geschieht kommunikativ, durch die Nutzung von Raum und Objekten, durch den Umgang mit dem Körper der Patient*innen und den Einsatz des eigenen Körpers. Als Gegenpol zur Steuerung wird die Aushandlung definiert.</td></tr>
<tr><td>6</td><td>teilnehmende Beobachtung – Therapeutin KL</td><td rowspan="2">• axiales Kodieren/selektives Kodieren (Einbezug aller erstellten Codes, Memos, Skizzen und Diagramme)
• Memoauszug: Welche Strategien der Steuerung lassen sich identifizieren? In welchen Situationen findet Aushandlung statt?</td></tr>
<tr><td>7</td><td>teilnehmende Beobachtung – Therapeutin CD</td></tr>
</table>

*Der Auswertungsprozess ist durch ein zyklisches Vorgehen gekennzeichnet, das in der tabellarischen Darstellungsform nur bedingt dargestellt werden kann. Die Trennung der einzelnen Auswertungsschritte dient der Verdeutlichung des Vorgehens, das von einem zyklischen Einbezug der Materialien und bereits hervorgebrachter Analyseergebnisse geprägt war.

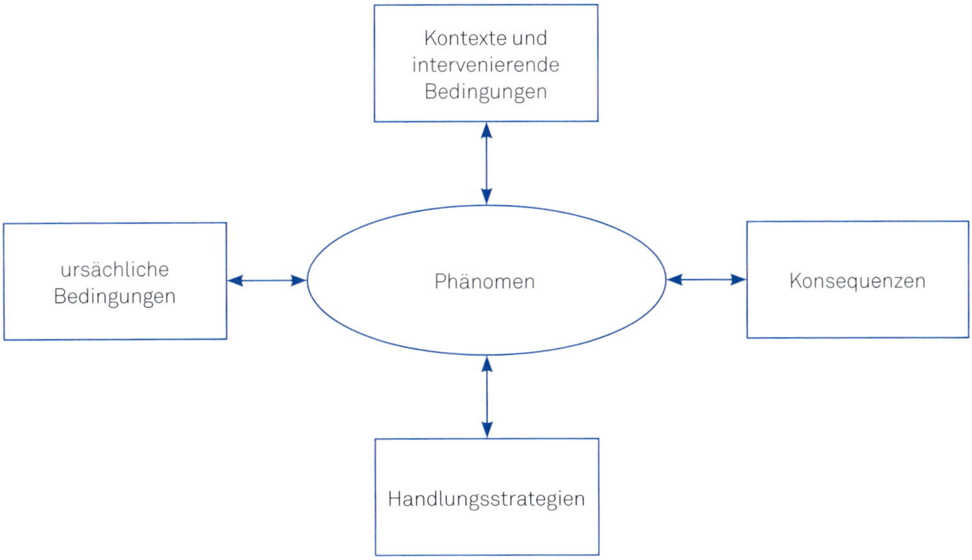

Abbildung 10-3: Das paradigmatische Modell nach Strauss und Corbin (2010); eigene Darstellung.

analyse zu diesem Zeitpunkt fokussiert werden sollten.

Durch die Integration verschiedener Materialarten konnte das oben exemplarisch vorgestellte Konzept weiter ausdifferenziert werden und es ergab sich das Sub-Konzept des *inneren Fahrplans*, der bestimmte Charakterisierungen aufweist, wie in Tabelle 10-3 in der rechten Spalte, die einen Auszug aus dem Kategorienbaum zeigt, angegeben ist. In der Analyse wurde deutlich, dass es bestimmte Situationen gibt, die eine Anpassung des inneren Fahrplans erfordern. Leitend für die weitere Analyse war die Frage, welche Strategien Therapeut*innen verfolgen, um mit diesen Situationen umzugehen. Durch den ständigen Vergleich von Textstellen ergab sich so die Kategorie der *Steuerung der Interaktionssituation*, die als zentrale Handlungsstrategie in Beziehung zur Kernkategorie steht. Die Umsetzung des ständigen Vergleichs wird in Tabelle 10-4 am Beispiel des *inneren Fahrplans* exemplarisch verdeutlicht. Bei Betrachtung der Ausführung wird im Vergleich der beiden Materialauszüge deutlich, dass hier wiederum neue offene Fragen produziert werden, die als Hypothesen am Material geprüft werden können.

Im Prozess der Datenanalyse werden zunehmend dichtere Beschreibungen von Konzepten und Kategorien erstellt, die es zu integrieren gilt. Integration meint die Verknüpfung von Konzepten und Kategorien und letztlich die Auswahl einer *Kernkategorie*, zu der die Kategorien in Verbindung stehen *(selektives Kodieren)*. Eine Kernkategorie fasst die zentralen Erkenntnisse der Studie in abstrakter Weise zusammen und taucht wiederkehrend in den Daten auf (Corbin & Strauss, 2015). In der vorliegenden Arbeit zeigte sich bei Betrachtung der Memoauszüge im Verlauf, dass die Beobachtungen zunehmend Aspekte wie Körperlichkeit und Räumlichkeit als Strukturmerkmale der Interaktion erfassen und das Verständnis von Konzepten und Kategorien dadurch zunehmend verfeinert werden konnte.

Beim selektiven Kodieren ist es wichtig, mit einem gewissen Abstand zum Material und zur eigenen Analyse die bisherigen Ergebnisse zu betrachten und unterschiedliche Beziehungen der Kategorien zueinander zu erproben. So können unterschiedliche Kategorien, die sich im Verlauf der Analyse als zentral dargestellt haben, hinsichtlich ihrer Eignung als Kernkategorie erprobt werden. In der hier vorgestellten Arbeit wurde hierzu erneut auf das paradigma-

Tabelle 10-4: Ständiger Vergleich.

Beispiel: zwei Materialauszüge	
Therapeut CM	Therapeutin HZ
„in dem moment da kommt sie mal so richtig mit ein paar sätzen rüber (.) das ist eigentlich das erste mal so (.) wo sie dann so erzählt (.) ja und fand ich dann cool und ausgekugelt (.) dachte ich hm, ok. (.) ((lacht)). aber in anbetracht ja ich gucke dann schon immer so auf die uhr die hängt da drüben (.) und will ja auch durchkommen (.) habe ja noch die lymphdrainage vor mir unabhängig jetzt mal vom vom gesamtdokuablauf hier“ (Behandlung 1, lautes Denken, 168)	„so nach drei minuten habe ich es dann mal geschafft auf die hüfte zu sprechen zu kommen (.) ne, weil man will den patienten natürlich auch nicht (.) also ich finde das sehr gut (.) wenn er dann was erzählt (.) was aber eigentlich erstmal gar nicht so wichtig in dem moment für das erkrankungsbild ist“ (Behandlung 1, lautes Denken, 47) ... „also mit ihm war es wirklich sehr schwer (.) ein gespräch anzufangen (.) also ich will natürlich nicht irgendwelche intimen details von den patienten wissen (--) das ist auch in ordnung (.) aber einfach so ein bisschen diese lockerheit in die therapiesituation zu bringen (.) weil es ist natürlich auch (-) es ist eine intime situation (.) ne (-) da liegt ein wildfremder mann vor dir der hat nur eine unterhose an und du als junge frau musst dann versuchen ihn durchzubewegen und dann versucht man natürlich so ein bisschen was zu erfahren (.) so ne [...]“ (Behandlung 1, lautes Denken, 280)

Vergleich der beiden Materialauszüge

Der ständige Vergleich ist Strauss und Corbin (1996) zufolge eine Technik, in der konzeptuell ähnliche Materialauszüge miteinander verglichen werden, um Dimensionen und Ausprägungen herauszuarbeiten bzw. um Konzepte voneinander abzugrenzen. Der anhand der oben ausgewählten Materialauszüge angestellte Vergleich zielt darauf ab, das Konzept des inneren Fahrplans hinsichtlich seiner Eigenschaften und Bedingungen zu differenzieren.

Die beiden ausgewählten Materialauszüge geben Einblick in einen Abwägungsprozess von Beziehungsarbeit und Umsetzung des inneren Fahrplans, der sich sowohl bei CM als auch bei HZ zeigt. Dabei kommt es zu einer unterschiedlichen Bewertung beider Aspekte durch die Therapeutin bzw. den Therapeuten. So ist es für CM vorrangig, den inneren Fahrplan umsetzen. Für HZ schafft das In-Beziehung-Treten erst die Voraussetzung für die Umsetzung dieses Fahrplans (Eigenschaften). [...]

Bei dem Vergleich der beiden Textstellen gilt es auch zu berücksichtigen, dass verschiedene Geschlechterkonstellationen (Therapeut – Patientin / Therapeutin – Patient), Alters- und Erfahrungskonstellationen (erfahrener Therapeut – junge Patientin / unerfahrene Therapeutin – reiferer Patient) und die Qualifikation (Therapeut mit Bachelorabschluss, Therapeutin mit Staatsexamen) die Situation beeinflussen (Bedingungen).

tische Modell zurückgegriffen und es wurde erprobt, wie sich die entwickelten Kategorien rund um die Kernkategorie anordnen ließen. Auf diesem Weg kristallisierte sich eine Kernkategorie heraus, auf die sich die anderen Kategorien in erklärender Weise bestmöglich beziehen ließen. Im Falle der vorliegenden Arbeit ist dies das Phänomen, das die Bewältigung der Interaktionssituation, unter einem subjektiv wahrgenommenen Zeitdruck bei gleichzeitig von außen und innen definiertem Druck einen Behandlungsauftrag zu erfüllen, beschreibt. Dieses Phänomen wurde durch den *In-vivo-Code „immer im Takt bleiben“* beschrieben. Einen Überblick über den Kodierprozess und die Theorieentwicklung liefert auch Tabelle 10-5.

Nach Corbin und Strauss endet der Forschungsprozess, wenn eine *Sättigung* der zur

Tabelle 10-5: Überblick über den Kodierprozess.

Kodierprozess und Theorieentwicklung		
offenes Kodieren	Memos und ständige Vergleiche	Generierung offener Kodes
axiales Kodieren		Sortierung der Kodes: • Behandlungsprozess, • Kontext und Rahmenbedingungen, • handlungsbezogene Codes (vorrangig aus den Videos), • bewertende/einordnende Codes (vorrangig aus dem lauten Denken), • interaktionsbeschreibende Codes, • interaktionsinterpretierende Codes (theoretische Codes mit höherem Abstraktionsniveau). Einsatz des Kodierparadigmas zur Herausarbeitung von Eigenschaften und Dimensionen und zur Herstellung von Verbindungen zwischen verschiedenen Konzepten/Kategorien (Strauss & Corbin, 1996): • Bedingungen, Kontext, Handlungs- und Interaktionsstrategien, Konsequenzen • Beispiel *Nähe*: – Bedingungen: 1:1-Behandlungssituation, körperliche Nähe als Behandlungsauftrag, Abhängigkeit vom Zeitpunkt der Behandlung, den Patient*innentypen, dem Selbstverständnis, den Zeitvorgaben; – Kontext: gewollte/nicht gewollte Nähe, körperliche/soziale Nähe; – Handlungs- und Interaktionsstrategien: standardisierte Abläufe/Routinen, Fokussierung auf den Körper, die Patient*innen ihre Geschichte erzählen lassen, Alltagsgespräche; – Konsequenzen: Wohlbefinden aller beteiligten Personen, aber möglicherweise auch Unwohlsein (nachweisbar für die Seite der Therapeut*innen), Beziehungsaufbau, möglicherweise Asymmetrie zwischen körperlicher Nähe/Distanz und sozialer Nähe/Distanz. • Hauptkategorien: Interaktionsarbeit als Balanceakt, Zeit/Zeitmanagement, Arbeitsauftrag versus Beziehung, Steuerung versus Aushandlung, Nähe versus Distanz, Wissen, Intimität, Vertrautheit, Kontextbedingungen der Praxis, Routinen …
selektives Kodieren		• Identifikation eines zentralen Phänomens in den Daten: Bewältigung der Interaktionssituation unter einem subjektiv wahrgenommenen Zeitdruck; gleichzeitig Erfüllung des selbstdefinierten und von außen definierten Behandlungsauftrags → in den Daten abgebildet durch den In-vivo-Code „*Immer im Takt bleiben*". • Benennung von Eigenschaften und Dimensionen des zentralen Phänomens: Dimensionen des Takts. • Integration der ausgearbeiteten Kategorien in ihren Beziehungen zum zentralen Phänomen (Nutzung des paradigmatischen Modells von Strauss und Corbin (1996). • Validierung der Beziehungen von Kategorien anhand der Daten, insbesondere auch anhand der Daten aus den Beobachtungen.

Beantwortung der Forschungsfrage relevanten Kategorien erreicht ist (Strauss & Corbin, 2010). Dieser Zustand ist erreicht, wenn davon auszugehen ist, dass ein Einbezug weiterer Daten keine neuen Erkenntnisse mehr im Hinblick auf … hervorbringen würde. Die vorliegende Arbeit entstand als Dissertationsprojekt. Im Forschungsprozess wurde versucht, eine große Offenheit gegenüber dem zu untersuchenden Phänomen zu wahren und das Prinzip des *theoretical samplings* anzuwenden. Die Herausforderung bestand darin, den Zeitpunkt zu finden, an dem die Offenheit endet und das zentrale Phänomen als identifiziert angesehen werden kann. Für das durch die Forscherin identifizierte zentrale Phänomen „immer im Takt bleiben" erschienen die theoretischen Zusammenhänge umfassend überprüft und darstellbar. Zugleich hat die Theorie Gültigkeit für den untersuchten Bereich, die Interaktion der Physiotherapie in ambulanten Praxen, wobei auch dort bestimmte Einflussfaktoren wie z. B. bestimmte fachliche Fokussierungen die Übertragbarkeit einschränken können. Die entwickelte Theorie verfolgt nicht das Ziel, eine universale Theorie der Interaktion zu liefern, sondern eine Reflexionsgrundlage für die therapeutische Interaktion zu schaffen, sei es für die Versorgung oder auch die Qualifizierung von Therapeut*innen.

Abschließend sei noch auf einen wichtigen Punkt der Analyse verwiesen: Erst die regelmäßige Diskussion des Datenmaterials und später auch der entwickelten Kategorien sowie Entwürfe erster Texte in einer Interpretationsgruppe unterstützte den Analyseprozess maßgeblich (vgl. Kap. 11 zur Forschungswerkstatt). So arbeitete die Autorin der vorliegenden Arbeit im gesamten Promotionsprozess mit einer 2-wöchentlich stattfindenden interprofessionellen, onlinebasierten Interpretationsgruppe zur Grounded Theory. Die Arbeitsweise dieser Gruppe wurde an anderer Stelle publiziert (Albrecht-Ross et al., 2016) .

Im Mittelpunkt dieses Kapitels stand die Darstellung des methodischen Vorgehens bei einer Grounded-Theory-Studie. Das Ergebnis dieser Forschung war eine Theorie zur physiotherapeutischen Interaktion in der ambulanten Physiotherapiepraxis, die sich der Metapher des Takts bedient, um einen Zugang zur physiotherapeutischen Interaktion zu schaffen. Der Vollständigkeit halber und um aufzuzeigen, wie sich in dieser Theorie Kategorien aufeinander beziehen, ist in Abbildung 10-4 die Visualisierung dieser Theorie gezeigt. Für eine tiefere Darstellung der Ergebnisse sei auf eine Publikation an anderer Stelle verwiesen (Grafe & Behrens, 2019).

10.4 Reflexion

In diesem Kapitel soll abschließend der Begriff der Theorie in Bezug auf das vorgestellte Forschungsprojekt eingeordnet werden und daran anschließend einige Überlegungen für die Relevanz der Grounded Theory für die Versorgungsforschung abgeleitet werden.

Die Grounded Theory kann als Forschungsstil verstanden werden, der es ermöglicht, ein theoretisches Verständnis sozialer Phänomene und Handlungen zu erarbeiten. Im Falle der hier beschriebenen Studie wurde deutlich, dass Therapeut*innen Strategien entwickeln, die auf eine Standardisierung und Objektivierung therapeutischer Arbeit abzielen und die vor dem Hintergrund der einleitend beschriebenen Bedeutung der Patient*innenorientierung zu Widersprüchen bei den Therapeut*innen führen. Die Ergebnisse lassen sich in bestehende theoretische Konzepte, wie das Konzept der Interaktionsarbeit, einordnen und erweitern in diesem Sinne die Perspektive auf Interaktion in Dienstleistungsberufen. Die Theorie, die zu diesem Phänomen entwickelt wurde, spiegelt wieder, welche Beobachtungen die Forscherin zu dem beobachteten Phänomen gemacht hat und wie sie das Phänomen definiert. Mit Blick auf den Nutzen der Grounded Theory sei an dieser Stelle noch einmal explizit darauf hingewiesen, dass in der vorliegenden Arbeit, ausgehend von einer Analyse der Mikroperspektive therapeutischer Arbeit (die Interaktion im Behandlungsprozess), durch eine Auseinandersetzung mit dem Material theoretische Verbindungen zwischen dieser Mikroebene und den übergeordneten Strukturen (z. B. den sozialrechtlichen Vorgaben und deren Umsetzung in der ambulanten Physiotherapiepraxis) aufgezeigt werden konnten.

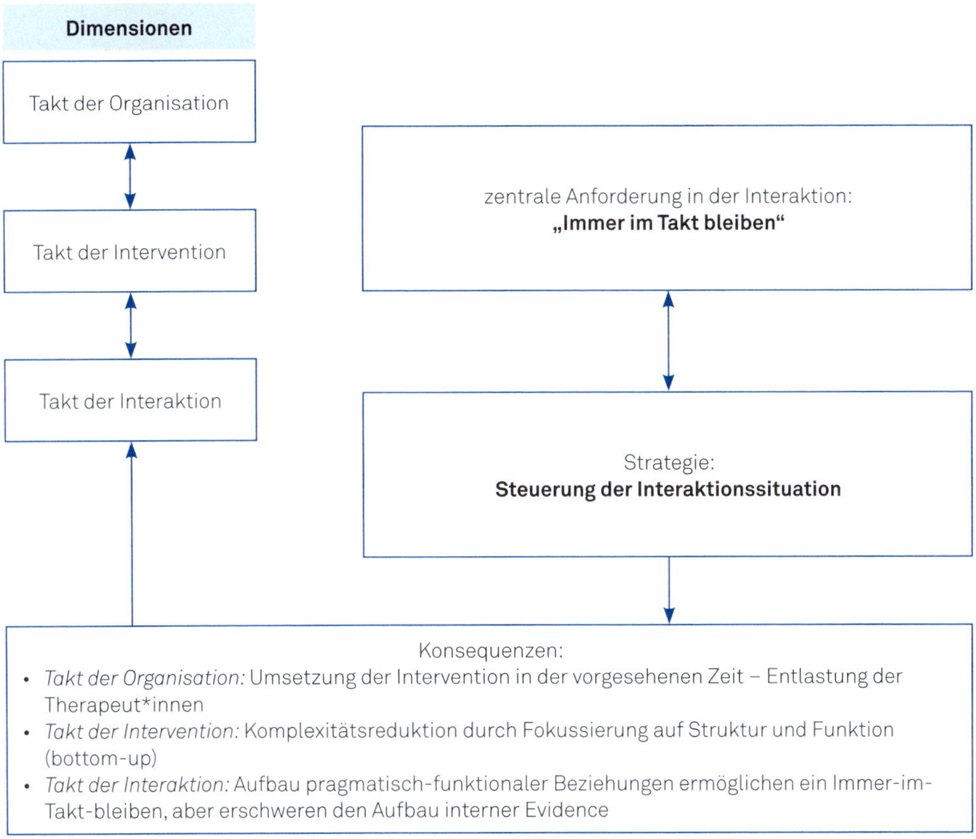

Abbildung 10-4: Theorie zur physiotherapeutischen Interaktion in der ambulanten Physiotherapiepraxis.

In diesem Kapitel wurde der Versuch unternommen, einen komplexen iterativ-zyklischen Forschungsprozess nachvollziehbar darzustellen und dadurch die Umsetzung der Prinzipien der Grounded Theory zu verdeutlichen. Gleichwohl sind die hier isoliert dargestellten Prozesschritte in der tatsächlichen Umsetzung nicht so exakt voneinander abzugrenzen. Vielmehr sind es fließende Übergänge zwischen den Kodierschritten unter Einbezug theoretischer Sensitivität. Letzteres meint eine Auseinandersetzung mit bestehenden theoretischen Konzepten, die sich nicht vorab festlegen lassen, sondern im Prozess deutlich werden. Somit ist Grounded Theory nicht nur die Entwicklung von Theorien, sondern auch die Arbeit mit Theorien. Theorien sind somit nah an den Erfahrungen und ermöglichen Einblicke in Versorgungsrealitäten aus verschiedenen Perspektiven. Sie sind nicht abgeschlossen, sondern prozessual zu verstehen und ermöglichen die Verbalisierung oftmals unsichtbarer und gefühlter Phänomene. Charmaz beschreibt dies in ihrem Buch *Constructing Grounded Theory*:

> „Rather we are part of our constructed theory and this theory reflects the vantage points inherent in our varied experiences, whether or not we are aware of them."
> (Charmaz, 2014, p. 260)

Für die Versorgungsforschung liegt das Potenzial von Grounded-Theory-Studien darin, die Komplexität der Versorgung mithilfe von Theorien mittlerer Reichweite greifbar und verbalisierbar zu machen. Verschiedene aktuelle und zukünftige Herausforderungen in der Gesundheitsversorgung, wie z.B. der Umgang mit Menschen mit Flucht- oder Gewalterfahrung, ebenso wie Fragen des Krankheits- und Versorgungserlebens können aus der Perspektive der Grounded Theory betrachtet werden. Das Prinzip der Gegenstandsangemessenheit ist dabei entscheidend für die Gewährleistung einer induktiven Vorgehensweise. Die Herausforderung folgt jedoch zugleich und liegt in der zeitlichen Unplanbarkeit eines Grounded-Theory-Vorhabens, was insbesondere im Kontext drittmittelgeförderter Forschung oder Qualifizierungsarbeiten eine große Schwierigkeit darstellt.

Literatur

Albrecht-Ross, B., Leitner, S., Putz-Erath, L., Rego, K., Rohde, K. & Weydmann, N. (2016). „Falls meine Kleine weint, muss ich mal kurz weg." Möglichkeiten und Herausforderungen einer Online-Arbeitsgruppe mit Grounded-Theory-Projekten. In C. Equit & C. Hohage (Hrsg.), *Handbuch Grounded Theory. Von der Methodologie zur Forschungspraxis* (S. 409–426). Beltz Juventa.

Baumann, W., Farin, E., Menzel-Begemann, A. & Meyer, T. (2016). Memorandum IV: Theoretische und normative Fundierung der Versorgungsforschung. *Gesundheitswesen, 78*(5), 337–352. https://doi.org/10.1055/s-0042-105511

Behrens, J. (2002). Sinn machen „quantitative" Untersuchungen nur als Teile „qualitativer" Studien. *Hallesche Beiträge zu den Gesundheits- und Pflegewissenschaften, 1*, 1–20.

Böhle, F. & Glaser, J. (2007). *Arbeit in der Interaktion – Interaktion als Arbeit: Arbeitsorganisation und Interaktionsarbeit in der Dienstleistung*. VS Verlag für Sozialwissenschaften.

Böhm, A. (2009). Theoretisches Codieren: Textanalyse in der Grounded Theory. In U. Flick, E. Kardoff & I. Steinke (Hrsg.), *Qualitative Forschung* (S. 475–485). Rowohlt.

Breuer, F. (2010). *Reflexive Grounded Theory: eine Einführung für die Forschungspraxis* (2. Aufl.). VS Verlag für Sozialwissenschaften.

Breuer, F., Muckel, P. & Dieris, B. (2019). *Reflexive Grounded Theory*. Springer Fachmedien. https://doi.org/10.1007/978-3-658-22219-2

Charmaz, K. (2014). *Constructing grounded theory* (2nd ed.). Sage.

Clarke, A.E., Friese, C. & Washburn, R. (2018). *Situational analysis: Grounded Theory after the interpretive turn* (2nd ed.). Sage.

Corbin, J.M. & Strauss, A.L. (2015). *Basics of qualitative research. Techniques and procedures for developing Grounded Theory* (4th ed.). Sage.

Dellwing, M. & Prus, R. (2012). *Einführung in die interaktionistische Ethnografie: Soziologie im Außendienst*. VS Verlag für Sozialwissenschaften.

Embrey, D.G., Guthrie, M.R., White, O.R. & Dietz, J. (1996). Clinical decision making by experienced and inexperienced pediatric physical therapists for children with diplegic cerebral palsy. *Physical Therapy, 76*(1), 20–33. https://doi.org/10.1093/ptj/76.1.20

Ericsson, K.A. & Simon, H.A. (2002). *Protocol analysis: verbal reports as data* (4th, revised ed.). Bradford/MIT Press.

Ferreira, P.H., Ferreira, M.L., Maher, C.G., Refshauge, K.M., Latimer, J. & Adams, R.D. (2013). The therapeutic alliance between clinicians and patients predicts outcome in chronic low back pain. *Physical Therapy, 93*(4), 470–478. https://doi.org/10.2522/ptj.20120137

Glaser, B. & Strauss, A. (2017). *Awareness of dying*. Routledge.

Glaser, B.G. & Strauss, A.L. (1998). *Grounded Theory: Strategien qualitativer Forschung*. Huber.

Grafe, M. & Behrens, J. (2019). Der physiotherapeutische Takt. *Physioscience, 15*(03), 113–123. https://doi.org/10.1055/a-0965-5898

Hall, A.M., Ferreira, P.H., Maher, C.G., Latimer, J. & Ferreira, M.L. (2010). The influence of the therapist-patient relationship on treatment outcome in physical rehabilitation: a systematic review. *Physical Therapy, 90*(8), 1099–1110. https://doi.org/10.2522/ptj.20090245

Helfferich, C. (2009). *Die Qualität qualitativer Daten: Manual für die Durchführung qualitativer Interviews* (3., überarbeitete Aufl.). VS Verlag für Sozialwissenschaften.

Konrad, K. (2010). Lautes Denken. In G. Mey & K. Mruck (Hrsg.), *Handbuch Qualitative Forschung in der Psychologie* (1. Aufl.). VS Verlag für Sozialwissenschaften. https://doi.org/10.1007/978-3-531-92052-8_34

Lamnek, S. & Krell, C. (2016). *Qualitative Sozialforschung. Mit Online-Material* (6., vollständig überarbeitete Aufl.). Beltz.

Lüders, C. (2022). Beobachten im Feld und Ethnographie. In U. Flick, E. von Kardorff & I. Steinke (Hrsg.), *Qualitative Forschung. Ein Handbuch* (Rowohlts Enzyklopädie, Bd. 55628) (14. überarbeitete Aufl.) (S. 384–401). Rowohlt.

Mey, G. & Dietrich, M. (2016). Vom Text zum Bild – Überlegungen zu einer visuellen Grounded-Theory-Methodologie. *Forum qualitative Sozialforschung, 17*(2), 2.

Moritz, C. (2012). *Die Feldpartitur: Multikodale Transkription von Videodaten in der Qualitativen Sozialforschung* (1. Aufl.). VS Verlag für Sozialwissenschaften.

O'Keeffe, M., Cullinane, P., Hurley, J., Leahy, I., Bunzli, S., O'Sullivan, P.B. & O'Sullivan, K. (2016). What influences patient-therapist interactions in musculoskeletal physical therapy? Qualitative systematic review and meta-synthesis. *Physical Therapy, 96*(5), 609–622. https://doi.org/10.1016/j.math.2016.05.141

Selting, M., Auer, P., Barth-Weingarten, D. Bergmann, J.R., Bergmann, P., Birkner, K., Couper-Kuhlen, E., Deppermann, A., Gilles, P., Günthner, S., Hartung, M., Kern, F., Mertzlufft, C., Meyer, C., Morek, M., Oberzaucher, F., Peters, J., Quasthoff, U., Schütte, W., ... Uhmann, S. (2009). Gesprächsanalytisches Transkriptionssystem 2 (GAT 2). *Gesprächsforschung – Online-Zeitschrift zur verbalen Interaktion, 10*, 353–402.

Strauss, A.L. & Corbin, J.M. (1996). *Grounded Theory: Grundlagen qualitativer Sozialforschung*. Beltz.

Strauss, A.L. & Corbin, J.M. (2010). *Grounded Theory: Grundlagen qualitativer Sozialforschung* (unveränderter Nachdruck). Beltz.

Strübing, J. (2011). Zwei Varianten von Grounded Theory? Zu den methodologischen und methodischen Differenzen zwischen Barney Glaser und Anselm Strauss. In G. Mey (Hrsg.), *Grounded Theory Reader* (2. Aufl.). VS Verlag für Sozialwissenschaften. https://doi.org/10.1007/978-3-531-93318-4_12

Strübing, J. (2014). *Grounded Theory*. VS Verlag für Sozialwissenschaften. https://doi.org/10.1007/978-3-531-19897-2

Tuma, R. (2013). *Videographie. Einführung in die interpretative Videoanalyse sozialer Situationen.* Springer VS.

Wainwright, S.F., Shepard, K.F., Harman, L.B. & Stephens, J. (2010). Novice and experienced physical therapist clinicians: a comparison of how reflection is used to inform the clinical decision-making process. *Physical Therapy, 90*(1), 75–88. https://doi.org/10.2522/ptj.20090077

Witzel, A. (2000). Das problemzentrierte Interview. *Forum Qualitative Sozialforschung / Forum: Qualitative Social Research, 1*(1), 22.

11 Forschungswerkstätten in der qualitativen Versorgungsforschung

Corina Güthlin und Thorsten Meyer-Feil

Forschungswerkstätten dienen in der qualitativen Forschung der Interpretation von Daten und der Reflexion der bisherigen Analyse in der Gruppe. Das meint insbesondere die Diskussion oder auch Entwicklung und Aushandlung sinnhafter Deutungen einzelner Textpassagen qualitativen Materials (oft Interviews) in einer Gruppe (qualitativ) Forschender. Damit kann auch das Erarbeiten von Konzepten und Theorien zu einer bestimmten Forschungsfrage und auch das Überprüfen dieser Konzepte und Theorien in einer Gruppe und damit in einer Forschungswerkstatt stattfinden (Reichertz, 2013). Darüber hinaus gelten Forschungswerkstätten als Konzepte gemeinsamen, interdisziplinären Lernens, der kollegialen Beratung und der Forschungssupervision und werden als „wichtige Instrumente [...] des Aufbaus von Forschungskompetenz beim wissenschaftlichen Nachwuchs" beschrieben (Bergold et al., 2008).

Im weiteren Sinne können Forschungswerkstätten als eine Zusammenkunft von Forschenden bezeichnet werden, die sich explizit in gemeinsamer Runde Fragen des qualitativen Forschens widmet, z.B. der Diskussion einer Forschungsfrage, die sich mit qualitativen Methoden beantworten lässt, der Diskussion eines Interviewleitfadens, eines Materialausschnittes oder des Verhältnisses eines Kodierbaums zur Forschungsfrage im Rahmen einer Analyse.

Interessanterweise stellt die Praxis des gemeinsamen Interpretierens mittlerweile ein gleichsam selbstverständliches Qualitätsmerkmal qualitativer Sozialforschung dar (Dausien, 2019; Stamer et al., 2015). Als wichtiges Instrument der Qualitätssicherung qualitativer Forschung (Riemann, 2018) oder auch als Ausdruck einer qualitativen Forschungskultur (Stamer et al., 2015) sind Forschungswerkstätten entsprechend anschlussfähig in der Versorgungsforschung. Zugleich finden sich nur wenige Darstellungen oder auch Anleitungen entsprechender Formen von Forschungswerkstätten, und ihre theoretisch-empirische Untersuchung und Begründung ist noch sehr rudimentär (Dausien, 2019; Maier, 2018; Reichertz, 2013).

Jo Reichertz hat in seinem 2013 erschienen Buch darauf hingewiesen, dass die gemeinsame Deutungsarbeit zum Arbeitsalltag qualitativ Forschender gehöre, obwohl zugleich eine entsprechende wissenschaftliche Forschung über die Art und Weise, wie mithilfe von Forschungswerkstätten eine kommunikative Konstruktion von Wirklichkeit entsteht, noch ausstehe (Reichertz, 2013). Die Ausgestaltung von Forschungswerkstätten dürfte sowohl von Forschungstraditionen, forschungspraktischen Intuitionen und bisher aus übergeordneter Perspektive theoretisch wenig reflektierten Entscheidungen geleitet sein. Das heißt, Forschungswerkstätten haben sich in der qualitativen Forschungspraxis als wertvolles Instrument insbesondere der interpretativen Arbeit entwickelt. Zugleich wissen wir noch vergleichsweise wenig darüber, welche Aspekte in welcher Weise von besonderer Bedeutung für diesen Teil des Forschungsprozesses sind. Wie ist vor diesem Hintergrund dieser Lehrbuchtext zu lesen? Wir haben sehr positive Erfahrungen mit der Praxis der Forschungswerkstätten im Forschungsprozess qualitativer Versorgungsforschung gesammelt. Dieser Text dient entsprechend dazu, in unterschiedliche Formen und Funktionen von Forschungswerkstätten einzuführen, Erfahrungen in Form von Beispielen und Reflexionsangeboten weiterzugeben und auf unterschiedliche Praxisansätze aufmerksam zu machen, mit dem Ziel, die Qualität der Praxis qualitativer Versorgungsforschung zu fördern.

11.1 Forschungswerkstätten: historischer Hintergrund

Das gemeinsame Interpretieren greift Lehr- und Forschungsansätze schon der frühen Chicagoer Schule aus den 1920er-Jahren auf (Riemann, 2018). Auch wenn es Hinweise für erste Forschungswerkstätten in Deutschland schon für die 1930er-Jahre gibt, ist ihre hiesige Praxis maßgeblich geprägt von verschiedenen späteren Forschungsaufenthalten deutscher Forscher in den USA, insbesondere bei Anselm Strauss mit Bedeutung für die Rezeption und Verbreitung der Grounded Theory in Deutschland, aber auch für konversationsanalytische Ansätze (Reichertz, 2013). Reichertz unterscheidet im Wesentlichen drei Forschungswerkstatt-Traditionen, die sich Ende der 1970er-Jahre herausgebildet haben:

- in Bielefeld, verbunden mit den Namen Fritz Schütze, Werner Kallmeyer und Gerhard Riemann, die wesentlich von Anselm Strauss' Forschungskolloquien des forschenden Lernens inspiriert waren,
- in Frankfurt am Main, verbunden mit den Namen Alfred Lorenzer und Ulrich Oevermann, die Gruppeninterpretation vor einem tiefenpsychologischen Ansatz durchgeführt haben, und
- eine eher konversationsanalytische Gruppe in Konstanz, verbunden mit den Namen Thomas Luckmann und Jörg Bergmann.

Mittlerweile haben sich Forschungswerkstätten an zahlreichen Orten und Einrichtungen, in unterschiedlichen Formaten und über die ursprünglichen soziologischen bzw. sozialwissenschaftlichen Institutionen hinaus in anderen, insbesondere anwendungsbezogenen Fachbereichen etabliert. Eine aktuelle Übersicht zu Forschungswerkstätten im deutschsprachigen Raum findet sich auf der Homepage des Instituts für Qualitative Forschung (IQF; https://qualitative-forschung.de/uebersicht-forschungswerkstaetten/). Hier finden sich Angaben zur jeweiligen methodischen Ausrichtung, der Zielgruppe, ihrer Form, institutionellen Anbindung und Kontaktmöglichkeiten. Diese Übersicht ermöglicht auch Forschenden der qualitativen Versorgungsforschung, passende methodische bzw. regionale Angebote zu finden.

11.2 Forschungswerkstätten: Merkmale, Ziele und Formen

Das Interpretieren in der Gruppe findet in sehr unterschiedlichen qualitativen Forschungsstilen bzw. -methodologien statt. So finden in Forschungswerkstätten eine Vielzahl unterschiedlicher Ansätze Anwendung, wie z. B. die Grounded Theory, die Dokumentarische Methode, die Objektive Hermeneutik, die Narrationsanalyse, die Konversationsanalyse, ethnografische oder phänomenologische Ansätze. Dabei sollten sich Forschungswerkstätten nicht auf einen einzelnen Forschungsansatz beschränken, vielmehr als Ausdruck des Kriteriums der Gegenstandsangemessenheit möglichst offen gegenüber unterschiedlichen methodisch-methodologischen Zugängen sein (Dausien, 2019).

Regelhaft anzutreffen und nicht nur auf Lehr-Lern-Konstellationen beschränkt ist die Situation, dass in Forschungswerkstätten erfahrene Forscher*innen und noch in der Ausbildung befindliche Forschende zusammenarbeiten. So sprechen etwa Hoffmann und Pokladek (2010) von einem „Arbeitsbündnis" und einem Sozialisationsansatz für wissenschaftlichen Nachwuchs, in dem sich „Studierende und promovierende Neueinsteiger von Beginn an als Forscher verstehen dürfen, die eigene Kompetenzen, wie ihre lebensgeschichtlichen und berufsbiographischen Erfahrungen, ihre Sensibilität oder auch ihre Unbefangenheit und Neugierde, d.h. den ‚frischen Blick' für bestimmte Bereiche sozialer Wirklichkeit und durchaus auch ihre anfängliche ‚Naivität' im analytischen Herangehen einbringen" (S. 199). Hoffmann und Pokladek (2010) haben in einer Studie zu Forschungswerkstätten anhand von Interviews drei Faktoren herausgearbeitet, die für Teilnehmer*innen von Forschungswerkstätten von Bedeutung sind:

- *Reziprozität in der Zusammenarbeit:* Die Wahrnehmung von Reziprozität der Teilnehmenden einer Forschungswerkstatt speist sich aus einem „Geben und Nehmen". Damit sind sowohl zeitliche Ressourcen (verlässliche Anwesenheit) als auch die Mühe(n) für kooperativ miteinander zu entwickelnde oder zu diskutierende Deutungen oder Werkzeuge qualitativen Arbeitens (gute Vorbereitung aller) gemeint. So ist die Reziprozität an Zeit und Mühe zu Beginn einer Forschungswerkstatt sowie bei Neuzugängen durchaus aktiv zu thematisieren.
- *Heterogenität und Homogenität der Teilnehmenden:* Hiermit ist das Ausmaß gemeint, in dem Teilnehmende Ähnlichkeit empfinden. Diese Ähnlichkeit kann sich auf alle Teile eines Projektes beziehen, wird in der Versorgungsforschung aber vermutlich vor allem dann zum Thema, wenn unterschiedliche methodische Kenntnisstände vorliegen oder wissenschaftstheoretische Hintergründe verschiedener Disziplinen offenbar werden. Zu nennen ist eine mögliche Prägung durch positivistische Wissenschaftssozialisationen oder das eher theoretisch hergeleitete wissenschaftsphilosophische Primat der Offenheit jeder wissenschaftlichen Studie.
- *Herstellung eines wertschätzenden Umgangs miteinander* und die besondere *Rolle des*der Werkstattleiters*in* als die eines „bescheidenen Meisters" (Hoffmann & Pokladek, 2010, S. 215): hier sei daran erinnert, dass vermutlich alle Forschende Unsicherheiten erleben und auch bereits in der Wissenschaft sozialisierte Personen von dieser Unsicherheit nicht ausgenommen sind. Außerdem ist jedes voreingenommene „Richtig" und „Falsch" zu hinterfragen. Dies gilt auch für die Inhalte von Forschungsfragen oder für den richtigen Weg zu einem überzeugenden Ergebnis. Das Arbeitsbündnis einer Forschungswerkstatt gründet sich auf der Überzeugung, dass Richtig oder Falsch zu jedem Zeitpunkt auf seine darunterliegenden Annahmen überprüft werden kann und sollte. Sprachlich kann die Verwendung des Konjunktivs bei der Formulierung von Annahmen und möglichen Ergebnissen helfen, um die Illusion von Letztgültigkeit zu verdeutlichen.

Forschungswerkstätten sind wesentlich geprägt von der gemeinsamen interpretativen Arbeit am empirischen Material. Nach Dausien (2019) sollten sich in den Forschungswerkstätten in der Interaktion ihrer Mitglieder und in der interpretativen Arbeit drei *grundlegende Prinzipien* wiederfinden. Die Prinzipien sind:

- Rekonstruktion von sozialem Sinn als methodische Grundannahme,
- gemeinsame Praxis der Deutung/Rekonstruktion,
- demokratische und kooperative Kommunikationsstruktur.

Bei der Rekonstruktion von sozialem Sinn ist die Annahme zentral, dass diese nicht durch inhaltliche Auswertung einzelner Aussagen entstehen kann, sondern immer Wissen über die Interaktion und Kommunikation sozialer Akteur*innen voraussetzt. Dieses Wissen kann in einer Gruppe anders aktualisiert werden als bei einer Einzelbetrachtung durch eine auswertende Person. Etwa können in der Gruppe unterschiedliche Stände der Auseinandersetzung mit einer Theorie oder unterschiedliche praktische Erfahrungen mit einem Thema oder unterschiedliche Herangehensweisen an Verstehensprozesse vorliegen. Flick (2000) ordnet die Interpretation in Gruppen auch als einen Ansatz der Investigator-Triangulation ein. Triangulation stellt im Rahmen qualitativer Studien eine Strategie dar, durch Multiperspektivität ein tieferes Verständnis für den untersuchten Gegenstand zu erlangen, was auch als Qualitätssicherung verstanden werden kann. Aus der Perspektive der Triangulation geht die Interpretation in Gruppen in der Regel auch mit einer Theorien-Triangulation einher, wenn die Teilnehmenden unterschiedliche wissenschaftliche Sozialisierungen aufweisen.

Leitende Prinzipien bei der Interpretation qualitativer Daten sind Offenheit und Reflexion, also zwei Kriterien, die ebenfalls von Perspektivenvielfalt und Interdisziplinarität nur profitieren können. Die gemeinsame Praxis der Deutung (oder allgemeiner das Besprechen von weiteren Fragen qualitativer Forschungsprojekte im obigen Sinne) sollte entsprechend von einer fragenden und nicht festlegenden, nicht diagnostizierenden Haltung getragen sein. Gerade bei gemeinsamer Interpretation gerät die Diskussion leicht in ein Fahrwasser, das eher der „Diagnose" z.B. einer interviewten Person gleicht. Helfen kann hier die Frage: Was hätte die Person sonst auch noch sagen können?

Eine fragende Haltung setzt letztlich eine demokratische und kooperative Kommunikationsstruktur voraus. Unterschiedliche Lesarten des Materials sollten hervorgebracht und zunächst nicht der Deutungshoheit einer Person untergeordnet werden. Auch Leiter:innen der Forschungswerkstatt haben nicht recht, sondern sind lediglich dazu angehalten, die Diskussion fruchtbar zu halten. Die Verantwortung für die gemeinsame, aktive und fruchtbringende reflexive Arbeit tragen aber alle, und Lesarten müssen sich letztlich am Datenmaterial bewähren.

Unterschiede zwischen Forschungswerkstätten lassen sich auf verschiedenen Ebenen beschreiben (vgl. Reichertz, 2013). Eine wichtige Unterscheidung betrifft die Frage, ob sie in den Rahmen eines Lehr-Lern-Kontextes eingebettet ist und damit primär der Ausbildung dient oder ob sie die Durchführung qualitativer Forschungsprojekte unterstützt und damit primär dem Erkenntnisinteresse dient. Somit kann die Forschungswerkstatt auch als Mittel der Qualitätssicherung im Forschungsprozess verstanden werden. In der Praxis können sich beide Formen – Ausbildungsfunktion, Erkenntnisinteresse – durchaus überschneiden und ergänzen. Zugleich entscheiden die jeweiligen Zwecke auch über den Zugang und die Formen der Mitgliedschaft. So können Forschungswerkstätten im Rahmen von Seminaren durchgeführt werden. Sie können als selbstorganisierte Form vonseiten der Studierenden bzw. Promovierenden entwickelt werden. Auch einmalige Begegnungen im Rahmen von qualitativen Fortbildungsveranstaltungen (wie beim Berliner Methodentreffen) können zur Aus- und Weiterbildung genutzt werden. Es finden sich Forschungswerkstätten von Forschungsverbünden, die die Interpretationsarbeit in den verschiedenen Projekten unterstützen. Zudem gibt es regelmäßig und zum Teil langjährig bestehende institutionalisierte Forschungswerkstätten mit festen Mitgliedern, Zugangsregeln und Schwerpunkten, die an einzelne Personen bzw. Institutionen gebunden sind.

Die inhaltlichen (Erkenntnis-)Ziele von Forschungswerkstätten können dabei sehr unterschiedlich sein. Eher kürzere Zusammenkünfte in offeneren Gruppenkonstellationen eignen sich primär dazu, Lesarten bzw. Deutungsangebote aus dem Material heraus zu entwickeln, die dann von den verantwortlich Forschenden unter Rückgriff auf weiteres Material zur weiterführenden Interpretation genutzt werden können. Personell und zeitlich stabilere Gruppen bieten auch die Möglichkeit, das Material aus einem Projekt in seiner Gänze zu überblicken, unterschiedliche Lesarten gegeneinander abzuwägen und zu gemeinsamen Deutungen zu kommen. So zeichnet sich das gemeinsame Interpretieren im Rahmen der Objektiven Hermeneutik dadurch aus, dass über die verschiedenen subjektiven Deutungen hinweg eine valide, gültige Interpretation der Daten entwickelt werden soll (vgl. Reichertz, 2013). Die räumlich-zeitlich-kulturelle Gebundenheit der Interpretation sozialen Sinns unterstellend, dürften in der Forschungspraxis allerdings Ansätze vorherrschen, die verschiedene Lesarten eines sozialen Phänomens – ihre Plausibilität und empirische Verankerung vorausgesetzt – zulassen und auch anstreben.

Entsprechend finden sich auch Unterschiede in der Organisation von Forschungswerkstätten. Während sich in Lehr-Lern-Kontexten, aber durchaus auch in institutionalisierten Formen der Forschungswerkstätten Lehrer*in-Lernende-Verhältnisse wiederfinden, können Forschungswerkstätten auch unter gleichberechtigt Forschenden, z. B. im Rahmen von Promotionsgruppen oder auch Forschungsprojekten, organisiert und moderiert werden (Dausien verweist hier auf ein „Community of Practice"-Modell; Dausien, 2019, S. 264).

Dauer, Häufigkeit, Regelmäßigkeit, Zugang, Mitgliedschaft, Leitung oder Moderation, Deutungshoheit, Ergebnissicherung, methodisch-methodologische Zugänge, Ziele – all diese Merkmale können sich zwischen Forschungswerkstätten unterscheiden. Der Begriff werde mittlerweile „inflationär" verwendet (Dausien, 2019, S. 258).

11.3 Nutzung von Forschungswerkstätten in der qualitativen Versorgungsforschung

Auch für die qualitative Versorgungsforschung sind die beiden zentralen Funktionen der Forschungswerkstätten, d. h. die Qualität der Interpretation (Erkenntnisfunktion) und Aus- bzw. Fortbildung, relevant. In diesem Zusammenhang möchten wir zwei Modelle vorstellen, die auf zentrale Rahmenbedingungen von Versorgungsforschung reagieren. Versorgungsforschung ist per definitionem interdisziplinär angelegt. Daher bietet sich das Instrument der Forschungswerkstatt als eine Form der intensiven interdisziplinären Auseinandersetzung an. Zugleich ist Versorgungsforschung in aller Regel anwendungsbezogen und an konkreten Problemlösungen bzw. Handlungsempfehlungen orientiert. Dieser Handlungsdruck kollidiert zwar mit den Erfordernissen einer auch zeitlich geschützten vertieften und umfassenden Analyse, dieses Spannungsfeld kann allerdings nicht einfach aufgelöst werden. Eine Forschungswerkstatt stellt hier eine pragmatische Form des Erkenntnisgewinns dar, die zumindest Multiperspektivität einbringen kann. Auch die maßgebliche Praxis der Forschungsförderung von Projekten, deren Dauer in der Regel mit einem bis maximal fünf Jahren veranschlagt werden kann und die für das jeweilige Projekt mit einer kleineren Anzahl von Mitarbeitenden auskommen müssen, prägt die Ausdrucksformen von Forschungswerkstätten. So müssen in der Regel projektübergreifende Arbeitsgruppen entwickelt werden, die mit einem substanziellen Wechsel der jeweiligen Mitglieder umgehen können müssen, was in einer Forschungswerkstatt wiederum Bedeutung für den datenschutzkonformen Umgang mit dem Material hat.

11.3.1 Forschungswerkstätten innerhalb von Forschungsgruppen

Diese Forschungswerkstätten stellen ein Angebot gemeinsamen Interpretierens bzw. gemeinsamer Reflexion von Forschungsergebnissen qualitativer Studien dar. Sie zielen auf Wissenschaftler:innen in aktuellen qualitativen Projekten. Studierende sind insoweit integriert, als sie Teil der jeweiligen Projekte sind, insbesondere als wissenschaftliche Hilfskräfte und/ oder in der Erstellung einer einem Projekt zugehörigen Qualifikationsarbeit. Die Forschungswerkstatt wird idealerweise von einem Tandem in folgender Weise organisiert und moderiert: Eine Person fungiert als Ansprechpartner:in in der Vorbereitung der Forschungswerkstatt, ist verantwortlich für organisatorische Fragen und wählt zusammen mit dem einzubringenden Projekt potenzielle Textpassagen für die Sitzung aus. Während der 1,5- bis 2-stündigen Sitzung können in aller Regel ca. ein bis maximal zwei Textseiten Transkript bearbeitet werden. Es hat sich als sinnvoll erwiesen, dass eine Person des Tandems die Moderation der Forschungswerkstatt übernimmt und für einen angemessenen Diskussionsrahmen und Ablauf sorgt. Die zweite Person hat neben der eigenen Beteiligung die zusätzliche Funktion, wesentliche Aussagen aus der Diskussion zu dokumentieren (z. B. in Form von Metaplan-Karten), und am Ende der Sitzung die Ergebnisse anhand dieser Karten für alle zusammenzufassen.

Bei den Teilnehmenden handelt es sich um eine Mischung aus Kerngruppe und nur punktuell involvierten Personen. Dies erklärt sich aus dem unterschiedlichen Ausmaß der Einbindung in die jeweiligen Projekte und Forschungsstrukturen. Die Kommunikationskultur etabliert sich im Laufe der Zeit und wird faktisch durch diejenigen, die regelmäßig an der Forschungswerkstatt teilnehmen, weitergetragen.

Das eingebrachte Material stammt in aller Regel aus laufenden Projekten. Daher erhalten die Teilnehmenden die Textausschnitte erst mit Beginn der Forschungswerkstatt in Form von Ausdrucken. Diese Ausdrucke werden am Ende wieder an diejenigen zurückgegeben, die das Material eingebracht haben. So bleibt gewährleistet, dass das Material im Projekt verbleibt, und auch die Deutungshoheit ist damit symbolisch geklärt. Diese Form der Forschungswerkstatt dient dazu, Lesarten für bestimmte relevante Textstellen zu entwickelt. Diese Deutungen stellen letztlich Angebote für diejenigen dar, die für die Durchführung des jeweiligen Projekts verantwortlich sind. Die Forschungswerkstatt dient dazu, unterschiedliche Deutungen zu entwickeln, diese aber zugleich vor dem Hintergrund des bekannten Materials zu reflektieren. Es liegt dann wiederum in den Händen und Verantwortung der Projektmitarbeitenden zu überprüfen, inwieweit diese Lesarten sich an anderen Textstellen bewähren und weiterführend für die Interpretation des Materials sind.

Es bietet sich an, dass jemand aus dem Projekt zu Beginn der Forschungswerkstatt in das Material einführt. Hier werden Fragen geklärt, die das eingebrachte Material kontextualisieren. Dazu gehören auch Fragen zu Ausgangs- und Untersuchungsfragestellungen, zum Studiendesign, zum methodologischen Hintergrund, oder zur Durchführung bzw. zum Kontext der Erhebung. Die Textausschnitte werden dabei sequenziell in einzelnen Abschnitten während der Forschungswerkstatt in der Regel laut vorgelesen. Anschließend erfolgen erste gemeinsame Deutungsansätze, in explizitem Rückbezug auf die jeweiligen Textstellen. Am Ende der Sitzung werden die Diskussionspunkte auf einem Meta-Plan zusammengefasst und die Materialien werden wieder eingesammelt. Denjenigen, die das Projekt in die Forschungswerkstatt einbringen, obliegt die Funktion, Hintergrundinformationen bei Bedarf einzugeben, sich ansonsten mit inhaltlichen Deutungen zurückzuhalten, um die Diskussion nicht in bestimmte Bahnen zu lenken und Offenheit zu bewahren. Nach der Zusammenfassung am Ende ist für die Gruppe eine erste Reflexion der Deutungsangebote vonseiten der Projektmitarbeitenden allerdings sinnvoll und motivierend für die Arbeit.

11.3.2 Forschungswerkstätten in der Ausbildung

Eine Möglichkeit, die Idee der Forschungswerkstätten in der Ausbildung von Studierenden der Versorgungsforschung zu nutzen, besteht in der parallelen Einführung und Durchführung für Studierende in der Phase der Erstellung ihrer Qualifikationsarbeit (Masterarbeit, Promotion). In einem Seminar werden Grundlagen des Arbeitens in einer Forschungswerkstatt vorgestellt, anschließend beispielhaft Textauszüge gemeinsam interpretiert, um Kommunikationsstile und Forschungshaltungen kennenzulernen und einzuüben. Am Ende des Seminars haben die Studierenden die Möglichkeit, sich gegenseitig selbstorganisiert in ihren Arbeiten zu unterstützen. Gerade die in der Pandemie gelernten Fähigkeiten im Umgang mit Videokonferenzsystemen ermöglichen dabei ortsungebundene Formen der Interaktion.

Da in der Regel aufgrund der Semesterorganisation des Studiums bei Masterarbeiten nur die ersten Phasen des Forschungsprozesses begleitet werden können, liegt hier der Fokus auf der gemeinsamen methodischen Reflexion von Forschungsfragen, Interviewleitfäden, Beobachtungsprotokollformen, Sampling bzw. weiteren Fragen des Studiendesigns. Interpretationen in Form von Auswertungen eigenen Materials können in der Regel erst in der letzten Phase des Seminars beginnen. Daher ist die Einübung an aus vorheriger Forschung schon vorhandenem Material eine wichtige Vorbereitung für die Analysearbeit mit dem eigenen Material. Zugleich sollten die Lehrenden auch nach Abschluss des Seminars die Möglichkeit haben, an ausgewählten Terminen der Forschungswerkstatt teilzunehmen und für Fragen zur Verfügung stehen. Für Promovierende gibt es mittlerweile Erfahrungen für die Durchführung selbstorganisierter, auf Videokonferenzsystemen basierenden Forschungswerkstätten (Albrecht-Ross et al., 2016). Gerade in Graduiertenkollegs oder Promotionsstudiengängen bieten sich solche gegenseitigen Unterstützungsformen an, die je nach Kenntnisstand der Teilnehmenden allerdings auch methodologisch begleitet werden sollten.

11.4 Ausblick

Gerade in der Versorgungsforschung, in der methodisch qualitativ ausgerichtete Projekte immer mehr zum Alltag gehören, gleichzeitig aber keine eigene Forschungstradition besteht, die sich innerhalb der Disziplin mit qualitativen Methoden oder Methodologie-Entwicklung auseinandergesetzt hätte, ist die Etablierung von Forschungswerkstätten essenziell. Auf diese Weise kann methodisches bzw. methodologisches und auch inhaltliches Wissen vermittelt, Wissen weitergegeben und Reflexion eingeübt werden. Als Qualitätsmerkmal qualitativer Forschung sollten Forschungswerkstätten zum essenziellen Bestandteil des qualitativen Forschungsprozesses gehören.

Literatur

Albrecht-Ross, B., Leitner, S., Putz-Erath, L., Rego, K., Rohde, K. & Weydmann, N. (2016). „Falls meine Kleine weint, muss ich mal kurz weg." Möglichkeiten und Herausforderungen einer Online-Arbeitsgruppe mit Grounded-Theory-Projekten. In C. Equit & C. Hohage (Hrsg.), *Handbuch Grounded Theory. Von der Methodologie zur Forschungspraxis* (S. 409–426). Beltz Juventa.

Bergold, J., Breuer, F., Buber, R., Bührmann, A., Dausien, B., Diaz-Bone, R., Dresing, T., Flick, U., Fromm, M., Göttlich, U., Hitzler, R., Hoffmeyer-Zlotnik, J., Honer, A., Kelle, U., Kiegelmann, M., Kleining, G., Knoblauch, H., Kuckartz, A., Leithäuser, T., ... Zelger, J. (2008). *Memorandum für eine fundierte Methodenausbildung in den Human- und Sozialwissenschaften, ausgehend von den Symposien „Zur Lehr-/Lernbarkeit qualitativer Forschung" und „Qualitative Forschung in der Praxis" der Berliner Methodentreffen Qualitative Forschung 2006 und 2007.* Berliner Methodentreff. Zugriff am 05. September 2024 unter https://berliner-methodentreffen.de/weiteres-memorandum/

Dausien, B. (2019). „Doing reflexivity": Interpretations- und Forschungswerkstätten. Überlegungen und Fragen (nicht nur) aus der Perspektive von „Anfänger*innen" in der Biographieforschung. In G. Jost & M. Haas (Hrsg.), *Handbuch soziologischer Biographieforschung: Grundlagen für die methodische Praxis* (1. Aufl., S. 257–275). UTB.

Flick, U. (2000). Triangulation in der qualitativen Forschung. In U. Flick, E. von Kardorff & I. Steinke (Hrsg.), *Qualitative Forschung. Ein Handbuch* (S. 309–318). Rowohlt.

Hoffmann, B. & Pokladek, G. (2010). Das spezielle Arbeitsbündnis in qualitativen Forschungswerkstätten. Merkmale und Schwierigkeiten aus der Perspektive der TeilnehmerInnen. *Zeitschrift für qualitative Forschung, 10*, 197–217.

Maier, M.S. (2018). Qualitative Methoden in der Forschungspraxis: Dateninterpretation in Gruppen als Black Box. In M.S. Maier, C.I. Keßler, U. Deppe, A. Leuthold-Wergin & S. Sandring (Hrsg.),

Qualitative Bildungsforschung (S. 29–49). Springer VS. https://doi.org/10.1007/978-3-658-18597-8_3

Reichertz, J. (2013). *Gemeinsam interpretieren*. Springer VS. https://doi.org/10.1007/978-3-658-02534-2

Riemann, G. (2018). Forschungswerkstatt. In R. Bohnsack, A. Geimer & M. Meuser (Hrsg.), *Hauptbegriffe Qualitativer Sozialforschung* (4. Aufl., S. 87–89). Budrich.

Stamer, M., Güthlin, C., Holmberg, C., Karbach, U., Patzelt, C. & Meyer, T. (2015). Qualitative Studien in der Versorgungsforschung. Diskussionspapier, Teil 3: Qualität qualitativer Studien. *Gesundheitswesen, 77*, 966–975. https://doi.org/10.1055/s-0035-1565235

IV.
Resümee und Ausblick

12 Wie offene Forschungsmethoden Versorgungsforschung verändern

Christine Holmberg, Thorsten Meyer-Feil, Ute Karbach, Christiane Patzelt und Corina Güthlin

Versorgung ist soziales Handeln. Mithilfe von qualitativen, offenen Forschungsmethoden ist es möglich, diese Grundprämisse von Versorgung in den Mittelpunkt der Versorgungsforschung zu rücken.

Das Ziel dieses Lehrbuches ist die Stärkung der Versorgungsforschung mithilfe der Anwendung qualitativer Methoden, die wir im Eingangskapitel als offene Forschungsmethoden bezeichnen. Dafür haben wir offene Forschungsmethoden als eigene, theoretisch fundierte Zugänge zur *Welt* vorgestellt, mit deren Hilfe Wissensbestände erarbeitet werden können, die die handelnden Subjekte (und Objekte) und damit soziale Prozesse in ihrem Kontext in den Mittelpunkt stellen. Offene Forschungsmethoden brauchen Denk-Freiräume. Sie verschließen sich dem allzu schnellen Produzieren von Ergebnissen. Sie brauchen die Offenheit, sich irritieren zu lassen und die Offenheit, sich Zeit zu nehmen, um soziale Prozesse bzw. den „sozialen Sinn" (Bourdieu, 1993) von Alltagspraktiken zu verstehen.

„Kennzeichnend für qualitative Forschung sind unter anderem eine große Methodenvielfalt, kleine Stichproben und mikrosoziologische Analysen, anhand derer im Detail liegende, gesellschaftsbezogene Unterschiede rekonstruierbar werden" (siehe Kap. 1), so beginnt dieses Lehrbuch. Im Resümee zeigen wir nun auf, inwieweit die methodische und theoretische Vielfalt qualitativer Forschung die Versorgungsforschung verändern kann. Unter fünf verschiedenen, aber miteinander verbundenen Themen diskutieren wir, was sich aus der Zusammenschau der vorgestellten Methoden und Theorien in Bezug auf die Versorgungsforschung für Veränderungspotenziale ergeben. In diesem Sinne leisten wir mit unserem Buch auch einen Beitrag zur Weiterentwicklung der Versorgungs*wissenschaft*. Die Veränderungen, die sich aufgrund offener Forschungsmethoden ergeben, sind folgende:

1. Versorgung wird als *Prozess* wissenschaftlich fassbar.
2. Kontext als zentrales Moment des Versorgens tritt ins Zentrum des Forschungsinteresses.
3. Eine akteurszentrierte Analyse der Prozesse wird möglich, da auch die Beteiligten am Prozess wissenschaftlich fassbar werden (Subjektorientierung).
4. Kontexte, Leistungserbringung und Prozesse sind nicht voneinander abgrenzbar und bedingen sich gegenseitig. Offene Forschungsmethoden machen die Einbettung von Versorgung in multiple Kontexte und Prozesse sichtbar (aus Subjektperspektive z. B. in historische Lebensprozesse).
5. Durch die Reflexivität, die offene Forschungsverfahren benötigen, können die Vorannahmen von Forschungsprojekten und der Versorgungsforschung expliziert und damit hinterfragt werden. Dies befördert zusätzliche Erkenntnisprozesse.

Im Folgenden gehen wir auf die fünf Themen und ihre Zusammenhänge ein, um daraus abgeleitet Potenziale für die Weiterentwicklung der Versorgungsforschung bzw. -wissenschaft aufzuzeigen.

Versorgung wird als Prozess wissenschaftlich fassbar.

Wie die einzelnen Kapitel gezeigt haben, fokussieren die Methoden und Methodologien der qualitativen Versorgungsforschung Prozesse, Bedeutungen und Themen derer, die Versorgung gestalten. Der Einsatz offener Methoden in ihrer methodologischen Eigenständigkeit bedeutet daher für die Versorgungsforschung, dass Versorgung als *Prozess wissenschaftlich* fassbar wird. Was zunächst trivial klingt, ist gleichwohl eine grundlegende Veränderung des Forschungsgegenstands und der Forschungsergebnisse. Versorgung wird dadurch auch wissenschaftlich zu einem Prozess Handelnder, ob Akteur*in oder Aktant, die mithilfe qualitativer Methoden sicht- und begreifbar gemacht werden können. Dies bedeutet gleichzeitig, dass die Komplexität, die Versorgung regelhaft ausmacht, handhabbar gemacht werden kann. Komplexität wird bereits in der Datenerhebung mitgedacht und erfasst. Offene Analysemethoden ermöglichen es, Komplexität herauszuarbeiten.

Damit erweitert qualitative Versorgungsforschung den Wissensbestand zu Versorgung dahingehend, was Versorgung darstellt und was in der Versorgung *geschieht*. Damit einher geht eine Veränderung des Konzepts dessen, was Versorgung ist und sein könnte. Versorgung kann entsprechend nicht ausschließlich aus einer professionellen Perspektive betrachtet werden; Versorgungsforschung muss zwangsläufig Perspektivenvielfalt mitdenken.

Kontext als notwendiger Teil der Versorgung tritt ins Zentrum des Forschungsinteresses.

Die Bedeutung von „Kontext“ für die Versorgungsforschung ist sowohl im Throughput-Modell (Pfaff et al., 2017) als auch in den Definitionen von Versorgungsforschung, die wir im Einleitungskapitel analysiert haben, bereits dargestellt. Dieser gilt als zentrales Moment der Versorgungsforschung. Qualitative, offene Forschungsmethoden ermöglichen durch die in ihnen angelegte Fokussierung auf Versorgungsprozesse, dass Kontext wissenschaftlich adäquat berücksichtigt und analysiert werden kann. *Versorgen* ist immer eingebettet in einen Kontext. Damit kann mit den offenen Forschungsmethoden Kontext in seiner Bedeutung für das Versorgen ins Zentrum des wissenschaftlichen Erkenntnisinteresses der Versorgungsforschung rücken. Qualitative Methoden ermöglichen explizit die Analyse von Alltagspraktiken handelnder Subjekte in ihrem jeweils eigenen Verständnis des Sinns ihres Handelns. Die intrinsische Verschränkung von „Kontext“ und „Versorgung“ wird sichtbar und analytisch handhabbar, weil dem „Machen“ von Versorgung Rechnung getragen wird. Dieser akteurszentrierte und an Praktiken orientierte Zugang offener Forschungsmethoden löst gleichsam die analytische Trennung von Kontext und Versorgungsleistung, wie sie im Throughput-Modell als Input und Throughput vorgenommen wird (Pfaff et al., 2010, 2017), auf, um sie an anderer Stelle im Forschungsprozess bei Bedarf wieder aufzugreifen. So ermöglichen offene Methoden, andere, manchmal überraschende Elemente von Versorgung zum Vorschein zu bringen, die Versorgung gerade durch ihr Zusammenspiel gestalten und letztlich ermöglichen. Welche Gelingensfaktoren hier miteinander interagieren, kann durch die Subjekt- und Prozessorientierung aus unterschiedlichen Blickwinkeln herausgearbeitet werden. Dadurch können vorgegebene Kategorisierungen standardisierter Verfahren hinterfragt und einer Veränderung zugänglich gemacht werden. In der Einleitung zu diesem Lehrbuch haben wir, in Anlehnung an Strübing et al. (2018), formuliert, dass der Gegenstand einer Forschung durch den methodischen Zugang konstituiert wird. Offene Methoden erweitern den Blick darauf, was Kontext sein könnte. In diesem Sinne ist die Definition dessen, was bedeutungsgebender Kontext ist, veränderlich und passt sich einerseits den Forschungsfragen und Methoden an, andererseits gestaltet Kontext sie mit (vgl. das Prinzip der Gegenstandsangemessenheit). Dadurch rückt auch verstärkt in den Vordergrund, welche handelnden Personen in welchen sozialen Rollen in einer jeweiligen Situation bedeutungsgebend sind.

Die Besonderheit und der Mehrwert der qualitativen, offenen Methoden liegen darin, dass sie den Zusammenhang von Zugang zu Welt und Weltverständnis in ihren Methodologien berücksichtigen. Mithilfe der Prinzipien von Offenheit und Reflexivität kann so die Veränderlichkeit dessen, was Kontext bedeutet und sein könnte, analysiert werden. Damit erweitern qualitative, offene Forschungsmethoden auch das Verständnis dessen, was Versorgung bedeutet und wie es sich jeweils ändert.

Eine akteurszentrierte Analyse der Prozesse wird möglich, da auch die Beteiligten am Prozess wissenschaftlich fassbar werden.

Versorgen verstanden als *Prozess* besteht aus sozialen Handlungen an spezifischen Orten und Räumen ebenso wie zu spezifischen (historischen) Zeiten. Damit stehen Handelnde, aber auch die sie umgebenden Gegenstände inklusive Technologien und Strukturen (gesellschaftlich, ökonomisch, infrastrukturell) in ihrer historischen Verortung im Fokus der Forschung. Der Mensch ist als handelndes Subjekt zentral in diesem Zugang zur Welt. Das Prinzip der Subjektorientierung, wie wir es in der Einleitung postulieren, ermöglicht eine akteurszentrierte Analyse von Versorgungsprozessen. Dadurch können subjektiver Sinn herausgearbeitet (siehe Kap. 5), rekonstruiert (siehe Kap. 3 und Kap. 4) oder aber die Subjektivierung (siehe Kap. 7) selbst analysiert werden, also der Frage nachgegangen werden, wie und welche Art von Subjekten Versorgungsinstitutionen und -systeme schaffen.

Kontexte, Versorgung als Leistungserbringung und Prozesse sind nicht voneinander abgrenzbar und bedingen sich gegenseitig. Offene Forschungsmethoden machen die Einbettung von Versorgung in multiple Kontexte und Prozesse sichtbar.

Durch die Analyse von Versorgungsprozessen oder *-praktiken* aus Perspektive von Akteur*innen/Aktanten (siehe Kap. 7) ist es möglich, dass Versorgung auch in einer individuellen, gesellschaftlichen und historischen Perspektive eingebettet verstanden werden kann. Über Methoden wie narrative Interviews und Analysen, aber auch andere biografisch orientierte Methoden, kann der subjektive Sinn von Handlungen und Ereignissen herausgearbeitet werden, ebenso wie die damit verwobenen strukturellen, kulturellen und gesellschaftlichen Dimensionen menschlichen Handelns in ihren Lebensverläufen. Versorgung wird damit verstanden als in Lebens- und in gesellschaftliche Prozesse eingebettet. So stehen Ethnografien ebenso wie die Dokumentarische Methode als methodisches Werkzeug zur Verfügung, um gesellschaftliches oder institutionelles Handeln sinnhaft zu fassen bzw. zu rekonstruieren. Über die biografischen Zugangswege können sowohl individuelle als auch gesellschaftliche und institutionelle Dimensionen von Versorgung in ihrer gegenseitigen Bedingtheit herausgearbeitet werden.

Ver-*Sorgung* als eine der existenziellen Bedingungen menschlichen Seins (Kleinman, 2012, 2015) wird damit der Versorgungsforschung zugänglich. Versorgen, sich versorgen und versorgt werden sind in ihrer ganzen Vielschichtigkeit im Prozess und ineinander verschränkt. Diese Realitäten wissenschaftlich zu fassen, ist unter anderem mit den in diesem Buch vorgestellten Methoden möglich.

Mithilfe offener, vor allem interviewbasierter Verfahren können subjektive Sichtweisen, Bedürfnisse und Wertvorstellungen herausgearbeitet und in ihrem gesellschaftlichen Kontext begriffen werden. Offene Methoden machen die Veränderlichkeit und Prozesshaftigkeit allen Seins der wissenschaftlichen Forschung zugänglich. Begriffe wie Kontext, Leistungserbringung und Versorgungsprozesse verändern sich dadurch, ändern ihre distinkte Bedeutung oder werden bedeutungslos und lösen sich dadurch auf.

Durch die Reflexivität, die offene Forschungsverfahren benötigen, können die Voranahmen von Forschungsprojekten und der Versorgungsforschung expliziert und damit hinterfragt werden. Die bewusste Auseinandersetzung mit Voranahmen befördert zusätzliche Erkenntnisprozesse.
Offene Forschungsmethoden eignen sich im Besonderen dafür, Voranahmen, bewusste wie unbewusste, im Forschungsfeld, aber auch und gerade in der Forschung und im Forschungsprozess, sichtbar zu machen. Versorgung ebenso wie Versorgungsforschung geschieht unter ganz vielen Bedingungen, die wir als selbstverständlich erachten, daher aber nicht weiter hinterfragen. In der institutionalisierten stationären Akutversorgung zum Beispiel teilten wir bis vor einigen Jahren ganz selbstverständlich Stationen in Frauen- und Männerabteilungen ein. Genauso selbstverständlich lösten wir diese Unterteilung in der intensivmedizinischen Versorgung wieder auf. So finden sich kulturelle, unhinterfragte Bedingungen in institutionellen Anordnungen ebenso wie in verbalen Zeugnissen oder auch in Handlungen wieder. Diese prägen immer auch Forschungsfragen und Datenerhebungsinstrumente in der Versorgungsforschung, denn Forscher*innen verfügen selbstverständlich auch über bestimmte Vorverständnisse und biografische Prägungen, die das Forschungsinteresse ebenso wie die Forschung selbst beeinflussen. Alle diese Voranahmen können und sollten im Zuge offener Forschungsmethoden reflektiert werden. So stellt ein weiteres wichtiges Prinzip offener Forschungsmethoden die Reflexivität der Forschenden selbst dar. Forschende sind als Forschungssubjekte und -objekte bei offenen Forschungsmethoden immer als Teil des Forschungsprozesses mitgedacht und können nicht außerhalb des Erkenntnisprozesses stehen. Reflexion ermöglicht die Sichtbarmachung eigener Vorverständnisse und Voranahmen. Dadurch können neue Aspekte und Realitäten von Versorgung dem wissenschaftlichen Diskurs zugänglich gemacht werden. Durch die notwendige Reflexivität der Forschenden in allen Forschungsschritten eines Forschungsprozesses eröffnen die vorgestellten Methoden den Blick auf das „unhinterfragte" Wissen (siehe Kap. 7) der Versorgungsforschung und -wissenschaft selbst.

In der Einleitung haben wir über die Spracharbeit an den Definitionen der Versorgungsforschung bereits herausgearbeitet, wie stark Versorgungsforschung von biomedizinischen Ansätzen geprägt ist, und wie sehr uns Versorgungsforscher*innen die Annahme leitet, dass Versorgung formal institutionalisiert (meist unter der Leitung der Medizin) stattfindet. Kontextsensitivität, nämlich das Verstehen davon, dass soziale Phänomene von zeitlich-kulturellen Bedingungen abhängig bzw. durch sie bedingt sind, ist erst durch den Einsatz offener Methoden möglich (siehe Kap. 2). Wir hoffen, mit den in diesem Buch dargestellten Methoden aufgezeigt zu haben, wie wissenschaftlich bedeutsam eine (selbst-)reflexive Weitung des forschenden Blicks ist, wenn wir Versorgung verändern möchten.

Zu guter Letzt ...
Dadurch, dass über offene Methoden die Voranahmen und das unhinterfragte Wissen der Versorgungsforschung selbst in den Blick geraten, wird implizit mithilfe dieser Methoden eine „Forschung über Forschung" ermöglicht, welche die Interpretation und Einordnung von Wissensbeständen der Versorgungsforschung verbessern kann. Dies ist insofern in besonderem Maße für die Versorgungsforschung relevant, da sie sich als interventionelle oder angewandte Wissenschaft versteht und damit nicht nur Realitäten untersuchen, sondern auch ver-

ändern will. Wenn aber aus Forschung Interventionen und Änderungen von Sachverhalten entstehen sollen, müssen die Forschungsergebnisse sehr gut verstanden werden, um unerwünschte Konsequenzen (Merton, 1936) von wissenschaftlich forcierten Veränderungsprozessen zu minimieren oder zumindest besser berücksichtigen zu können.

Die in den offenen Methoden angelegte Forschung über Forschung kann wiederum die enge Verzahnung vieler Ansätze der Versorgungsforschung mit einer biomedizinisch-institutionell geprägten Perspektive auf Welt verdeutlichen. Allein diese Transparenzmachung ist ein wichtiger Schritt in der Fortentwicklung der Versorgungsforschung in eine Versorgungswissenschaft. Ergebnisse der Versorgungsforschung können gerade durch ihre stärkere Verortung in Raum und Zeit gleichzeitig kontextunabhängiger und übergreifender theorisiert und interpretiert werden. In diesem Lehrbuch zeigen wir auf, wie qualitative, offene Forschungsmethoden Kontext und Komplexität von Versorgung angemessen fassen und theoretisieren können. Diese sind somit für eine Versorgungswissenschaft von höchster Relevanz.

Eine Besonderheit der Versorgungsforschung ist, dass Versorgung ein politisches, ökonomisches und gesellschaftliches Feld darstellt. Gerade im deutschen Versorgungskontext, der über ein starkes und damit auch stark geregeltes, korporatistisches Gesundheitssystem verfügt, kann Versorgungsforschung nicht a-politisch sein. Ergebnisse aus Versorgungsforschungsprojekten können aufgrund ihrer angewandten Forschungsperspektive grundsätzlich politisch verwendet werden. Das Gesundheitswesen erwirtschaftet oder kostet laut statistischem Bundesamt im Mittel über die letzten Jahre ca. 13 % des Bruttosozialprodukts. Es werden daher in der Versorgung – und damit auch in der Versorgungsforschung – gesellschaftliche Ressourcen und Interessen verhandelt. Dies ist auch gut so, gleichwohl muss dies im Forschungsprozess berücksichtigt und kritisch reflektiert werden. Hier kann eine Multiperspektivität und Reflexivität helfen, wie sie eine von uns propagierte qualitative, offene Versorgungsforschung einfordert.

Wir haben in diesem Buch die Potenziale offener Forschungsmethoden für eine Versorgungswissenschaft aufgezeigt. Wir hoffen, dass Sie diese Potenziale in ihrem Studium und wissenschaftlichen Arbeiten umsetzen, erleben und nutzen können.

Literatur

Bourdieu, P. (1993). *Sozialer Sinn. Kritik der theoretischen Vernunft* (1. Aufl.). Suhrkamp.

Kleinman, A. (2012). Caregiving as moral experience. *Lancet, 380*(9853), 1550–1551.

Kleinman, A. (2015). Care: in search of a health agenda. *Lancet, 386*(9990), 240–241.

Merton, R.K. (1936). The unanticipated consequences of purposive social action. *American Sociological Review, 1*(6), 894. https://doi.org/10.2307/2084615

Pfaff, H., Neugebauer, E.A.M., Glaeske, G. & Schrappe, M. (Hrsg.). (2010). *Lehrbuch Versorgungsforschung* (1. Aufl.). Schattauer.

Pfaff, H., Neugebauer, E., Glaeske, G. & Schrappe, M. (Hrsg.). (2017). *Lehrbuch Versorgungsforschung. Systematik – Methodik – Anwendung* (2. Aufl.). Schattauer.

Strübing, J., Hirschauer, S., Ayaß, R., Krähnke, U. & Scheffer, T. (2018). Gütekriterien qualitativer Sozialforschung. Ein Diskussionsanstoß. *Zeitschrift für Soziologie, 47*, 83–100. https://doi.org/10.1515/zfsoz-2018-1006

Glossar

Glossar – persönliche Annäherungen an verbreitete oder unerklärt gebliebene Begriffe

Blog (auch Weblog): Dies bezeichnet ein auf einer Internetseite von einem oder mehreren Autor*innen regelmäßig geführtes – multimodales – Tagebuch. Leser*innen können die Texte kommentieren.

Board-Alter: Der Begriff bezeichnet die Zeit, wie lange eine Nutzerin/ein Nutzer (User) schon online aktiv ist.

Deutungen (siehe Interpretation, Lesarten): In der qualitativen Sozialforschung im weiteren Sinne der Begriff für die grundlegende Fähigkeit und Tätigkeit der Menschen, Informationen aus der (sozialen) Umwelt mithilfe ihrer Vorerfahrungen zu verarbeiten. Die dabei entstehende sinnhafte Information ermöglicht der Person die Interaktion mit ihrer (sozialen) Umwelt. Im engeren Sinne ist es das, was qualitativ Forschende – insbesondere in der Analysephase ihrer Studie – vor dem Hintergrund ihrer Vorerfahrungen als Person und zusätzlich als Professionelle*r mit entsprechendem theoretischem und methodischem Hintergrundwissen tun sollten.

Deutungswissen: Ein Begriff u.a. aus dem Feld der Expert*inneninterviews. Neben einem faktischen Wissen und einem Praxis- bzw. Erfahrungswissen weisen Expert*innen professionsbezogene Deutungen ihres Tätigkeitsfeldes auf. Auf dieses Deutungswissen kann ein Expert*inneninterview zielen. Allerdings sollte dieses Deutungswissen nicht gleichgesetzt werden mit dem, was ein*e Experte*in in der Praxis tatsächlich tut.

Erfahrungswelt: Erfahrungswelt ist ein soziologischer Begriff. Er bezeichnet die Umwelt einer Person. Diese Umwelt ist bereits gesellschaftlich geprägt und vorstrukturiert. Sie ermöglicht menschliches Handeln und begrenzt es gleichermaßen.

Generalisierung: Das letztliche Ziel *aller* Forschungsbemühungen sollte darin bestehen, generalisierbare, d.h. verallgemeinerbare Aussagen zu treffen. Für die qualitative Forschung lassen sich zwei grundsätzlich unterschiedliche Ansätze der Generalisierung unterscheiden:

1. Die *analytische Generalisierung* setzt auf die empirisch fundierte Entwicklung theoretischer Aussagen in einem induktiv-deduktiven (und abduktiven) Forschungsprozess.
2. Der Ansatz der *Übertragbarkeit* (engl. *transferability*) versteht Generalisierung als gemeinsame Aufgabe von Forschenden und Rezipient*in. Forschung muss dabei so aufbereitet sein, dass den Rezipient*innen ermöglicht wird zu entscheiden, inwieweit die vorliegenden Studienergebnisse auf die eigene (bzw. ggf. andere) Situation anwendbar

sind. Dies setzt eine nachvollziehbare, verständliche und angemessen ausführliche Dokumentation der Ergebnisse und des Forschungsprozesses voraus.

Haltung: Innere Grundeinstellung, die das eigene Denken und Handeln prägt. Haltung spielt in jeder Interaktionssituation mit, muss also reflektiert werden, z. B. wenn Interviewmethoden zur Anwendung kommen. Haltung ist aber auch insofern untrennbar mit Offenheit verknüpft, als Forschende sich irritieren lassen müssen, Neuem bewusst Vorrang vor bereits Bekanntem einräumen müssen und diese Haltung möglicherweise im Kontakt mit anderen Forschenden, z. B. bei einer Begutachtung der eigenen Arbeit oder im Rahmen einer Forschungswerkstatt, explizit darlegen und eventuell auch verteidigen müssen.

Handlungsforschung (Synonym: Aktionsforschung): Ein durch den Psychologen Kurt Lewin bekannt gewordener Begriff (engl. *action research*), der als Gegenentwurf zu einer akademisierten, experimentell ausgerichteten und der Praxis eher fremden Forschung entwickelt wurde. Handlungsforschung setzt an konkreten sozialen Problemen an und wird zusammen mit Vertreter*innen derjenigen, die von dem Problem betroffen sind, durchgeführt. Sie ist damit primär dialogisch, praxis- und problemlöseorientiert, emanzipativ, kritisch und selbstreflexiv angelegt. Dadurch, dass die Betroffenen die Lösung ihrer Probleme selber angehen, weisen sie das Potenzial auf, vorhandene dysfunktionale Machtstrukturen und Deutungshoheiten zu identifizieren und aufzubrechen. Handlungsforschung ist regelhaft partizipativ (siehe Gloss *e* ar) angelegt (sog. *participatory action research*).

Klinische Studie: Im weiteren Sinne alle geplanten wissenschaftlichen Erhebungen in einem kontrollierten Design zur Untersuchung der erwünschten und unerwünschten Folgen des Einsatzes einer Maßnahme der Gesundheitsversorgung. Der Begriff „klinisch" bezieht sich dabei nicht auf ein bestimmtes Versorgungssetting (das Krankenhaus bzw. die „Klinik"), vielmehr auf die Versorgung kranker Menschen. So findet sich der Begriff auch in der Ausbildung der Psycholog*innen, als „Klinische Psychologie", in der es um den (diagnostischen und therapeutischen) Umgang mit Personen mit psychischen Erkrankungen geht. Aus methodischer Perspektive basiert die klinische Studie auf Ansätzen der klinischen (sic!) Epidemiologie und Biostatistik. Sie findet ihren Einsatz insbesondere in der evidenzbasierten Medizin/Praxis und als klinische Prüfung im Arzneimittelrecht. Klinische Studien würden im Gegensatz zu Versorgungsforschungsstudien Kontext nicht als Forschungsgegenstand betrachten.

Konjunktive Wissensbestände: Konjunktive Wissensbestände einer sozialen Gruppe beruhen auf gemeinsamen geteilten Erfahrungsräumen. Sie umfassen die in einer Gruppe gemeinsam geteilten, meist fraglos und selbstverständlich geltenden Werte, Regeln, Normen und Annahmen von Welt.

Latent–manifest: Die Begriffe manifeste und latente Inhalte spielen in den qualitativen Methoden beispielsweise im Hinblick auf die Inhaltsanalyse eine bedeutsame Rolle. Gesagtes kann entweder sehr wörtlich und als nicht weiter im Kontext interpretierter Inhalt Eingang in die Ergebnisse einer Inhaltsanalyse finden (manifeste Inhalte) oder als bedeutungsgebend angesehen werden, wobei entsprechend auf die latente Bedeutung geschlossen wird (latente Inhalte). Diese grundlegende Unterscheidung findet sich an anderer Stelle in den qualitativen Methoden ebenfalls, z. B. als dokumentarischer Sinn bei der Dokumentarischen Methode.

Leib: Der Begriff des Leibs bezeichnet den lebendigen bzw. belebten menschlichen Körper. Der Begriff verdeutlicht die grundsätzliche, unhintergehbare Körperlichkeit des Menschen in der Welt. Er/sie kann nur mit einem Körper in der Welt sein (interagieren) und dieser Körper ist ausgesprochen lebendig. Das bedeutet, dass Menschen mit allen Sinnen (und eben nicht als Materie) in der Welt sind. Ihr Da-Sein und So-Sein ist immer mit einem lebendigen Körper verbunden oder eben – besser ausgedrückt – „leiblich“. Indem man vom Leib ausgeht, wird damit Wahrnehmung in Raum und Zeit in den Blickpunkt gestellt. Im Englischen wird mangels eines eigenen Wortes für den Sachverhalt der Leiblichkeit von *lived body* oder *embodiment* gesprochen.

Lesarten: Ein Begriff für Deutungen (siehe Glossar), der sich aus der Rezeption von verschriftlichtem Material ableitet und damit in der Analyse von qualitativem Material Verwendung findet, indem unterschiedliche Lesarten bewusst gesucht werden. Die Assoziation mit dem weiteren Begriff des „Auflesens“ oder auch der „Auslese“ verweist auch auf die notwendige Selektivität der Deutung und die notwendige Priorisierung von Informationen, um zu einer Interpretation zu kommen.

Materialität: Materialität meint alles Dingliche, unabhängig davon, ob es menschengemacht, also mit Technologien verbunden ist, oder „natürlich“ vorkommt. In der Akteur-Netzwerk-Theorie wird dieser Begriff genutzt, um „hinter die Dinge“ zu kommen und zu verstehen, wie sie werden. Darunter kann also alles Physische begriffen werden. Im Gegensatz zum Leib wird hierunter der Körper als unbelebter Körper gefasst. Soziales und Materielles ist in dieser Lesart immer vergesellschaftet.

Meme: Dies ist ein im Internet kommunizierter kurzer Videoclip, in dem bestimmte Handlungen, Gesten oder Aussagen wiederholt werden und mit verschiedenen Untertiteln oder Musik unterlegt werden können. Der Begriff stammt von dem griechischen Wort „Mimene“ = „etwas Nachgeahmtes“ ab.

Methodologie: In der qualitativen Forschung wird mit dem Begriff Methodologie ein Bezugsrahmen der Methoden innerhalb eines Forschungsansatzes (kodifizierte Verfahren wie Grounded Theory, aber auch übergeordnete Forschungsansätze wie qualitative Sozialforschung) bezeichnet. Der Begriff wird auch für die allgemeine Lehre wissenschaftlicher Methoden im Sinne von Erkenntnistheorien verwendet, für Letztere wird in der qualitativen Forschung verbreitet der Begriff Epistemologien gebraucht.

Partizipativ: Partizipativ ist eine Forschung, in der diejenigen, um die es in der Forschung geht, z. B. Patient*innen mit einem bestimmten Erkrankungsbild, aktiv an der Forschung teilnehmen und diese mitgestalten (z. B. bei der Entwicklung von Interviewleitfäden, Zugangsmöglichkeiten zum Feld etc.). Je größer die Entscheidungsgewalt der beteiligten Personen, umso partizipativer ist diese Forschung. Partizipative Forschung kann als Teil der qualitativen Forschung verstanden werden, wird aber auch neben quantitativer und qualitativer Forschung als eigene Forschungstradition bezeichnet.

Post (auch Posting): Ein Post stellt einen einzelnen Beitrag in einem sozialen Onlinemedium dar, z. B. auf einer Social-Media-Plattform, in einem Webforum oder Blog.

Realgruppe (natürliche Gruppe): Realgruppen sind Gruppen, die unabhängig von der Datenerhebung bestehen und die als solche für die Datenerhebung genutzt werden. In der Versorgungsforschung zählen hierzu zum Beispiel Reha-Teams oder Selbsthilfegruppen. Für die Interpretation spielt es eine Rolle, ob es sich um eine künstlich zusammengesetzte Gruppe handelt oder eine natürliche Gruppe.

Reels: Damit werden kurze Videos mit einer maximalen Länge von 90 Sekunden bezeichnet, die in sozialen Medien verbreitet und kommuniziert werden. Sie können verschiedene Elemente wie Musik, Text, Effekte und Filter enthalten.

Rekonstruktion: Was sind eigentlich rekonstruktive Verfahren? Gehört die Inhaltsanalyse dazu oder nicht? Hier helfen Definitionen nicht weiter, aber es lohnt sich, in das Verständnis, das andere Autor*innen von Rekonstruktion haben, einzutauchen. Qualitative Methoden basieren explizit auf Konstruktionen von im alltäglichen Handeln implizit immer schon vorgenommenen Wirklichkeitskonstruktionen. Das intuitive Verständnis der Handelnden wird von den Forschenden unter Anwendung von Regeln expliziert und re-konstruiert; daher findet man auch den Begriff des *methodisch kontrollierten Fremdverstehens*. Streng genommen gibt es keine Verfahren, mit denen Rekonstruktion per se gelingt oder nicht gelingen kann. Vielmehr regen die Regeln mehr oder weniger zu einer Rekonstruktion von subjektivem oder sozialem Sinn an. So ist in der Dokumentarischen Methode ein *Orientierungsrahmen* zu benennen, der zweifelsohne ohne (Re-)Konstruktionen nicht auskommt, während die Inhaltsanalyse z.B. die Paraphrasierung kennt, die ebenfalls ohne Rekonstruktion des Gesagten schwerlich vorgenommen werden kann. Inhaltsanalyse kann aber auch klassifikatorische und zusammenfassende Zwecke verfolgen und kann dann nicht als rekonstruktiv bezeichnet werden; manche würden auch sagen, dass keine Rekonstruktion vorliegt, wenn der Text nicht als Ganzes interpretiert wird.

Selbstläufige Diskussionssequenzen: Selbstläufige Diskussionssequenzen sind Phasen in einer Gruppendiskussion, die sich durch eine hohe, kommunikative und interaktive Beteiligung der Teilnehmenden auszeichnen.

Symbolischer Interaktionismus: Der Symbolische Interaktionismus ist einer der Epistemologien, auf denen qualitative Forschung beruht. Er geht zurück auf Herbert Blumer. Es handelt sich dabei um den Versuch, menschliches Handeln und Ordnungen zu verstehen. Es geht also darum, wie soziale Welt existiert. Literatur hierzu findet sich mannigfach und sei Ihnen ans Herz gelegt. In Kurzform bedeutet Symbolischer Interaktionismus, dass Beziehungen immer bedeutungsvoll sind und wir als Handelnde die Erwartungen anderer antizipieren. Diese bezeichnet Blumer als Symbole. Wir, die Handelnden, richten unser Handeln wiederum an diesen Symbolen (bzw. an unserem Wissen über diese Symbole) aus. Wenn dies gegeben ist, wenn wir – ich also ebenso wie der andere – unser Handeln mehr oder weniger an den Erwartungen der anderen ausrichten, spricht man von einer sozialen Welt. Gleichzeitig sind die Beziehungen und die damit verbundenen Symbole veränderlich. Sprich, dadurch verändern sich auch soziale Welten und wer in ihnen „selbstverständlich“, nämlich mit dem symbolischen Wissen, interagieren kann und will.

Theoretische Sättigung: Ein Begriff aus der Grounded Theory, mit dem der Punkt gekennzeichnet wird, an dem die Hinzufügung weiterführender Fälle bzw. Informationen (Methode des konstanten Vergleichs) keine *Änderungen der Theorie* mehr zur Folge hat und daher der Prozess des weiteren Suchens nach Teilnehmenden oder auch anderen Untersuchungseinheiten beendet werden kann. Allerdings wird der Begriff auch missbräuchlich – außerhalb der Grounded Theory – als Begründung dafür herangezogen, den Erhebungs- und Analyseprozess nicht weiterzuführen. Hier sollte ggf. eher von thematischer Sättigung, konzeptueller Sättigung oder auch Datensättigung gesprochen werden. Je enger (weniger offen) eine Fragestellung formuliert ist (d.h. je weniger qualitativ), umso eher lässt sich eine entsprechende „Sättigung“ erreichen. Der Begriff ist somit für sich noch kein Qualitätsmerkmal, sondern seine Angemessenheit sollte immer im Kontext der jeweiligen Studie und Fragestellung betrachtet werden.

Theorien: Gute Theorien stellen verallgemeinerbares (nicht universelles!) Wissen dar. Gute qualitative Forschung mündet in einer Theorie, die Verallgemeinerungen zulassen können muss. Sie sollte demnach nicht bei einer Einzelfallbeschreibung stehenbleiben, sondern Schlüsse vom Einzelfall zum Allgemeinen zulassen (z. B. über Typenbildung, Aufbereitung von Wissen zum Zwecke der Übertragbarkeit). Theorien sind ein wesentliches Werkzeug dafür, die Welt zu verstehen. Das durch Kurt Lewin bekannt gewordene, aber von dem deutschen Pädagogen Dörpfeld schon 1873 verwendete Motto „Eine richtige Theorie ist das Praktischste, was es gibt", verdeutlicht die Bedeutung von systematischer Theoriebildung der Wissenschaften. Die Entwicklung, Überprüfung und Weiterentwicklung von Theorien ist die Kernaufgabe von Forschung, auch qualitativer Forschung. Theorien sind insbesondere dann gut, wenn

- sie sich wiederholt an systematisch erhobenen Daten bewährt haben,
- sie entsprechend empirisch widerlegbar/korrigierbar sind,
- die Bedingungen, unter denen sie gültig sind, spezifiziert sind,
- sie möglichst eindeutig, verständlich und „einfach" (rule of parsimony) sind (d. h. mit so wenigen nötigen Bedingungen bzw. Elementen wie möglich auskommen).

Auf der Mikroebene zielen Theorien darauf, bestimmte Zusammenhänge zu erklären (A bedingt O unter der Bedingung C; Wenn-dann-Wirkbeziehungen). Sogenannte gegenstandsbezogene Theorien mittlerer Reichweite dienen der Erklärung bzw. dem Verstehen von komplexeren (sozialen) Phänomenen. Große Theorien stellen dabei eher einen erkenntnistheoretischen Rahmen dar, innerhalb dessen kleinere Theorien entwickelt werden können (z. B. Systemtheorie, Lerntheorie).

Thread: Eine Abfolge von Diskussionsbeiträgen, welche aus einem Beitrag und der Reaktion darauf besteht.

Triangulation: Ein Begriff aus der Landvermessung – daher nicht kritiklos geblieben, aber mittlerweile dennoch sehr verbreitet in der qualitativen Methodenliteratur. Die Grundidee besteht darin, einen Gegenstand aus verschiedenen Perspektiven oder mittels verschiedener Zugänge zu betrachten. Je nach epistemologischer Perspektive soll damit die Validität der Ergebnisse verbessert oder ihre Glaubwürdigkeit gestärkt werden. Vertreter*innen des Realismus argumentieren, dass durch die Anwendung verschiedener Methoden die Schwächen der jeweiligen Methode ausgeglichen werden können. Vertreter*innen des Relativismus würden dagegen eher die unterschiedlichen Perspektiven und damit auch Konstituierungen des Gegenstands hervorheben, was einen reichhaltigeren (wenn auch widersprüchlicheren) Blick auf den Forschungsgegenstand ermöglicht. Neben der Bezeichnung für die Verknüpfung unterschiedlicher methodischer Zugänge wird der Begriff auch verwendet für die Kombination unterschiedlicher Datenquellen (Datentriangulation), den bewussten Einsatz unterschiedlicher Forschender (Forschertriangulation) oder den gezielten Einsatz unterschiedlicher theoretischer Perspektiven (Theorietriangulation). Die Kombination von qualitativen mit quantitativen Studienteilen wird in der Versorgungsforschung eher mit dem Begriff *mixed methods* belegt.

Vorverständnis: Die forschenden Personen sind immer als Teil der Forschung selbst zu betrachten. Etwa fließen ihr Vorwissen oder vorformulierte Annahmen (das „Vorverständnis") in ihre Fragestellungen und (Interview-)Fragen sowie Interpretationen mit ein. Daher ist das Vorverständnis zu reflektieren, nieder- und offenzulegen – und es muss beschrieben werden, inwieweit sich dieses im Laufe der Forschung weiterentwickelt. Das Vorverständnis ist durch die Beschäftigung mit theoretischem Wissen bezüglich einer Fragestellung, aber auch durch persönliche Alltagserfahrungen sowie Annahmen und selektives bzw. Nicht-Wissen geprägt.

Web-Scraping: Damit wird ein Verfahren bezeichnet, mit dem Online-Inhalte, die auf Webseiten hinterlegt sind, mithilfe von spezifischer Software automatisiert extrahiert, d.h. herausgelöst/-kopiert und auf externen Datenträgern gespeichert werden. Die Daten sind damit offline verfügbar und können z.B. für die weitere Analyse aufbereitet werden.

Wirksamkeit: Die Entwicklung von Theorien über Wirkbeziehungen ist eine zentrale Aufgabe von Forschung. Wirkungen können aber nicht direkt bestätigt, sondern nur mithilfe von systematischem Vorgehen begründet abgeleitet werden. Insofern kann ein Wirknachweis immer nur indirekt und vorläufig vorgenommen werden. Ein zentrales Feld der Untersuchung von Wirksamkeit in der Versorgungsforschung bezieht sich auf die Wirksamkeit von Interventionen bzw. Programmen mit bestimmten intendierten Folgen. Was das Studiendesign zum Nachweis von Wirksamkeit in der Untersuchung einzelner Interventionen oder Programme anbelangt, gilt die randomisiert-kontrollierte Studie (RCT) als Goldstandard, wenngleich auch mit ihr Wirksamkeit nur indirekt erschlossen werden kann. Qualitative Forschung ist an Mechanismen interessiert, die ein Verstehen von Zusammenhängen, der Bedingtheiten von Phänomenen ermöglichen.

Autorenverzeichnis

Prof. em. Dr. Dr. Peter Alheit
Institut für Erziehungswissenschaften der
Georg-August-Universität Göttingen
Reinhold-Becker-Str. 8
D-01277 Dresden
E-Mail: palheit@gwdg.de

Claudia Dinand, MScN
Universität Witten/Herdecke
Fakultät für Gesundheit
Department für Pflegewissenschaft
Alfred-Herrhausen-Strasse 50
D-58448 Witten
E-Mail: claudia.dinand@uni-wh.de

Prof. Dr. Marion Grafe
Fachbereich Gesundheit
Zentrum für interprofessionelle Therapie und
Prävention (ZiTP)
FH Münster
Hüfferstraße 27
D-48149 Münster
E-Mail: marion.grafe@fh-muenster.de

Dr. Corina Güthlin
Institut für Allgemeinmedizin
Goethe-Universität
Theodor-Stern-Kai 7
D-60590 Frankfurt am Main
E-Mail: guethlin@allgemeinmedizin.uni-frankfurt.de

Prof. Dr. Heidrun Herzberg
BTU Cottbus-Senftenberg
Universitätsplatz 1
D-01968 Senftenberg
E-Mail: heidrun.herzberg@b-tu.de

Prof. Dr. Christine Holmberg
Medizinische Hochschule Brandenburg Theodor
Fontane
Institut für Sozialmedizin und Epidemiologie
Hochstraße 15
D-14770 Brandenburg/Havel
E-Mail: christine.holmberg@mhb-fontane.de

PD Dr. rer. pol. Ute Karbach
Institut für Medizinsoziologie,
Versorgungsforschung und Rehabilitationswissenschaft
Humanwissenschaftliche Fakultät & Medizinischen
Fakultät der Universität zu Köln
Eupener Straße 129
D-50933 Köln
E-Mail: ute.karbach@uk-koeln.de

Prof. Dr. Christoph Karlheim
Evangelisches Klinikum Bethel
Universitätsklinikum OWL
der Universität Bielefeld
Campus Bielefeld-Bethel
Stabsstelle Innovation & Forschung
Remterweg 2
D-33617 Bielefeld
E-Mail: christoph.karlheim@evkb.de

Prof. Dr. Thorsten Meyer-Feil
Martin-Luther-Universität Halle-Wittenberg
Medizinische Fakultät
Institut für Rehabilitationsmedizin
Magdeburger Straße 8
D-06112 Halle
E-Mail: thorsten.meyer-feil@uk-halle.de

Dr. Christiane Patzelt
Medizinische Hochschule Hannover
Zentrum für Individualisierte Infektionsmedizin (CiiM)
Feodor-Lynen-Straße 11
D-30625 Hannover
E-Mail: patzelt.christiane@mh-hannover.de

Marie-Luise Posselt, M.Sc.
Alice Salomon Hochschule Berlin
Alice-Salomon-Platz 5
D-12627 Berlin
E-Mail: posselt@ash-berlin.eu

Prof. Dr. Maren Stamer (†)

Sachwortverzeichnis

E

F

G

H

I

J

K

T

U

V

W

Z